卫生健康职业教育校企合作创新教材

营养配餐和烹饪

（供现代家政服务与管理及食品类相关专业用）

主　编　李叶青

副主编　陈昭玲　徐　艳

编　者　（以姓氏笔画为序）

刘　燕（河源职业技术学院）

汤胤旻（广东江门中医药职业学院）

杨楚敏（深圳市鲜语运营管理有限公司）

李　翰（河源职业技术学院）

李叶青（广东江门中医药职业学院）

何　豆（广东江门中医药职业学院）

陈昭玲（广东江门中医药职业学院）

林玉红（广东江门中医药职业学院）

郑夏彤（广东江门中医药职业学院）

徐　艳（河源职业技术学院）

黎钊坪（广东江门中医药职业学院）

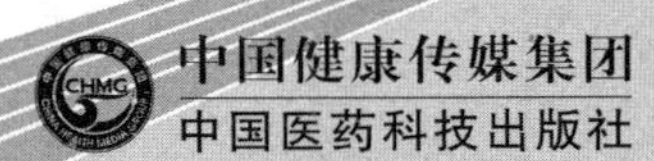

中国健康传媒集团

中国医药科技出版社

内容提要

本教材是根据“营养配餐和烹饪”课程标准的基本要求和课程特点编写而成，分为营养评价、营养配餐、食物烹饪三大模块，涵盖食物营养分析与评价、人体体质及营养状况分析；膳食调查、中国居民平衡膳食指南、食物的选择及食谱的编制、重点人群的营养和膳食搭配；烹饪工艺对营养素的影响、典型食物烹饪方法、预制菜烹饪加工方法等内容。本教材采用模块项目化设计，侧重于营养配餐与科学烹饪知识及技能的培养。通过案例结合现代营养学和中国饮食保健特色，引入中医食疗的配餐理念，增加如常见慢性病人群、婴幼儿、孕产妇、老年人等的营养饮食配餐，实用性强。并结合当下预制菜发展迅猛的特点，增加预制菜的选材营养搭配、科学烹饪和保藏运输相关知识，具有与时俱进的特点。

本教材主要供现代家政服务与管理、食品类相关专业师生教学使用，也可以作为家政服务人员、公共营养师、营养配餐师、厨师等的培训用书，同时也能作为普通大众的日常科普学习用书。

图书在版编目（CIP）数据

营养配餐和烹饪 / 李叶青主编 . —北京：中国医药科技出版社，2024.3

卫生健康职业教育校企合作创新教材

ISBN 978-7-5214-4518-3

Ⅰ . ①营… Ⅱ . ①李… Ⅲ . ①膳食营养 – 职业教育 – 教材 Ⅳ . ①R151.3

中国国家版本馆 CIP 数据核字（2024）第 052464 号

美术编辑 陈君杞

版式设计 南博文化

出版 **中国健康传媒集团** | 中国医药科技出版社

地址 北京市海淀区文慧园北路甲 22 号

邮编 100082

电话 发行：010-62227427 邮购：010-62236938

网址 www.cmstp.com

规格 787 × 1092mm 1/16

印张 14 1/2

字数 299 千字

版次 2024 年 3 月第 1 版

印次 2024 年 3 月第 1 次印刷

印刷 北京京华铭诚工贸有限公司

经销 全国各地新华书店

书号 ISBN 978-7-5214-4518-3

定价 **45.00 元**

获取新书信息、投稿、为图书纠错，请扫码联系我们。

前言

国务院办公厅发布的《关于促进家政服务业提质扩容的意见》，提出家政服务业是指由专业人员进入家庭成员住所提供对孕产妇、婴幼儿、老年人、病人、残疾人等的照护以及保洁、烹饪等有偿服务。其中营养配餐和烹饪是家政从业人员需掌握的主要技能之一。随着生活指数的提高，人们对于配餐提出了更高的要求，不仅仅需要营养美味，也希望通过日常饮食达到防病治病、强身健体、延年益寿的效果。国务院办公厅印发的《“健康中国2030”规划纲要》指出，要深入开展食物营养功能评价研究，全面普及膳食营养知识，发布适合不同人群特点的膳食指南，引导居民形成科学的膳食习惯，推进健康饮食文化建设。对重点区域、重点人群实施营养干预，重点解决微量营养素缺乏、部分人群油脂等高热能食物摄入过多等问题，逐步解决居民营养不足与过剩并存问题。

本教材采用模块项目化设计，打破以理论教学为主的模式，从人才培养和社会需求相结合的角度出发，侧重于营养配餐与科学烹饪知识及技能的培养。增加大量案例及工作情景，结合现代营养学热门话题，增加如常见慢性病人群、老年人等的营养饮食配餐。结合中国饮食保健特色，加入中医食疗的配餐理念，让读者能针对不同的人群开展营养配餐和膳食指导。根据广东省人民政府办公厅关于印发《加快推进广东预制菜产业高质量发展十条措施》（粤府办〔2022〕10号），融入中央厨房预制菜加工新业态，以适应就业市场要求。增加预制菜的选材营养搭配、科学的烹饪和保藏运输方式，为预制菜增加更多的膳食营养搭配方案，同时推动家政、餐饮等行业服务的标准化。

本教材涵盖营养评价、营养配餐、食物烹饪三大模块以及三个实训，分为食物营养分析与评价、人体体质及营养状况分析、膳食调查与结果评价、营养素需求分析及食谱编制、重点人群的膳食搭配、烹饪工艺对营养素的影响、典型菜肴的烹饪、预制菜烹饪与保存八大项目。其中营养评价模块由郑夏彤、林玉红、徐艳负责编写，营养配餐模块由李叶青、陈昭玲、何豆、李翰负责编写，食物烹饪模块由汤胤旻、黎钊坪、杨楚敏、刘燕负责编写。

限于作者水平与经验，不妥及疏漏之处在所难免，敬请广大读者批评指正，以便我们不断修订完善。

编　者

2023年11月

目录

模块一　营养评价

模块二 营养配餐

模块三　食物烹饪

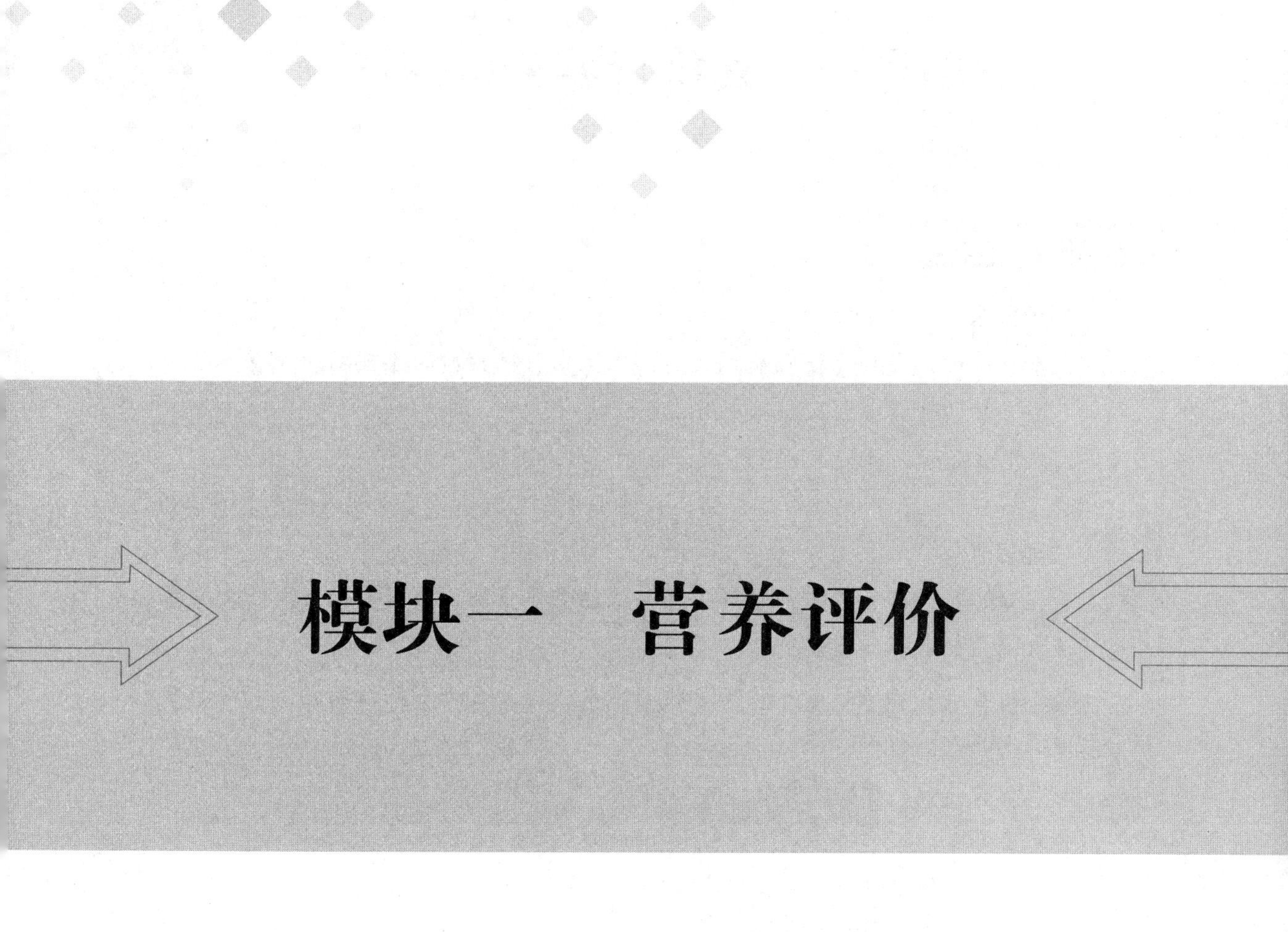

模块一　营养评价

项目一　食物营养分析与评价

PPT

学习目标

知识要求

1. 掌握碳水化合物、蛋白质、脂类、维生素、矿物质的生理功能及营养价值评价；各类食物的营养特点及合理应用。

2. 熟悉食品营养标签上的营养成分表示、营养声称、营养素功能声称。

3. 了解碳水化合物、蛋白质、脂类、维生素、矿物质的参考摄入量和食物来源。

技能要求

1. 能对各种营养素进行质量评价，并根据营养素与人体健康的关系，判定各类营养素相对应的营养缺乏症。

2. 能对各类食物进行营养特点分析与评价，并能合理利用食物特点指导膳食的合理选择与搭配。

3. 能对食品营养标签进行解读和制作。

素质要求

1. 培养科学健康的平衡膳食观念，守护国民健康的责任意识。

2. 培养科学严谨、精益求精的职业素养，勇于创新的职业态度。

任务一　食品营养素价值分析

案例分析

案例　王女士，25岁，身高160cm，体重65kg，为减肥瘦身近一周不摄入大米等主食类食物，开始出现头晕、心慌、明显疲劳感等症状。

问题　1. 该女士出现该种症状的原因是什么？

2. 为避免该种情况出现，在日常膳食中应注意什么？

人体为维持生命活动过程需不断从外界环境中摄取食物，食物中已经明确的、经消化、吸收、代谢后参与维持机体繁殖、生长发育和生存的物质，称为营养素。人体需要的营养素有七大类，包括碳水化合物、脂肪、蛋白质、维生素、矿物质、水和膳食纤维。

营养素的生理功能主要表现为以下三个方面：①作为供能物质，以维持体温并满足各项生命活动的能量需要；②构成机体组织，供给机体生长发育、新陈代谢和组织修复的重要原料；③调节生理功能，在机体各项生理活动和生物化学变化中起调节作用，维持内环境稳态。

一、碳水化合物

碳水化合物是含有醛基或酮基的多羟基碳氢化合物及其缩聚产物和某些衍生物的总称，由C、H、O三种元素组成，因分子式中的H、O之比为2∶1，与水相同，故称为碳水化合物，可用通式$C_x(H_2O)_y$来表示。碳水化合物是自然界中最丰富的能量物质，主要功能是给机体提供能量，在三大营养素中属于最廉价的营养素，在人的膳食中摄入量远超蛋白质和脂类，在体内消化后主要以葡萄糖的形式被吸收利用，是人体获得能量的主要来源。

（一）碳水化合物的分类

碳水化合物种类繁多，不同种类的碳水化合物有不同的化学结构、风味和食物来源。

从生理学的角度进行分类，可分为：①可利用碳水化合物，能够被机体分解吸收，通过呼吸作用产生能量的糖类，包括单糖、双糖、多糖中的淀粉等；②不可利用碳水化合物，不能被机体吸收利用提供能量的物质，多指低聚糖和膳食纤维。

根据其聚合度，将其分为糖（1~2个单糖）、寡糖（3~9个单糖）和多糖（≥10个单糖）三大类，如表1–1所示。

表1–1　碳水化合物的分类和组成

分类	共同特点	亚组	组成
糖（1~2）	有甜味，易消化吸收	单糖	葡萄糖、果糖、半乳糖
		双糖	蔗糖、麦芽糖、乳糖、海藻糖
		糖醇	甘露醇、山梨醇、木糖醇
寡糖（3~9）	多数甜度很低，不能被人体消化酶分解，难以消化吸收	异麦芽低聚寡糖	麦芽糊精
		其他寡糖	棉籽糖、水苏糖、低聚甘露糖
多糖（≥10）	无甜味，分子量大，特定条件下可完全或部分水解	淀粉	直链淀粉、支链淀粉、变性淀粉
		非淀粉多糖	纤维素、半纤维素、果胶、亲水胶质物

1.单糖　是糖类的基本构成单位，不能再行水解，直接被人体消化吸收利用。

（1）葡萄糖　人体空腹时唯一游离存在的单糖，称为机体的“首要燃料”，是构成食物中各种双糖、寡糖和多糖的基本单位之一。

（2）果糖　主要存在水果和蜂蜜中，是甜度最大的糖，是构成蔗糖的基本单位。果糖吸收后经肝脏转变成葡萄糖被人体利用，部分可转变为糖原、脂肪或乳酸。果糖吸收比葡萄糖慢，但利用比葡萄糖快，对血糖影响小。

（3）半乳糖　是构成乳糖的成分，很少以单糖形式存在食品中，吸收速度较快，人体内先转变为葡萄糖才可利用。

2.双糖　由两分子相同或不同的单糖分子缩合而成。

（1）蔗糖　一分子葡萄糖和一分子果糖以α-糖苷键连接而成，日常食用的白糖、红糖和冰糖都属于蔗糖，多由甘蔗和甜菜提取制成。

（2）麦芽糖　两分子葡萄糖以α-糖苷键连接而成，为蔗糖的同分异构体，存在于麦芽中，是淀粉在酶的作用下的分解产物。

（3）乳糖　一分子葡萄糖与一分子半乳糖以β-糖苷键连接而成，存在于哺乳动物的乳汁中。

3.寡糖　又称低聚糖，由3~9个单糖分子构成的聚合物。主要分为两类，低聚麦芽糖和异麦芽低聚糖，较常见的还有存在大豆中的棉籽糖和水苏糖。低聚糖在肠道中难以消化吸收，但可作为肠道中双歧杆菌的增殖因子，改善肠道消化吸收功能。大多数低聚糖甜度不高，是一种低能量糖，目前作为一种替代蔗糖的功能性糖源。

4.多糖　由10个以上单糖分子通过1，4或1，6-糖苷键相连而成的大分子聚合物。其中一部分可经人体被分解消化吸收，如糖原、淀粉；另一部分不能被人体消化吸收，如作为膳食纤维主要成分的非淀粉多糖。

（二）碳水化合物的功能

1.储存和提供能量　碳水化合物是来源最广、最经济的供能营养素，1g葡萄糖可提供约16.7kJ（4.0kcal）能量，我国传统的膳食结构以谷类为主食，维持人体健康所需的能量55%~65%由碳水化合物提供。可吸收利用的碳水化合物在人体内消化后，主要以葡萄糖的形式被吸收，可迅速氧化给机体提供能量，氧化的最终产物是二氧化碳和水，对机体无害。同时，碳水化合物可转化为糖原储存在肝脏和肌肉等组织中，一旦机体需要，肝脏中糖原分解为葡萄糖供给能量，但体内的糖原储存只能维持数小时，必须不断从食物中得到补充。

2.构成机体组织细胞成分　碳水化合物是构成机体组织细胞的重要物质，参与细胞多种生命活动。每个细胞都有碳水化合物，含量为2%~10%，主要以糖脂、糖蛋白和蛋白多糖的形式存在，分布在细胞膜、细胞器膜，细胞质和细胞间基质中。核糖和脱氧核糖是DNA和RNA的主要成分。

3.节约蛋白质和抗生酮作用　当机体内碳水化合物供给不足时，机体为满足自身对葡萄糖的需要，可通过糖异生作用将体内的蛋白质转化为葡萄糖供能，长期会损害人体健康。而当摄入足够量的碳水化合物，可预防体内或膳食中蛋白质的消耗，即为碳水化合物节约蛋白质的作用。

脂肪在体内彻底氧化需要葡萄糖的协同作用。当碳水化合物不足时，体内或食物中的脂肪不能被彻底氧化而产生过量的酮体，会引起酮血症，影响机体的酸碱平衡，导致酸中毒。故摄入足量的碳水化合物可预防体内酮体生成过多，即起到抗生酮作用。

4.帮助肝脏解毒　碳水化合物代谢可产生葡萄糖醛酸，是人体内一种重要的结合性解毒剂，在肝脏中能与许多有害物质如细菌毒素、乙醇、砷等结合，消除或减轻其毒性或生物活性，起到解毒作用。

5.改善食物的感官性状　利用碳水化合物可以加工出具有良好色、香、味的食品，如单糖加热脱水发生焦糖化反应，糖和氨基化合物可发生美拉德反应，赋予食物特殊的色泽和风味。同时食糖的甜味更是作为食品烹饪和加工过程中的重要原料。

6.提供膳食纤维　膳食纤维是指食物中的非淀粉多糖和木质素的总称，分为不溶性纤维如纤维素、半纤维素、木质素等，可溶性纤维如果胶、树胶等，主要存在植物的细胞壁中。

膳食纤维虽不能被人体胃肠道吸收，但已有大量研究表明这种成分对人体有特殊的营养学意义和保健作用。

（1）改善肠道功能、促进有害物质排出和抑制肿瘤　多数膳食纤维可促进肠道蠕动和改善肠内菌群，使肠道中有益菌繁殖，同时膳食纤维的吸水膨胀作用使肠道内容物软化、体积增大，有助于粪便排出；此外，一些膳食纤维具有很强的黏滞性，能够吸附和黏滞多种有毒致癌物并加速排出体外，减少癌症的发生。

（2）增强饱腹感、控制体重　尤其是可溶性纤维，由于吸水膨胀体积增大，明显延缓胃排空时间，增强饱腹感从而减少热量的摄入控制体重。此外，多数膳食纤维脂肪含量较低，能减少脂肪的摄入。

（3）降低血糖和调节血脂　可溶性纤维可减少消化道对糖的吸收，抑制进食后血糖的升高，减少胰岛素的释放。膳食纤维可吸附胆汁酸和脂肪等使其吸收率下降，达到降血脂的作用。

必须注意，过量食用膳食纤维也会产生许多不良影响，如吸附或螯合金属阳离子影响其他营养素的吸收，肠道蠕动的增强、肠内容物体积增大和肠道有益菌发酵产气，容易引起腹部不适、胀气等。

（三）血糖生成指数

1.概念　血糖生成指数（glucose index，GI）常用于评价食物碳水化合物诱导血糖反应能力的指标，是指人体摄入50g碳水化合物的待测食物与摄入等量标准食物（通常是葡萄糖）2小时后血糖应答曲线下面积的比值。即：

$$GI=\frac{\text{摄入50g碳水化合物的待测食物餐后2小时血糖应答曲线面积}}{\text{摄入50g碳水化合物的标准食物餐后2小时血糖应答曲线面积}}\times 100\%$$

2. 食物GI的评价及意义 GI是用来评价某种食物或某种膳食组成对血糖浓度影响的指标。血糖生成指数分为三类，分别是低GI食物、中等GI食物、高GI食物，如表1–2所示。

表1–2 食物血糖生成指数的分类

分类	血糖生成指数	常见食物
低GI食物	<55	豆类及制品、乳及制品、部分蔬菜等
中等GI食物	55~70	小米粥、马铃薯、糙米饭等
高GI食物	>70	多数谷类、米饭、葡萄糖及精制糖等

高GI的食物或膳食进入胃肠道后消化吸收快，葡萄糖进入血液后峰值高且持续时间短，会引起血糖浓度波动大，能量供应时间短，人体会很快感到饥饿乏力。反之，低GI的食物或膳食在胃肠中停留时间长，葡萄糖释放缓慢，进入血液后峰值低，血糖浓度波动小，能够保证持续的能量供给，延缓饥饿的产生。因此，对于需要控制体重减肥及糖尿病患者，可利用食物的血糖生成指数合理安排膳食。

3. 食物血糖负荷（GL） 餐后的血糖水平除了与摄入碳水化合物的血糖指数高低有关，还与食物中所含碳水化合物的总量有密切关系。有的食物生糖指数很高，但是由于其碳水化合物的总量很少，尽管容易转化为血糖，但对血糖的影响较小。因此，食物血糖负荷的提出正是体现碳水化合物的数量对血糖水平的影响。计算公式如下：

$$GL=GI\times \text{摄入食物的实际可利用碳水化合物的量（g）}$$

GL<10的食物是低GL食物，GL在10~20的食物是中等GL食物，GL>20的食物是高GL食物。

（四）碳水化合物的食物来源与参考摄入量

1. 碳水化合物的食物来源 膳食中的淀粉主要来源于粮谷类、豆类和根茎类食物，粮谷类食物含碳水化合物60%~80%，根茎类含15%~25%，豆类一般是40%~60%。单糖和双糖的来源主要是食糖及含糖较高的食品，乳类中还含有乳糖。

2. 碳水化合物的参考摄入量 碳水化合物是膳食中的主要供能营养素，《中国居民膳食营养素参考摄入量（2023版）》建议我国1岁以上的人群膳食总宏量营养素可接受范围（AMDR）为50%E~65%E。具体的参考摄入量见表1–3。

表 1-3　膳食碳水化合物参考摄入量

年龄 / 阶段	总碳水化合物		膳食纤维	添加糖[a]
	EAR（g/d）	AMDR（%E）	AI（g/d）	AMDR（%E）
0岁～	60（AI）	—	—	—
0.5岁～	80（AI）	—	—	—
1岁～	120	50~65	5~10	—
4岁～	120	50~65	10~15	<10
7岁～	120	50~65	15~20	<10
9岁～	120	50~65	15~20	<10
12岁～	150	50~65	20~25	<10
15岁～	150	50~65	25~30	<10
18岁～	120	50~65	25~30	<10
30岁～	120	50~65	25~30	<10
50岁～	120	50~65	25~30	<10
65岁～	120	50~65	25~30	<10
75岁～	120	50~65	25~30	<10
妊娠早期	+10	50~65	+0	<10
妊娠中期	+20	50~65	+4	<10
妊娠晚期	+35	50~65	+4	<10
哺乳期	+50	50~65	+4	<10

注：[a]添加糖不超过50g/d，最好低于25g/d。

“—”表示未制定；“+”表示在相应年龄阶段的成年女性需要量基础上增加的需要量。

二、蛋白质

蛋白质是人体的必需营养素之一，是由不同比例、不同顺序的氨基酸互相以酰胺键（肽键）相连，经过盘曲折叠形成具有一定空间结构的高分子有机化合物。

（一）蛋白质的组成

1. 蛋白质的元素组成　蛋白质主要由C、H、O、N四种元素组成，有的还含有硫、磷、铁、碘、锰、锌等其他元素。与碳水化合物、脂类的构成元素相比，氮是蛋白质的特征元素，所以蛋白质是人体氮的唯一来源。

大多数蛋白质的含氮量基本相同，平均约为16%，其倒数6.25被称为蛋白质的折算系数，即每克氮相当于6.25g的蛋白质，根据样品测定的氮含量乘以该系数即可计算出蛋白质的含量。

2. 蛋白质的基本单位　蛋白质是一类化学结构复杂的有机化合物，但不同蛋白质的基本组成单位都是氨基酸。氨基酸是含有碱性氨基（$—NH_2$）和酸性羧基（—COOH）的一类化合物，其结构通式如图1-1所示。

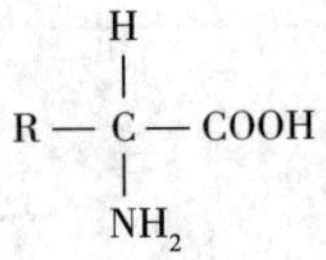

$$R—\overset{\displaystyle H}{\underset{\displaystyle NH_2}{\overset{|}{\underset{|}{C}}}}—COOH$$

图1-1　L-氨基酸结构通式

（R代表H或与结构式中原子团不同的化学基团，不同的氨基酸分子具有不同的R基）

3.氨基酸的分类　蛋白质可在特定条件下被水解成相对分子质量大小不等的肽段和氨基酸，构成人体蛋白质的氨基酸有20种（不包括胱氨酸），在营养学上根据氨基酸的必需性将其分为三类，如表1-4所示。

表1-4　氨基酸的分类及组成

分类	特点	组成
必需氨基酸	人体需要，在体内不能合成或合成的数量不能满足需要，必须由食物供给	异亮氨酸（Ile）、亮氨酸（Leu）、赖氨酸（Lys）、甲硫氨酸（蛋氨酸，Met）、苯丙氨酸（Phe）、苏氨酸（Thr）、色氨酸（Trp）、缬氨酸（Val）、组氨酸（His）*
非必需氨基酸	人体需要，可利用其他氮源合成，不一定由食物提供	谷氨酸（Glu）、甘氨酸（Gly）、丙氨酸（Ala）、天冬氨酸（Asp）、天冬酰胺（Asn）、丝氨酸（Ser）、精氨酸（Arg）、脯氨酸（Pro）、谷氨酰胺（Gln）
半必需氨基酸	在一定条件下能减少对部分必需氨基酸需要量的氨基酸	半胱氨酸（Cys）、酪氨酸（Tyr）

*组氨酸是婴儿必需氨基酸，成年人的需要量相对较少

4.氨基酸模式和限制氨基酸　蛋白质中各种必需氨基酸的构成比例称为氨基酸模式。其计算方法为以该种蛋白质中含量最少的色氨酸含量定为1，分别计算出其他必需氨基酸的相应比值。常见食物和人体蛋白质的氨基酸模式，如表1-5所示。

表1-5　常见食物的氨基酸含量及人体氨基酸模式

必需氨基酸	成年人	全鸡蛋	牛乳	黄豆	面粉	大米
色氨酸（Trp）	1.0	1.0	1.0	1.0	1.0	1.0
异亮氨酸（Ile）	4.0	3.2	3.4	4.3	3.8	4.0
亮氨酸（Leu）	7.0	5.1	6.8	5.7	6.4	6.3
赖氨酸（Lys）	5.5	4.1	5.6	4.9	1.8	2.3
甲硫氨酸（Met）	2.3	3.4	2.4	1.2	2.8	2.8
苯丙氨酸（Phe）	3.8	5.5	7.3	3.2	7.2	7.2
苏氨酸（Thr）	2.9	2.8	3.1	2.8	2.5	2.5
缬氨酸（Val）	4.8	3.9	4.6	3.2	3.8	3.8

人体组织的蛋白质氨基酸模式决定其对各种必需氨基酸数量和相应比例的需要，食物蛋白质的氨基酸模式与人体组织蛋白质的氨基酸模式的接近程度，决定了食物被机体利用的程度。由于鸡蛋蛋白质的氨基酸模式与人体氨基酸模式极为接近，通常将其作为评价食物蛋白质营养价值的参考蛋白质。

食物蛋白质中某一种或几种必需氨基酸含量不足或缺乏，影响机体蛋白质的合成，通常将食物蛋白质的必需氨基酸与参考蛋白相比，这些含量较低的氨基酸称为限制氨基酸，按其缺乏程度分为第一、第二、第三限制氨基酸。一般，粮谷类蛋白质的第一限制氨基酸是赖氨酸，豆类、牛奶和花生的第一限制氨基酸是甲硫氨酸。

（二）蛋白质的分类

根据食物蛋白质所含必需氨基酸的种类、数量和比例不同，将食物蛋白质分为三类。

1. 完全蛋白质　是一类优质蛋白质，含必需氨基酸种类齐全、数量充足、比例恰当，不仅能维持人体的健康，并能促进儿童的生长发育。乳类、肉、蛋、鱼中的蛋白质都属于完全蛋白质。

2. 半完全蛋白质　所含必需氨基酸种类齐全，但有的数量不足，比例不合适，可以维持生命，但不能促进生长发育。这类蛋白质多数存在小麦、大麦和大米等植物性食物中。

3. 不完全蛋白质　所含必需氨基酸种类不全，既不能维持人体健康，也不能促进生长发育，多数存在动物结缔组织和肉皮中。

（三）蛋白质的功能

1. 构成机体组织的重要成分　人体内蛋白质含量约占体重的16%，蛋白质是构成和修复人体组织的重要原料，是生命的物质基础。人体的肌肉组织、神经、皮肤、毛发、血液、骨骼和内脏等均含有大量蛋白质，身体的生长发育、组织细胞的更新代谢、疾病和损伤后的修复都需要蛋白质的参与，因此缺少蛋白质会影响细胞的正常新陈代谢。

2. 调节生理功能　蛋白质在人体内构成多种具有重要生理功能的物质，参与调节生理功能。这些物质包括：催化体内物质代谢和参与生理生化过程的蛋白质类酶，调节体内各器官生理活性的蛋白质类激素，在体内运载各种物质的载体蛋白，有重要免疫作用的抗体，构成细胞核与遗传信息传递有关的核蛋白等。

3. 供给能量　蛋白质作为三大产能营养素之一，当机体需要时可被代谢分解释放能量，每克蛋白质在体内完全氧化可产生16.7kJ（4kcal）能量，来源于蛋白质的能量占总能量的10%~15%。

（四）蛋白质的互补作用

两种或两种以上的食物蛋白质混合食用，使其必需氨基酸互相补充，取长补短，达到较好的比例更接近人体必需氨基酸模式，提高蛋白质的利用率。因此，在饮食中提倡食物多样化，如面粉和大豆及其制品混合食用，大豆蛋白质中丰富的赖氨酸可补充小麦蛋白质中赖氨酸的不足，从而使两种食物混合食用的利用率提高。

（五）食物蛋白质的营养评价

食物蛋白质的营养价值评价在很大程度上取决于所含必需氨基酸的种类、含量及相互比值是否与人体相接近，以人体摄入后被利用的程度，即利用率为主要依据。

1. 蛋白质的含量 食物中蛋白质含量是评价蛋白质营养价值的基础，一般对同类食物而言，蛋白质含量越高，相对其营养价值越高。一般采用凯氏定氮的方法测定食物中的蛋白质含量，根据蛋白质的平均含氮系数6.25，即可得出蛋白质的含量。

2. 蛋白质的消化率 不仅反映了蛋白质在消化道被分解的程度，还反映消化后的吸收程度。通常以蛋白质中被消化、吸收的氮与摄入该食物蛋白质的含氮量比值的百分数表示。蛋白质的消化率越高，说明被机体吸收和利用的数量越大，营养价值越高。

食物蛋白质消化率受蛋白质性质、构成、加工方法和程度、酶反应及抗营养因子等条件影响，一般情况下，动物性食物的消化率大于植物性食物。一般分为真消化率和表观消化率。

（1）真消化率 $$\text{真消化率}=\frac{\text{氮吸收量}}{\text{摄入氮量}}\times 100\%$$

$$=\frac{\text{摄入氮}-(\text{粪氮}-\text{粪代谢氮})}{\text{摄入氮}}\times 100\%$$

（2）表观消化率 由于粪代谢氮量较少且相对恒定，常略去不计，测得的结果称为蛋白质表观消化率。由于表观消化率比真消化率值低，测定方法更简便，故一般多测定表观消化率。

$$\text{表观消化率}=\frac{\text{摄入氮}-\text{粪氮}}{\text{摄入氮}}\times 100\%$$

3. 蛋白质的利用率 指食物蛋白质被消化吸收后在体内储留被利用的程度。反映食物蛋白质利用率的指标很多，各指标均从不同的实验方法评价食物蛋白质被机体利用的程度，具有一定的局限性，常用的指标如下。

（1）生物价（biological value，BV） 反映食物蛋白质吸收后在体内被真正利用的程度，是指食物蛋白质被吸收后在体内储留的氮与被吸收氮的比值。生物价越高，说明食物蛋白质被机体的利用程度越大，营养价值也越高。

$$BV=\frac{储留氮}{吸收氮}\times 100=\frac{氮吸收量-(尿氮-尿内源氮)}{食物氮-(粪氮-粪内源氮)}\times 100$$

（2）蛋白质功效比值（protein efficiency ratio，PER）是用动物实验评价食物蛋白质营养价值的主要方法之一，主要指处于生长阶段的幼年实验动物在规定的实验条件下，平均摄取1g蛋白质所增加的体重（g）之比。

$$PER=\frac{实验期内动物体重增加量(g)}{实验期内蛋白质摄入量(g)}$$

（3）氨基酸评分（amino acid，AAS）也称为蛋白质化学评分（chemical score），是反映食物蛋白质必需氨基酸构成和利用率的指标。通常将食物蛋白质中的必需氨基酸的含量与理想或参考蛋白质氨基酸模式比较，一般常用含硫氨基酸、赖氨酸、苏氨酸和色氨酸等限制氨基酸，计算公式如下。

$$AAS=\frac{被测食物蛋白质每克氮或蛋白质氨基酸含量(mg)}{理想模式或理想蛋白质的每克氮或蛋白质氨基酸含量(mg)}\times 100$$

参考蛋白质可采用WHO人体必需氨基酸模式，选用鸡蛋或人乳。首先将被测食物蛋白中必需氨基酸与参考蛋白质中的必需氨基酸进行比较，比值最低的氨基酸为限制氨基酸。被测食物蛋白质的第一限制氨基酸与参考蛋白质中同种必需氨基酸的比值，即为该蛋白质的氨基酸评分。食物蛋白质的氨基酸评分越接近100，其氨基酸组成越接近人体需要，蛋白质的利用率越高。

（4）蛋白质消化率校正评分法 氨基酸评分的方法简单易操作，只需要食物蛋白质所含氨基酸的资料即可，但忽略了蛋白质的消化率。经消化率修正的氨基酸评分能更客观真实地评价蛋白质的营养价值。本法最高评分为1，大于1也作为1计算，即以100%为最高评分值，其计算公式如下。

经消化率修正的氨基酸评分（PDCAAS）= 氨基酸评分 × 真消化率

（六）蛋白质的食物来源与参考摄入量

1.蛋白质的食物来源 主要有植物性食物和动物性食物两类。动物性食物如蛋、鱼、乳、畜禽肉等所含蛋白质含量高，蛋类蛋白质含量是11%~14%，乳类是3.0%~3.5%，鱼、畜禽肉的新鲜肌肉是15%~22%，是主要的优质蛋白质来源。一般而言，植物食物的蛋白质含量比动物蛋白质低，营养价值不如动物蛋白质高。谷类蛋白质含量为8%~10%，因为我国主要以粮谷类食物为主，摄入量较多，谷类仍是膳食中蛋白质的主要来源。豆类含有丰富的蛋白质，尤其是大豆蛋白质含量高达35%~40%，氨基酸模式优于谷类蛋白，是优质的植物蛋白质，也被称为完全蛋白质。

2.蛋白质的参考摄入量 蛋白质的摄入量不足或过量，对人体健康都会产生不良影响。蛋白质摄入不足，成年人和儿童都有发生，主要分为两种：一种表现为消瘦无力，主要是蛋白质和能量摄入均严重不足；另一种表现为浮肿，是能量摄入基本满足但蛋白质严重不足。相反，蛋白质摄入过多，对人体也会造成伤害，尤其是摄入过多的动物蛋白质，超过人体正常需要量，过量的蛋白质不能被消化利用，反而加重肾脏和肝脏的负担。

根据最新的《中国居民膳食营养素参考摄入量（2023版）》，提出成年男性、女性蛋白质的EAR（平均需要量）分别为60g/d和50g/d，RNI（推荐摄入量）分别为65g/d和55g/d。具体参考摄入量见表1–6。

表1–6 膳食蛋白质参考摄入量

年龄/阶段	EAR（g/d）		RNI（g/d）		AMDR（%E）
	男性	女性	男性	女性	
0岁~	—	—	9（AI）	9（AI）	—
0.5岁~	—	—	17（AI）	17（AI）	—
1岁~	20	20	25	25	—
2岁~	20	20	25	25	—
3岁~	25	25	30	30	—
4岁~	25	25	30	30	8~20
5岁~	25	25	30	30	8~20
6岁~	30	30	35	35	10~20
7岁~	30	30	40	40	10~20
8岁~	35	35	40	40	10~20
9岁~	40	40	45	45	10~20
10岁~	40	40	50	50	10~20
11岁~	45	45	55	55	10~20
12岁~	55	50	70	60	10~20
15岁~	60	50	75	60	10~20
18岁~	60	50	65	55	10~20
30岁~	60	50	65	55	10~20
50岁~	60	50	65	55	10~20
65岁~	60	50	72	62	15~20
75岁~	60	50	72	62	15~20
妊娠早期	—	+0	—	+0	10~20
妊娠中期	—	+10	—	+15	10~20
妊娠晚期	—	+25	—	+30	10~20
哺乳期	—	+20	—	+25	10~20

注：“—”表示未制定或未涉及；“+”表示在相应年龄阶段的成年女性需要量基础上增加的需要量。

三、脂类

脂类，是脂肪和类脂的总称，主要由碳、氢、氧三种元素组成，是人体必需的供能营养素之一，在烹调时赋予菜肴特殊的色、香、味、形，适量摄入对满足人体生理需要、维持人体健康发挥着重要作用。食物中的油脂主要是油和脂肪，一般把常温情况下呈液态可流动的称为“油”，如各种植物油；呈固态的称为“脂肪”，如牛、羊等畜类的脂肪。

（一）脂类的组成和分类

1.脂肪 又称甘油三酯、中性脂肪，由一分子甘油和三分子脂肪酸缩合而成。脂肪是体内重要的储能和供能物质，占成年人体重的14%~19%，人体脂类总量的95%，其含量可根据体力劳动和身体营养状况而变化，也可称为动脂或可变脂。

2.脂肪酸 是构成脂肪的基本单位，由不同碳原子数目（4~24C）所组成的直链烃，约占脂肪总量的97%。根据脂肪酸的种类和长短不同，常见的分类如下。

（1）按脂肪酸碳链长度分类 分为长链（C_{14}以上）、中链（$C_{8\sim12}$）和短链（$C_{4\sim6}$）脂肪酸，随碳原子数目的减少，脂肪酸及其构成的脂肪熔点降低，水溶性升高。食物中以C_{18}脂肪酸为主，具有重要的营养学意义。

（2）按脂肪酸饱和程度分类 分为饱和脂肪酸（SFA）和不饱和脂肪酸（USFA）。饱和脂肪酸是指碳链中不含双键，如棕榈酸、硬脂酸；不饱和脂肪酸含有一个或多个不饱和双键。根据不饱和双键的数量，碳链中只有一个不饱和双键的脂肪酸为单不饱和脂肪酸（MUFA），如油酸、棕榈油酸；含有两个以上双键的脂肪酸为多不饱和脂肪酸（PUFA），如亚油酸、亚麻酸。

（3）按不饱和脂肪酸第一个双键的位置分类 n或ω编号是从离羧基最远的甲基碳原子开始，第一个不饱和双键所在的n碳原子的序号是3、6、9，可分为n(ω)-3、n(ω)-6、n(ω)-9。

其中n-6系的亚油酸和n-3系的α-亚麻酸是人体的必需脂肪酸，指在人体不可缺少且自身无法合成，必须通过食物摄取，在体内能衍生多种产物。n(ω)-3衍生物α-亚麻酸（ALA）、二十碳五烯酸（EPA）、二十二碳六烯酸（DHA），EPA和DHA通常被称为“脑黄金”；n-6衍生物花生四烯酸（AA）、γ-亚麻酸（GIA）。

（4）按脂肪酸空间结构分类 分为顺式脂肪酸和反式脂肪酸。天然食物中的油脂，其脂肪酸结构一般是顺式脂肪酸。在食品加工生产过程中，植物油通过氢化处理或高温反复加热会产生反式脂肪酸，不饱和键与氢键结合变成饱和键，随着饱和程度增加，使其容易凝固，转变为固态。氢化油具有对热稳定、易储存等优点，常被用于制备人造黄油、色拉油、起酥油等油脂。过多地摄入反式脂肪酸会增加心血管疾病的危险性，容易导致肥胖，可能会影响发育、降低记忆力等。

3.类脂 是一类在结构和性质上与脂肪相似的天然大分子有机化合物，指在生物体内，除脂肪外的所有脂类，主要包括磷脂、糖脂、固醇等。类脂在体内相对稳定，不易受营养状况和机体状况等外界条件等影响，也称为“定脂”。

（1）磷脂 是生物膜的重要组成成分，天然存在人体的所有细胞和组织中，主要形式是甘油磷脂、卵磷脂、神经鞘磷脂等。此外，磷脂对脂肪的吸收、转运以及储存都起着重要作用。人体除自身能合成磷脂外，每天从食物中也能摄取定量的磷脂，主要是蛋黄、肉类、肝、肾、脑等动物内脏，尤其是蛋黄中的卵磷脂含量最高。

（2）糖脂 是糖和脂质结合形成物质的总称，是含有碳水化合物、脂肪酸和氨基乙醇的化合物，在生物体内分布较广，是构成细胞膜的重要成分。

（3）类固醇及固醇 都是广泛存在生物界的相对分子质量很大的化合物，根据其来源分为植物固醇和动物固醇。胆固醇就是最重要的动物固醇，植物固醇主要是豆甾醇、谷甾醇。

胆固醇是生物膜的重要组成成分，对保持生物膜的正常结构和功能起重要作用，是合成类固醇激素和胆汁酸的必需物质，对人体健康非常重要。肝脏是合成胆固醇的主要器官组织，人体每天需要量的75%由人体自行合成，为内源性胆固醇；剩余25%来自食物，为外源性胆固醇。由于人体自身能合成胆固醇，且自身合成的量远比外源性胆固醇多，因此一般不存在胆固醇缺乏。相反，由于胆固醇与高脂血症、动脉粥样硬化、冠心病等相关，长期过多摄入含胆固醇较多的食物会增加胆固醇升高的风险。

（二）脂类的功能

1.供给和储存能量 脂肪的主要功能是供给高能量，1g脂肪在体内氧化所产生的能量为37.6kJ（9kcal），比等量的碳水化合物和蛋白质产生的能量大一倍多，当人体的能量消耗不能及时利用时，会转变为脂肪储存在体内。

2.构成机体组织 脂肪是构成人体细胞的主要成分，大部分的脂类物质存在于脂肪组织中，主要分布在皮下和脏器周围。同时，大量的脂肪酸存在于细胞膜中，对细胞维持正常的结构和功能起着重要作用；磷脂是细胞膜的主要构成成分，与细胞的正常生理和代谢活动有密切关系，可有助于脂类或脂溶性物质顺利通过细胞膜，促进细胞内外的物质交流。

3.合成有重要生理功能的物质 由脂肪供给的必需脂肪酸在体内有调节生理功能的作用，如EPA和DHA与儿童神经系统发育有关，尤其是大脑、视网膜发育不可缺少的重要成分；参与脂肪、胆固醇的代谢和运转。胆固醇是体内合成维生素D_3的前体，维生素D_3的缺乏是儿童佝偻病的主要病因；胆固醇在体内还可以转变为各种激素，与蛋白质、糖和脂类代谢相关。

4.促进脂溶性维生素的吸收 食物脂肪中含有各类脂溶性维生素（维生素A、维生素D、维生素E、维生素K），脂肪可促进脂溶性维生素的吸收，是良好的溶媒。

5.改善食物的感官特性 脂肪作为食品日常烹调加工的重要原料，可以改善食物的色、香、味，增进食欲。

6.其他 维持体温，保护机体。脂肪导热性低，分布在皮下的脂肪，可以起到隔热的作用，使体温达到正常和稳定的作用；同时皮下和脏器周围的脂肪组织，可保护机体免受外力伤害。

（三）脂类的营养价值评价

食物中的脂肪因其来源和组成成分的不同，营养价值不同，评价脂肪的营养价值，主要从脂肪的消化率、脂肪必需脂肪酸的含量、脂溶性维生素的含量、脂类的稳定性4个方面进行评价。

1.脂肪的消化率 正常情况下，一般脂类是容易消化和吸收的，脂肪的消化率越高，其营养价值也越高。食物脂肪的消化率与其熔点有密切关系，脂肪的熔点与食物中所含不饱和脂肪酸的种类和含量有关，动物食物以饱和脂肪酸为主，熔点较高，人体不易消化吸收，如猪、牛、羊脂等；植物脂肪含不饱和脂肪酸较多，熔点低，易于消化吸收，营养价值高，如花生油、橄榄油等。

2.脂肪必需脂肪酸的含量 脂类的营养价值与必需脂肪酸的含量成正比。一般来说，植物油和深海鱼类脂肪含必需脂肪酸较多，动物脂肪中较少，豆油、花生油、玉米油等含亚油酸、亚麻酸较多，因此认为植物油和鱼油的营养价值较高。但椰子油例外，饱和脂肪酸含量高，必需脂肪酸含量低。

3.脂溶性维生素的含量 脂溶性维生素包括维生素A、维生素D、维生素E、维生素K。食物脂肪中含脂溶性维生素越多，其营养价值越高。维生素A和维生素D存在多数的食物肝脏脂肪中，以鲨鱼肝油中含量最高。维生素E是天然的抗氧化剂，植物油中含量丰富，能够使油脂不易氧化变质，提高油脂的稳定性。

4.脂类的稳定性 与不饱和脂肪酸和维生素E含量有密切关系。不饱和脂肪酸含较高的油脂不够稳定，容易发生氧化酸败，维生素E的抗氧化作用，可有效防止脂类的酸败，提高油脂稳定性。

（四）膳食脂肪的食物来源与参考摄入量

1.脂肪的食物来源 膳食脂肪的来源主要是植物油、油料种子和动物性脂肪组织。多数植物油的不饱和脂肪酸含量较高，如大豆油、花生油、玉米油等营养价值高。动物性食物以畜肉类、内脏及其周围脂肪组织和骨髓的脂肪较多，且多为饱和脂肪酸，猪肉的脂肪含量为30%~90%，牛、羊肉的脂肪含量通常比猪肉低，禽肉的脂肪含量多数在10%以下。部分海产鱼油中EPA和DHA含量相对较多，富含不饱和脂肪酸，营养价值高。卵磷脂的主要食物来源是大豆磷脂和蛋黄磷脂，蛋黄中脂肪含量高，约为30%，其组成以单不饱和脂肪酸为多。

必需脂肪酸的主要膳食来源为富含多不饱和脂肪酸的植物油，不同种类的油中的必需脂肪酸含量差别较大，亚油酸几乎存在大多数的植物油，其中玉米油和豆油含量较丰富。

胆固醇只存在于动物性食物中，植物性食物不含胆固醇。通常瘦肉、鱼、禽类食物胆固醇的含量相似，而且较低，但动物内脏如肝、肾、心脏、脑、蛋黄等均有极丰富的胆固醇。

2.膳食脂肪的参考摄入量 膳食脂肪的需要量受地方饮食习惯、气候的影响，脂肪摄入过少或过量，都容易对人体健康造成不良影响。人体需从脂肪中供给脂溶性维生素、必需脂肪酸，满足机体的各项生理功能。脂肪摄入过多，会导致无法吸收的脂肪储藏在体内，容易增加患肥胖、心血管疾病、高血压等疾病的风险。

根据最新的《中国居民膳食营养素参考摄入量（2023版）》，提出成年人膳食总脂肪ADMR为20%E~30%E，饱和脂肪酸U-ADMR少于10%E，n-6多不饱和脂肪酸ADMR为2.5%E~9.0%E，n-3多不饱和脂肪酸ADMR为0.5%E~2.0%E。膳食脂肪及脂肪酸具体参考摄入量见表1-7。

表1-7 膳食脂肪及脂肪酸参考摄入量

年龄/阶段	总脂肪	饱和脂肪酸	n-6多不饱和脂肪酸	n-3多不饱和脂肪酸	亚油酸	亚麻酸	EPA+DHA
	AMDR（%E）	AMDR（%E）	AMDR（%E）	AMDR（%E）	AI（%E）	AI（%E）	AMDR/AI（g/d）
0岁~	48（AI）	—	—	—	8.0（0.15g[a]）	0.90	0.1[b]
0.5岁~	40（AI）	—	—	—	6.0	0.67	0.1[b]
1岁~	35（AI）	—	—	—	4.0	0.60	0.1[b]
3岁~	35（AI）	—	—	—	4.0	0.60	0.2
4岁~	20~30	<8	—	—	4.0	0.60	0.2
6岁~	20~30	<8	—	—	4.0	0.60	0.2
7岁~	20~30	<8	—	—	4.0	0.60	0.2
9岁~	20~30	<8	—	—	4.0	0.60	0.2
11岁~	20~30	<8	—	—	4.0	0.60	0.2
12岁~	20~30	<8	—	—	4.0	0.60	0.25
15岁~	20~30	<8	—	—	4.0	0.60	0.25
18岁~	20~30	<10	2.5~9.0	0.5~2.0	4.0	0.60	0.25~2.00（AMDR）
30岁~	20~30	<10	2.5~9.0	0.5~2.0	4.0	0.60	0.25~2.00（AMDR）

续表

年龄/阶段	总脂肪	饱和脂肪酸	n-6多不饱和脂肪酸	n-3多不饱和脂肪酸	亚油酸	亚麻酸	EPA+DHA
	AMDR（%E）	AMDR（%E）	AMDR（%E）	AMDR（%E）	AI（%E）	AI（%E）	AMDR/AI（g/d）
50岁～	20~30	<10	2.5~9.0	0.5~2.0	4.0	0.60	0.25~2.00（AMDR）
65岁～	20~30	<10	2.5~9.0	0.5~2.0	4.0	0.60	0.25~2.00（AMDR）
75岁～	20~30	<10	2.5~9.0	0.5~2.0	4.0	0.60	0.25~2.00（AMDR）
妊娠早期	20~30	<10	2.5~9.0	0.5~2.0	+0	+0	0.25（0.2[b]）
妊娠中期	20~30	<10	2.5~9.0	0.5~2.0	+0	+0	0.25（0.2[b]）
妊娠晚期	20~30	<10	2.5~9.0	0.5~2.0	+0	+0	0.25（0.2[b]）
哺乳期	20~30	<10	2.5~9.0	0.5~2.0	+0	+0	0.25（0.2[b]）

注：[a]花生四烯酸；[b]DHA。

“—”表示未制定；“+”表示在相应年龄阶段的成年女性需要量基础上增加的需要量。

四、维生素

维生素是维持人体正常生命活动所必需的一类低分子有机化合物。与碳水化合物、脂类、蛋白质不同，它们在人体内含量极微，无法提供能量，是一类生理调节物质，在机体代谢、生长发育中起重要作用。维生素一般不能在体内合成（维生素D例外）或合成量较少，必须从膳食中摄取，人体只需少量即可满足，但绝不能缺少，否则容易引起维生素缺乏病。

（一）维生素的分类

维生素的种类很多，营养学上一般根据其溶解性分为脂溶性维生素和水溶性维生素两大类。脂溶性维生素溶于油脂，不溶于水，主要包括维生素A、维生素D、维生素E、维生素K；水溶性维生素不溶于油脂，易于溶于水，主要是维生素C和B族维生素，B族维生素包括维生素B_1、维生素B_2、烟酸、泛酸、叶酸、维生素B_6、维生素B_{12}、生物素、肉碱、胆碱等。两类维生素因其溶解性不同，在吸收、排泄、储存、缺乏症状及毒性等均有显著差异，如表1-8所示。

表1-8　脂溶性维生素与水溶性维生素的异同点

	脂溶性维生素	水溶性维生素
化学组成	仅含碳、氢、氧	除含碳、氢、氧，有的含有氮、钴、硫等
溶解性	溶于脂肪	溶于水
吸收、排泄	随脂肪经淋巴系统吸收，胆汁中少量排出	血液吸收，过量时较快从尿液排出
体内储存	大部分储存在体内	一般在体内无功能性单纯贮存

续表

	脂溶性维生素	水溶性维生素
缺乏症出现速度	缓慢	较快
营养状况评价	不能用尿分析评价	可用尿负荷试验评价
毒性	容易引起中毒	几乎无毒性，除非摄入量极大

（二）脂溶性维生素

1.维生素A 又名视黄醇，是指所有具有视黄醇生物活性的化合物。视黄醇在体内被氧化成视黄醛，再进一步氧化成视黄酸，是维生素A在体内吸收代谢后最具有生物活性的产物，大部分的生理功能实际通过视黄酸的形式产生。人体对维生素A的重要来源是胡萝卜素，其中最具有生物活性的是β-胡萝卜素，在人体肠道内的吸收率大约是维生素A的1/6，其他胡萝卜素吸收率更低。

（1）理化性质 维生素A是脂溶性维生素，溶于脂肪和多数有机溶剂，不溶于水，对高温和碱稳定，一般烹调和加工不易破坏。但维生素A及其衍生物极易氧化变构，尤其是在高温条件下，对阳光、紫外线和酸都很敏感。因此，含有维生素A的食物在贮存时应避光低温保存，食物中如含有磷脂、维生素E、维生素C和其他抗氧化剂时，有提高维生素A和胡萝卜素稳定性的作用。

（2）生理功能

1）维持正常视觉功能 视网膜上对暗光敏感的杆状细胞含有感光物质视紫红质，由11-顺式视黄醛与视蛋白结合而成，其对暗光敏感。维持良好的视觉功能，需要不停向杆状细胞提供充足的11-顺式视黄醛，缺乏维生素A时可降低眼的暗适应能力，严重时可致夜盲症。

2）维持皮肤黏膜层的完整性 维生素A能维护上皮组织细胞的形态完整和功能健全，对上皮细胞的细胞膜起稳定作用。因此缺乏维生素A容易出现上皮组织的干燥，使正常的柱状上皮细胞转变为角状的复层鳞状上皮，形成过度角化和腺体分泌减少。维生素A通过影响生殖系统的上皮组织而影响生殖功能，缺乏时会导致男性睾丸萎缩，精子数量减少、活力下降，也可影响胎盘发育。

3）促进生长发育 维生素参与软骨内的成骨过程，缺乏时可引起骨骼发育不良及生长发育受阻。

4）维持和促进免疫功能 维生素A对免疫细胞功能活动的维持和促进作用，是通过其在细胞核内的特异性受体（视黄酸受体）实现。当维生素A缺乏时，免疫细胞视黄酸受体表达下降，影响机体的免疫功能。

（3）过量危害与毒性 维生素A摄入过多会降低溶酶体膜和细胞膜的稳定性，引起细胞膜受损，组织酶释放，导致皮肤、骨骼、脑、肝等多种脏器组织病变，会引起颅内增高、骨质吸收变形，骨膜下新骨形成，血钙和尿钙上升，肝脏肿大，肝功能改变。摄入过多富含胡萝卜素的食物（如胡萝卜、南瓜等），大量的胡萝卜素不能及时被转化为维生素A，引起胡萝卜素血症，导致胡萝卜素色素沉着在皮肤和皮下组织内，停止大量摄入富含胡萝卜素的食物2~6个月会逐渐消退，一般没有生命危险。

（4）食物来源与参考摄入量

1）食物来源　富含维生素A的食物主要是动物肝脏、鱼肝油、蛋类、乳类，富含胡萝卜素的食物主要是红、黄、绿色蔬菜和水果，如胡萝卜、西兰花、辣椒、芒果等。

2）参考摄入量　《中国居民膳食营养素参考摄入量（2013版）》修订了维生素A的当量表达单位，用视黄醇活性当量（retinol activity equivalents，RAE）代替了以前版本中使用的视黄醇当量（retinol equivalent，RE）。

具体换算关系：一个视黄醇活性当量（μgRAE）=1μg全反式视黄醇=2μg溶于油剂的纯品全反式β-胡萝卜素=12μg膳食全反式β-胡萝卜素=24μg其他膳食维生素A原类胡萝卜素

膳食RAE的计算方法为：RAE=膳食或补充剂来源全反式视黄醇（μg）+1/2补充剂纯品全反式β-胡萝卜素（μg）+1/12膳食全反式β-胡萝卜素（μg）+1/24其他膳食维生素A原类胡萝卜素（μg）

《中国居民膳食营养素参考摄入量（2023版）》提出维生素A的参考摄入量成人男性为770μgRAE/d，女性为660μgRAE/d，成年人UL（可耐受最高摄入量）为3000μgRAE/d。

2.维生素D　又名抗佝偻病维生素，是类固醇的衍生物。具有维生素D活性的主要是维生素D_2（麦角钙化醇）和维生素D_3（胆钙化醇），维生素D_3是由动物表皮和真皮内含有的7-脱氢胆固醇经紫外线照射产生。

（1）理化性质　维生素D溶于脂肪和有机溶剂中，耐高温和碱性，在130℃条件下加热90分钟仍保持活性。通常的烹调加工方式不会引起维生素D的损失，但易受光、紫外线照射和酸的破坏，酸败的油脂也会促其破坏，因此应储存在氮气、避光、避免酸性的条件下，在维生素D的油脂中应加抗氧化剂。

（2）生理功能

1）维持钙的内稳态，促进骨骼和牙齿的正常生长　维生素D主要以1，25-$(OH)_2$-D_3的形式与肠黏膜细胞中的特异受体结合，维持细胞内外钙浓度，调节钙磷代谢。

2）促进骨骼钙的动员、骨组织的钙化　维生素D使未成熟的破骨细胞前体转变为成熟的破骨细胞，促进骨质吸收，使旧骨中的骨盐溶解，钙、磷转运到血内，提高钙和血磷的浓度；此外，刺激成骨细胞，促进骨样组织成熟和骨盐沉着。

3）促进肾脏对钙、磷的重吸收　维生素D通过促进肾近曲小管对钙、磷的重吸收，提高血钙、磷的水平，避免造成维生素D缺乏症。

（3）缺乏与过量危害　日常膳食中维生素D供应不足和日光照射不足均会引起维生素D缺乏症，在儿童时期易患佝偻病，妊娠期妇女、哺乳期妇女易患骨质软化症，老年人容易出现骨质疏松症。通常情况由膳食提供的维生素D不会引起中毒，但长期摄入过多维生素D补充食品会产生不良影响，肠道吸收的钙增加和骨吸收，出现高钙血症。此外，会出现尿中排出钙量过多，易形成肾结石。

（4）来源与参考摄入量

1）来源　人体维生素D的来源主要分为外源性，依靠食物来源；另一个为内源性，通过紫外线照射由皮肤组织产生。人体获得充足维生素D最简便的方法是经常晒太阳，成年人只要经常接触阳光，可维持维生素D_3在正常范围。天然食物中的维生素D存在并不广泛，含量不高，主要存在鱼肝、鱼油、蛋类、黄油等动物制品，植物性食物中维生素D含量极少。由于奶类中维生素D含量不高，婴幼儿可补充适量的鱼油，多接受日光照射，促进自身体内维生素D的合成。

2）参考摄入量　《中国居民膳食营养素参考摄入量（2023版）》提出维生素D的成年人维生素D的RNI为10μg/d，EAR为8μg/d。

3.维生素E　又名生育酚，是所有具有α−生育酚生物活性化合物的总称，包括生育酚和生育三烯酚两类，共有8种化合物。α−生育酚在自然界中分布最广，含量最丰富，活性最强，通常以α−生育酚作为维生素E的代表。

（1）理化性质　在室温下，生育酚和生育三烯酚均为黄色油状液体，溶于脂肪，对热及酸性条件稳定，但在氧、紫外线、碱及Fe^{3+}，Cu^{2+}存在的情况下极易被氧化破坏，因此维生素E是良好的天然抗氧化剂。在正常温度的烹调加工过程中，维生素E的损失不大，但长时间的高温油炸和油脂酸败会使维生素E活性明显下降。

（2）生理功能

1）抗氧化作用　维生素E是天然的强抗氧化剂，能清除体内的自由基并阻断其引发的链反应，保护生物膜及其蛋白质免受自由基攻击。

2）对免疫功能的作用　维生素E对维持正常的免疫功能，尤其是对T淋巴细胞的功能有重要作用，老年人适当补充维生素E，可使迟发性变态反应皮肤试验的阳性率提高，淋巴细胞转化试验的活性增强。

3）防癌抗癌　适当补充维生素E可降低前列腺癌、乳腺癌、胃癌和食管癌的患病风险。

（3）缺乏与过量危害　维生素E广泛存在日常膳食食物中，一般情况下不会发生维生素E缺乏症，但可能会出现在低体重的早产儿、脂肪吸收不良的患者，可表现为视网膜退变、溶血性贫血、肌无力、神经退行性病变等。维生素E的毒性较小，长期摄入大剂量维生素E可能出现中毒症状，如肌无力、视觉模糊、头痛、恶心、腹泻等。

（4）来源与参考摄入量

1）来源　维生素E的来源主要分为人工合成生育酚和天然生育酚。维生素E广泛存在天然食物中，在各种油料种子及植物油中含量丰富，如棉籽油、玉米油、麦胚油等，许多绿色植物、坚果、豆类、肉类、蛋类及奶类中含量也较多。

2）参考摄入量　《中国居民膳食营养素参考摄入量（2023版）》提出成年人（含妊娠期妇女）维生素E的AI为14mg α-TE/d，UL为700mg α-TE/d。

4.维生素K　又名凝血维生素，是与血液凝固有关的维生素，是2-甲基-1，4-萘醌衍生物的通称，包括维生素K_1、维生素K_2、维生素K_3和维生素K_4。

（1）理化性质　天然的维生素K是一种黄色结晶体，不溶于水，对热稳定，易被光和碱破坏，通常在烹调加工过程中损失较少。维生素K在空气中易被缓慢氧化分解，需要避光保存。

（2）生理功能　维生素K促进肝脏中的凝血酶原体转变为凝血酶原，有促进凝血的作用。如缺乏，将导致血液中的凝血酶原降低，出血后凝固时间延长，造成止血困难，还可能出现肠道和皮下出血的现象。

（3）来源与参考摄入量

1）来源　绿叶蔬菜是维生素K最好的来源，菠菜、甘蓝菜、花椰菜、卷心菜、鲜豆类、动物肝脏等含量丰富，人体肠道中的微生物也可合成维生素K。

2）参考摄入量　《中国居民膳食营养素参考摄入量（2023版）》提出成年人维生素K的AI为80μg/d。

（三）水溶性维生素

1.维生素B_1　又名硫胺素或抗脚气病维生素，是由一个含氨基的嘧啶环和一个含硫的噻唑环组成的化合物。

（1）理化性质　维生素B_1常以盐酸盐形式出现，为白色结晶状，易溶于水，在酸性条件下较稳定，在中性和碱性条件下遇热容易被破坏，在烹调加工富含维生素B_1食物时，加碱会导致其破坏。

（2）生理功能

1）构成辅酶　维生素B_1是构成脱羧酶的辅酶，在碳水化合物代谢中发挥重要作用，维持体内正常代谢。

2）抑制胆碱酯酶的活性　维生素B_1可抑制胆碱酯酶对乙酰胆碱的水解，有促进胃肠蠕动的作用，帮助消化。

3）神经生理和心脏功能的作用　维生素B_1衍生物主要以TTP的形式在神经组织发挥生理功能，可能通过调控神经细胞膜上的离子通道以及影响某些重要神经递质的合成和利用来发挥作用。

（3）缺乏与过量危害　维生素B_1摄入不足或机体吸收利用障碍，会引起维生素B_1缺乏症，称脚气病，主要表现为神经–血管系统损伤，一般根据年龄差异分为成人脚气病和婴儿脚气病。维生素B_1过量摄入引起中毒比较少见，一般超过推荐量的100倍会有毒性表现，如头痛、抽搐、心律失常等。

（4）来源与参考摄入量

1）来源　维生素B_1广泛存在天然食物中，含量丰富的食物有谷类、豆类、干果类、动物内脏、肉类等。日常膳食中维生素B_1的摄入主要来自谷类，主要分布在表皮和胚芽中，由于维生素B_1易溶于水，因此反复淘洗米、过分碾压、高温等均会造成维生素B_1损失。

2）参考摄入量　《中国居民膳食营养素参考摄入量（2023版）》提出成年人维生素B_1的RNI为男性1.4mg/d，女性为1.2mg/d。

2.维生素B_2　又名核黄素，是异咯嗪加核糖醇侧链组成，植物能合成核黄素，动物一般不能合成，必须由食物供给。

（1）理化性质　黄色粉末状结晶，具有高强度荧光，在酸性和中性条件下对热稳定，在碱性条件易被热和紫外线破坏。维生素B_2有结合态和游离态，游离态容易受光破坏，结合态的相对比较稳定，为了避免食品中核黄素的损失，应尽量避免在阳光下暴露。

（2）生理功能

1）构成辅酶　维生素B_2是以FMN和FAD两种辅酶形式参与生物氧化和能量代谢。

2）参与盐酸和维生素B_6的代谢　FMN和FAD分别作为辅酶参与维生素B_6转变为磷酸吡哆醛和色氨酸转变为烟酸的过程。

3）参与体内抗氧化防御系统　FAD作为谷胱甘肽还原酶，发挥清除脂质过氧化物的保护作用。

（3）缺乏与过量危害　维生素B_2的缺乏除膳食摄入不足，还可能受疾病、药物、内分泌紊乱的影响，其缺乏症不具有特异的临床症状，常表现为面部五官和皮肤炎症，还可能进一步引起“口腔–生殖系统综合征”。一般膳食中维生素B_2的摄入量超过许多倍不会有明显的毒性。

（4）来源与参考摄入量

1）来源　维生素B_2广泛存在植物性和动物性食物中，主要存在各种肉类、蛋类、乳类、动物内脏、谷类、蔬菜、水果等，主要以FMN和FAD的形式与食物蛋白质结合。

2）参考摄入量　《中国居民膳食营养素参考摄入量（2023版）》提出成年人维生素B_2的RNI为男性1.4mg/d，女性为1.2mg/d。

3.维生素B_6　是一组含氮化合物，包括三种天然存在形式，吡哆醇（PN）、吡哆醛（PL）、吡哆胺（PM），它们性质相似，均具有生理活性。

（1）理化性质　维生素B_6，固体状态为白色结晶体，在酸性环境和空气中对热稳定，在碱性条件易被热破坏。在溶液中，各种形式的维生素B_6均对光较敏感。

（2）生理功能

1）构成辅酶参与酶系反应　维生素B_6是主要以PLP作为辅酶形式参与100多种酶系反应，氨基酸、不饱和脂肪酸和糖类的代谢均与其有关。

2）参与神经递质的合成　PLP作为辅酶形式参与神经递质的酶促反应，使神经递质水平提高。

3）改善免疫功能　补充足够的维生素B_6，有利于淋巴细胞的增殖。

（3）缺乏与过量危害　维生素B_6在动植物中分布较广泛，严重缺乏较少见，轻度缺乏较多，通常与B族维生素同时缺乏，缺乏症状主要包括五官周围皮肤的脂溢性皮炎，个别还有神经精神症状、贫血、腹部不适等，补充维生素B_6后症状即会消失。经过食物摄入大剂量的维生素B_6没有毒副作用，但通过补充剂或药物长期摄入会表现出神经毒性和光敏特性。

（4）来源与参考摄入量

1）来源　维生素B_6广泛存在植物性和动物性食物中，含量最高的食物为白色肉类，如鸡肉和鱼肉，其次是肝脏、豆类、坚果类，动物性食物的维生素B_6利用率优于植物食物。

2）参考摄入量　《中国居民膳食营养素参考摄入量（2023版）》提出成年人维生素B_6的RNI为1.4mg/d，成人UL为60mg/d。

4.维生素B_{12}　又称氰钴胺素，是唯一一种含有金属元素钴的维生素。

（1）理化性质　维生素B_{12}，为红色结晶体，在弱酸性（pH4.5~5.0）条件下最稳定，在强酸（$pH<2$）或碱性溶液中容易分解，遇强光或紫外线易被破坏。

（2）生理功能

1）参与蛋氨酸合成酶的辅酶　维生素B_{12}作为蛋氨酸合成酶的辅酶，参与同型半胱氨酸甲基化转变为蛋氨酸。

2）作为甲基丙二酰辅酶A异构酶的辅酶　参与甲基丙二酸-琥珀酸的异构化反应。

（3）缺乏危害　维生素B_{12}的缺乏主要包括先天和后天缺乏，最典型的症状是巨幼细胞贫血，可引起高同型半胱氨酸血症，是导致心血管疾病的危险因素，还可以对脑细胞产生毒性作用。

（4）来源与参考摄入量

1）来源　维生素B_{12}主要存在动物性食物中，主要是肉类、动物肝脏、鱼类及蛋类，植物性食物中几乎不含有。

2）参考摄入量　《中国居民膳食营养素参考摄入量（2023版）》提出成年人维生素B_{12}

的RNI为2.4μg/d，EAR为2.0μg/d。

5.维生素C 又称抗坏血酸，是一种含有6个碳原子的酸性多羟基化合物，天然存在维生素C有L与D两种异构体，后者无生物活性。

（1）理化性质 维生素C，为无色无味片状晶体，在酸性条件下稳定，但在氧、光、热、碱性环境下不稳定，极易被氧化，维生素C是维生素中最不稳定的一种。

（2）生理功能

1）参与羟化反应 维生素C可促进结缔组织蛋白和胶原蛋白的合成，促进神经递质和去甲肾上腺素合成，促进类固醇代谢、促进有机物或毒物羟化解毒。

2）抗氧化作用 维生素C是血浆中的主要抗氧化剂，和维生素E协同作用，提高机体的抗氧化力。

（3）缺乏与过量危害 膳食补充是维生素C的主要来源，其缺乏主要是因摄入不足引起的，早期缺乏症状不明显，表现为疲劳乏力，严重可导致坏血病，全身不同部位出现不同程度大小的出血，以及骨骼脆弱、坏死等症状。维生素C毒性很小，但服用过量仍会产生不良反应，如使草酸结石增加、促使铁吸收过量，还会出现恶心、腹泻等。

（4）来源与参考摄入量

1）来源 人体内不能合成维生素C，必须由食物供给，维生素C主要来源于新鲜水果和蔬菜，如蔬菜中的辣椒、豆角、菠菜等，水果中的柠檬、草莓、猕猴桃、柑橘等。

2）参考摄入量 《中国居民膳食营养素参考摄入量（2023版）》提出成年人维生素C的RNI为100mg/d，UL为2000mg/d。

6.叶酸 又称蝶酰谷氨酸，最初由菠菜叶子中分离提取而来。

（1）理化性质 叶酸为淡黄色结晶粉末，微溶于水，对热、光、酸性溶液均不稳定，但在碱性和中性溶液中对热稳定。

（2）生理功能

1）参与嘌呤、胸腺嘧啶的合成，进一步合成DNA和RNA。

2）参与血红蛋白及重要甲基化合物的合成，如肾上腺素、胆碱、肌酸等。

（3）缺乏与过量危害 叶酸缺乏的原因主要是膳食叶酸摄入不足、吸收利用不良和需要量增加（妊娠期妇女、哺乳期妇女）。叶酸严重缺乏时会导致巨幼细胞贫血，在妊娠早期可引起胎儿宫内发育迟缓、神经管畸形、中枢神经系统发育异常等。叶酸是水溶性维生素，一般不会引起中毒，但长期大剂量摄入会产生毒副作用。

（4）来源与参考摄入量

1）来源 叶酸广泛存在各种动、植物食物中，在动物肝脏、肾脏、蛋类、奶类、豆类、水果和坚果中含量丰富。

2）参考摄入量 由于天然食物中的叶酸与合成的叶酸补充剂的生物利用率不同，天然食物中的利用率仅50%，叶酸补充剂与膳食混合后生物利用率可达85%，是天然食物叶酸利用率的1.7倍，因此叶酸的参考摄入量通常以膳食叶酸当量（DFE）表示，公式如下。

DFE（μg）=膳食叶酸（μg）+［1.7×叶酸补充剂（μg）］

《中国居民膳食营养素参考摄入量（2023版）》提出成年人叶酸的RNI为400μgDFE/d，妊娠期妇女为600μgDFE/d，哺乳期妇女为550μgDFE/d。

7.烟酸　又称维生素PP、尼克酸、抗癞皮病维生素等，在体内以烟酰胺形式存在。

（1）理化性质　烟酸为无色针状晶体，烟酰胺晶体呈白色粉末状，性质较稳定，在酸、碱、光、氧或加热条件下均不易被破坏，是维生素中最稳定的一种。

（2）生理功能

1）参与氧化还原反应　烟酸在体内主要以NAD和NADP形式作为辅酶参与许多重要的氧化还原反应。

2）作为葡萄糖耐量因子的组分，能增强部分人的胰岛素效应。

3）保护心血管的作用　药物剂量的烟酸能调节血脂，改善心血管功能。

（3）缺乏危害　典型烟酸缺乏症为“癞皮病”，也称糙皮病，典型症状包括皮炎、腹泻和痴呆，又称为“3D”症状，烟酸缺乏常与维生素B_1、维生素B_2缺乏同时存在。

（4）来源与参考摄入量

1）来源　烟酸及烟酰胺广泛存在各种食物中，植物性食物中存在的主要是烟酸，动物性食物中以烟酰胺为主。

2）参考摄入量　烟酸的参考摄入量与能量的消耗有密切关系，因此烟酸的需要量常以每消耗4185kJ（1000kcal）能量需要烟酸的毫克数表示。烟酸除了直接从食物中摄取，还可在体内由色氨酸转化而来，因此烟酸的当量为：

烟酸当量（mgNE）=烟酸（mg）+1/60色氨酸（mg）

《中国居民膳食营养素参考摄入量（2023版）》提出成年人男性烟酸的RNI为15mgNE/d，女性烟酸的RNI为12mgNE/d，UL为35mgNE/d。

五、矿物质

人体内的元素除碳、氢、氧、氮主要以有机物的形式存在，其他的统称为矿物质或无机盐。矿物质在人体内占体重的4%~5%，是构成机体组织的重要成分，参与构成功能性物质。它们与有机营养素不同，矿物质在体内不能合成，除排泄外也不能在机体代谢过程中消失，在机体生命活动过程中具有重要作用。

矿物质分为常量元素和微量元素，在体内含量较多（>0.01%体重），每日膳食需要量在100mg以上，称为常量元素，主要有钙、磷、镁、钾、钠、硫、氯7种；在体内含量极少（<0.01%体重），日需求量以毫克或微克计算，具有一定生理功能的元素，称为微量元素，主要有铁、锌、铜、碘、硒等。

（一）常量元素

1.钙 人体内含量最丰富的矿物质元素，占成年人体重的1.5%~2.0%，为1000~1200g。

（1）生理功能 钙是构成骨骼和牙齿的主要成分，其中99%的钙集中在骨骼和牙齿中，其余1%的钙存在于软组织、细胞外液和血液中，统称为混溶钙池。钙离子和神经兴奋与传递、心脏的正常搏动等生理活动有密切关系。同时，钙在机体内还对多种酶有激活作用，激活凝血酶原，参与血液凝固。

（2）缺乏与过量危害 钙缺乏症是较常见的营养性疾病。儿童长期缺乏钙和维生素D可引起生长发育迟缓，骨软化、骨骼变形，严重者可导致佝偻病，出现“X”形或“O”形腿等症状。成年人膳食缺钙时，容易发生骨质软化，随着年龄增长，老年人及绝经妇女骨质丢失加快，易引起骨质疏松症。

钙的过量摄入会增加肾结石的危险性，钙与一些矿物质存在相互干扰和拮抗作用，如钙明显抑制铁的吸收，高钙膳食会降低锌利用率；长时间摄入过量钙与碱，会引起奶碱综合征。

（3）来源与参考摄入量

1）来源 乳和乳制品中钙含量和吸收率均较高，含有乳糖、维生素D、氨基酸等有利于钙吸收的物质，是人体的理想钙源。此外，虾皮、鱼、海带、豆制品、芝麻酱也是钙的良好来源，绿叶蔬菜的含钙量也较多，但应去除草酸和植酸的干扰才能被吸收。

2）参考摄入量 《中国居民膳食营养素参考摄入量（2023版）》建议我国居民成年人钙的RNI为800mg/d，UL为2000mg/d。婴幼儿、儿童、妊娠期妇女、哺乳期妇女、老年人均需适当增加钙的摄入量。

2.磷 人体含量较多的元素之一，仅次于钙，正常成年人体内含磷量约占体重的1%，其中85%存在骨骼和牙齿中，其余分布于全身各组织及体液中。

（1）生理功能 磷是人体必需的常量元素，80%~85%的磷与钙一起构成骨骼和牙齿；组成细胞中很多重要成分的原料，如核酸、磷脂以及某些酶等；磷参与糖类和脂肪的吸收与代谢，以高能磷酸键的形式储存能量；磷酸盐缓冲系统可参与体内酸碱平衡的调节。

（2）来源与参考摄入量

1）来源 磷广泛存在于食品中，当膳食中能量与蛋白质供给充足时不会引起磷的缺乏。食物中含磷较高的有瘦肉、蛋、鱼、动物肝脏、坚果等。

2）参考摄入量　《中国居民膳食营养素参考摄入量（2023版）》建议我国居民成年人磷的RNI为720mg/d，UL为3500mg/d。

3.钠　人体必需的常量元素，成年人体内钠含量为77~100g，其中44%~50%存在于细胞外液，40%~47%存在于骨骼，细胞内液含量较低，仅占9%~10%。

（1）生理功能　钠作为主要阳离子存在细胞外液，调节体内水分与渗透压，维持体液的酸碱平衡，维持血压正常，同时可增强神经肌肉的兴奋性；钠与ATP的生成和利用、肌肉运动、心血管功能、能量代谢都有关系。此外，糖代谢、氧的利用也需有钠的参与。

（2）缺乏与过量危害　一般情况下，人体内的钠不易缺乏。但当禁食、少食、高温、重体力劳动、胃肠疾病等出现时，容易缺乏。钠的缺乏在早期症状不明显，中重度失钠时，可出现恶心、呕吐、血压下降、视力模糊、心率加速、疼痛反射消失，甚至出现休克，可因急性肾功能衰竭而死亡。钠摄入量过多是引发高血压的重要因素，在高血压家族人群中，较普遍存在对盐敏感的现象。

（3）来源与参考摄入量

1）来源　食物中钠的来源可分为两大类，即天然存在于食物中的钠和加工食物过程中加入的含盐调味品。

2）参考摄入量　《中国居民膳食营养素参考摄入量（2023版）》建议成年人钠的AI为1500mg/d（1g食盐含393mg钠，约相当于食盐3.8g）。

（二）微量元素

1.铁　人体必需的微量元素之一，成人体内含铁4~5g。铁存在体内主要以功能性铁和储存铁两种形式，功能性铁存在于血红蛋白中，储存铁主要以铁蛋白和含铁血黄素形式存在于肝、脾和骨髓中。

（1）生理功能　铁参与血红蛋白和肌红蛋白的组成，参与体内氧的运送和组织呼吸过程；维持正常的造血功能；构成细胞色素系统和含铁酶，参与能量代谢；参与维持正常的免疫功能。

（2）缺乏危害　长期膳食中铁供给不足，容易引起体内铁缺乏甚至导致缺铁性贫血，多见于婴幼儿、妊娠期妇女及哺乳期妇女。铁缺乏的儿童少年会出现身体发育受阻、体力下降、注意力与记忆力调节过程障碍、学习能力降低等现象。

（3）来源与参考摄入量

1）来源　铁广泛存在于各种食物中，但分布不均衡，且吸收率相差极大。一般动物性食物的铁含量和吸收率均较高，膳食中铁的良好来源主要为动物肝脏、动物全血、畜禽肉类等。蔬菜、乳及乳制品中含铁量不高，且生物利用率低。

2）参考摄入量 《中国居民膳食营养素参考摄入量（2023版）》建议的成年人男性铁的RNI为12mg/d，女性为18mg/d，妊娠中期为25mg/d，哺乳期为24mg/d，妊娠晚期为29mg/d；UL为42mg/d。

2.锌 人体内的含量仅次于铁的微量元素，正常人体内锌含量为2.0~2.5g，分布于人体各个组织中，主要存在于肌肉、骨骼、肝、肾、视网膜、前列腺等。

（1）生理功能 锌是人体很多金属酶的组成成分或酶的激活剂，在组织呼吸和物质代谢中起重要作用；锌与DNA、RNA、蛋白质的生物合成密切相关，促进人体生长发育，加快伤口愈合。锌不但影响味觉和食欲，还与性功能有关，可增强机体免疫力。

（2）缺乏危害 人体缺锌时，表现为儿童生长发育迟缓、性器官发育不全，导致味觉异常，出现偏食、厌食或异食癖，伤口愈合困难，免疫力下降等。

（3）来源与参考摄入量

1）来源 贝类海产品、红色肉类、动物肝脏、海鱼及蛋类含锌丰富；植物性食品如谷类胚芽和麦麸、豆类、花生等含锌也丰富，但吸收率低。

2）参考摄入量 《中国居民膳食营养素参考摄入量（2023版）》建议成年男性锌的RNI为12.0mg/d，女性为8.5mg/d，UL值为40mg/d。

3.碘 人体必需的微量元素之一。成人体内含25~50mg，其中20%存在于甲状腺内，其余存在于肌肉、皮肤、骨骼、血浆、肾上腺和中枢神经系统、胸腺等组织中。地方性甲状腺肿和克汀病（呆小症）是几世纪以来的世界性营养疾病，统称为碘缺乏病，我国远离海洋的内陆地区仍是该病的流行区。

（1）生理功能 碘在体内主要参与甲状腺素的合成，其生理功能主要通过甲状腺素的生理作用显示出来。甲状腺素具有参与能量代谢，促进代谢和体格发育，促进脑发育、垂体激素作用等生理功能。

（2）缺乏与过量危害 人群中缺碘可引起甲状腺肿的流行，且低碘时碘摄入越少，甲状腺肿患病率越高。妊娠前及整个妊娠期缺碘可导致脑蛋白合成障碍，使脑蛋白含量减少，直接影响智力发育，严重时可发生以神经肌肉功能障碍为主要表现的克汀病。在胚胎期、婴儿期、儿童期，若碘缺乏可致其生长发育受阻，侏儒症很重要的一个病因就是缺碘。且缺碘对大脑神经的损伤是不可逆的。

碘强化措施是防治碘缺乏的重要途径，我国从1995年开始实施食盐加碘来预防和控制碘缺乏病，经多年实践已取得良好的防治效果。

长期高碘摄入可导致高碘性甲状腺肿，只要限制高碘食物即可防治。

（3）来源与参考摄入量

1）来源 人体所需的碘可由饮水、食物和食盐中获得。最理想的食物来源是海产品，如海带、紫菜、发菜、鲜海鱼、海虾、海蜇、海参等。陆地食物中一般是动物性食物的碘含量高于植物性食物。

2）参考摄入量　《中国居民膳食营养素参考摄入量（2023版）》制定的成年人膳食碘的RNI为120μg/d，妊娠期为230μg/d，哺乳期为240μg/d；UL为600μg/d。

4.硒　人体必需的微量元素之一。成年人体内硒总量为14~20mg，广泛分布于人体各组织器官和体液中，肾脏和肝脏中含量最丰富。

（1）生理功能　硒是人体谷胱甘肽过氧化物酶的重要组成部分，这种酶具有抗氧化作用，可以保护细胞膜，能清除体内的自由基，具有抗衰老的功能。硒可增强人体免疫系统的功能，可预防脑血管疾病和某些癌症。硒可参与甲状腺素的代谢，硒是重金属的天然解毒剂。

（2）缺乏与过量危害　缺硒可导致克山病的发生，其主要症状有心脏扩大，心功能失代偿，发生心源性休克或心力衰竭、心律失常等。用亚硒酸钠防治克山病取得了良好的效果。大骨节病也与缺硒有关。过量的硒可导致硒中毒，症状为脱发、脱甲，少数病人有神经症状。

（3）来源与参考摄入量

1）来源　食物中的硒含量与水土关系甚大，但总体而言，海产品和动物内脏中含硒最为丰富，其次是肉类和种子类食物，水果、蔬菜中含硒较低。

2）参考摄入量　《中国居民膳食营养素参考摄入量（2023版）》制定的成年人膳食硒的RNI为60μg/d，妊娠期为65μg/d，哺乳期为78μg/d；UL为400μg/d。

5.氟　正常人体内含氟总量为2~3g，约有96%积存于骨骼及牙齿中，少量存于内脏、软组织及体液中。体内的氟含量与地球环境和膳食中氟的水平有关，高氟地区人群体内的氟含量高于一般地区人群。

（1）生理功能　氟的主要功能是增强骨与牙齿的结构稳定性，保护骨骼健康，防止龋齿发生。

（2）缺乏与过量危害　在水源性低氟地区，龋齿的发病率较高。氟缺乏还可能影响骨的形成，研究发现，氟摄入不足可引起老年人骨质疏松发病率增加。

摄入过量的氟可引起急性或慢性氟中毒。氟的急性中毒主要表现在特殊的工业环境中；慢性中毒主要发生在高氟地区，因长期饮用含氟高的饮用水而引起。主要造成牙齿和骨骼的损害：对牙齿的损害表现为牙齿失去光泽，出现白垩色、黄色、棕褐色或黑色斑点，牙齿变脆，易于碎落，称为氟斑牙；对骨的危害是引起氟骨症，主要临床表现性为腰腿及关节疼痛、脊柱畸形、骨软化或骨质疏松等。

（3）来源与参考摄入量

1）来源　氟每日需要量为1~2mg，人体每日摄入的氟大约65%来自水，30%来自食物。

2）参考摄入量 《中国居民膳食营养素参考摄入量（2023版）》制定的成年人膳食的AI为1.5mg/d，UL为3.5mg/d。

任务二 各类食物的营养价值

案例分析

案例 客家酿豆腐是客家饮食文化中极具代表性的一道传统菜品，每小块豆腐中间用筷子分开，用香菇、碎肉、葱蒜等佐料填补进去，然后用油锅煎或砂锅小火长时间煮，口感细嫩柔滑，老少皆宜。

问题 1.该道菜品中包含了几类食物？

2.这几类食物分别有什么营养特点？

一、植物性食物

（一）谷类

谷类包括稻米、小麦、大麦、玉米、小米和高粱等。人体能量的主要来源是谷类，谷类在我国居民膳食中占有重要地位，60%~65%的能量、40%~60%的蛋白质和60%的维生素B_1来自谷类。

1.谷类构造和营养素分布 谷类种子除形态不一样外，其基本结构是相似的，基本是由谷皮、糊粉层、胚乳和谷胚四部分组成。谷皮为谷粒的最外层，主要由纤维素、半纤维素等组成，含有一定量的蛋白质、脂肪、维生素以及较多的矿物质。糊粉层介于谷皮与胚乳之间，含丰富的蛋白质、脂肪、矿物质和B族维生素，但在碾磨加工时，易与谷皮同时混入糠中而流失，造成营养素的损失。胚乳是谷类的主要部分，含大量淀粉和一定量的蛋白质及少量的脂肪、矿物质和维生素。谷胚位于谷粒的一端，富含脂肪、蛋白质、矿物质、B族维生素和维生素E，其质地较软而有韧性，加工时易与胚乳分离，与糊粉层一起混入糠而损失。

2.主要营养成分

（1）蛋白质 主要由谷蛋白、清蛋白、球蛋白、醇溶谷蛋白组成，含量8%~12%（燕麦高达15%），其中稻谷中的蛋白质含量低于小麦粉，赖氨酸含量低，为第一限制性氨基酸，因此生物学价值低于动物性蛋白。

（2）脂类　谷类脂肪含量较低，多数在2%~4%，主要集中在糊粉层和胚芽中，多为不饱和脂肪酸，质量较好。在小麦胚粉中最高，其次为莜面、玉米和小米，小麦粉较低，稻米类最低。玉米和小麦胚芽油中亚油酸含量60%，其可降低血清胆固醇，防止动脉粥样硬化。

（3）碳水化合物　谷类碳水化合物含量最为丰富，集中在胚乳淀粉细胞，碳水化合物存在的主要形式为淀粉，含量高于70%，是我国居民膳食能量的主要来源。

（4）维生素　谷类是膳食中B族维生素的重要来源，如维生素B_1、维生素B_2、烟酸、泛酸和维生素B_6等。但玉米中的烟酸为结合型，不易被人体利用，因此，在制作玉米制品时可加0.6%的小苏打使其转化为游离型以提高利用率。玉米和小米含少量胡萝卜素，玉米和小麦胚芽中含有较多的维生素E。谷类的维生素主要存在于糊粉层和胚芽中，因此，加工得越精细其损失就越多。

（5）矿物质　谷类含矿物质1.5%~3%，主要为磷、钾、镁、钙、铁，多以植酸盐形式存在，消化吸收较差，若用酵母菌发酵可降低其干扰作用而提高钙、铁等的吸收率。矿物质主要分布于谷皮和糊粉层中，加工容易损失。

（二）豆类

豆类一般分为大豆类和其他豆类。大豆按种皮颜色不同分为黄、黑、青、褐和双色大豆五种，其中黄豆产量最大、分布最广。大豆蛋白质、脂肪含量高而碳水化合物含量则较低。其他豆类包括豌豆、蚕豆、绿豆、小豆和赤豆等，其碳水化合物含量高而蛋白质含量较大豆低，脂肪含量则很少。

1.主要营养成分

（1）蛋白质　大豆蛋白质含量高达35%~40%，其他豆类约含20%，大豆蛋白质的氨基酸模式较好，具有较高的营养价值，属于优质蛋白质。其赖氨酸含量较多，但蛋氨酸含量较少，与谷类食物混合食用可弥补谷类蛋白的不足，因此，大豆是谷类的理想互补食品。

（2）脂类　豆类脂肪含量为15%~20%，不饱和脂肪酸为主，油酸32%~36%，亚油酸51.7%~57%，亚麻酸2%~10%，还有1.64%的磷脂。由于大豆富含不饱和脂肪酸，是高血压、动脉粥样硬化的理想食物。

（3）碳水化合物　大豆含碳水化合物25%~30%，其中一半为可供利用的阿拉伯糖、半乳聚糖和蔗糖，淀粉含量较少；另一半为人体不能消化吸收的低聚糖，存在于大豆细胞壁，如棉籽糖和水苏糖。低聚糖在大肠内成为细菌的营养素来源，细菌在肠道内生长繁殖过程中能产生过多的气体而引起肠胀气，一般在制作豆腐和酱时可被除掉。

（4）维生素　豆类维生素含量较高，如胡萝卜素、维生素B_1、维生素B_2、烟酸等，干豆类几乎不含维生素C，但经发芽做成豆芽后，其含量明显提高，如黄豆芽维生素C为8mg/100g。

（5）矿物质　豆类矿物质含量为4.0%~4.5%，钙含量高，为376mg/100g，其他磷、铁、钾、镁等含量也较高。但是豆类同时含有植酸，可影响矿物质的吸收。豆制品中矿物质多数在2%以下。

2.其他豆类　其他豆类蛋白质含量低于大豆，但高于谷类，为20%~25%；碳水化合物含量较高，为50%~60%，主要以淀粉形式存在；脂类含量比较低，为1%~2%。其他营养素与大豆近似，也是一类营养价值较高的食物。

（三）蔬菜

蔬菜按其结构和可食部位不同，分为叶菜类、根茎类、瓜茄类、鲜豆类、发芽类和菌藻类。所含营养素因其种类不同，差异较大。

1.蛋白质　大部分蔬菜蛋白质含量很低，一般为1%~2%，鲜豆类平均可达4%，菌藻类中香菇等蘑菇的蛋白质含量可达20%以上，必需氨基酸含量较高，且组成均衡。

2.脂类　蔬菜脂肪含量极低，除鲜豆类外，大多数蔬菜脂肪含量不超过1%。

3.碳水化合物　蔬菜碳水化合物含量一般为4%左右。蔬菜所含碳水化合物包括单糖、双糖、淀粉及膳食纤维。含单糖和双糖较多的蔬菜有胡萝卜、番茄、南瓜等。

4.维生素　新鲜蔬菜含丰富的维生素C、胡萝卜素、维生素B_2和叶酸。蔬菜中维生素含量与品种、鲜嫩程度和颜色有关，一般叶部含量较根茎部高，嫩叶比枯老叶高，深色菜叶比浅色菜叶高。蔬菜中青椒、菜花、雪里蕻、苦瓜、芥菜、油菜及小白菜等维生素C含量较高。胡萝卜素在绿色、黄色或红色等深色蔬菜中含量较多。维生素B_2和叶酸在绿叶菜中含量较多。

5.矿物质　蔬菜中含有丰富的钙、磷、铁、钾、钠、镁、铜等矿物质，其中以钾含量最多，钙、镁含量也较丰富，是我国居民膳食矿物质的重要来源，且对机体的酸碱平衡起到重要作用。一般绿叶蔬菜含钙、铁比较丰富，如菠菜、雪里蕻、油菜、苋菜等。但蔬菜中存在草酸及膳食纤维，影响了矿物质特别是一些微量元素的消化吸收，如钙、锌等的消化吸收。草酸是一种有机酸，能溶于水，加热易挥发，水焯和爆炒均可以将其破坏。含草酸较高的蔬菜主要有菠菜、苋菜、鲜竹笋等。

（四）水果

1.水分　多数新鲜水果的水分高达85%~90%，营养素含量相对较低

2.碳水化合物　水果中的碳水化合物包括淀粉、膳食纤维、蔗糖和果糖等。含量差异较大，低者为5%，高者可达30%。未成熟的果实中含有大量的多糖，随着成熟度的提高，

会转化为单糖和双糖。

3.蛋白质和脂肪 水果中的蛋白质、脂肪含量较低，一般均不超过1%。

4.矿物质和维生素 水果是提供矿物质和维生素的主要食物之一。硫胺素和核黄素含量不高，胡萝卜素和维生素C含量因品种不同而异，其中柑、橘、杏和鲜枣含胡萝卜素最高；而猕猴桃、鲜枣、草莓、枇杷、橙、橘、柿子等含有丰富的维生素C。水果中的矿物质含量相差不大，约为0.4%，主要是钾、镁、钠和钙等，其中枣中铁的含量丰富，白果中硒的含量较高。

5.有机酸与色素 水果中的酸味与富含有机酸有关，其中苹果酸、柠檬酸、酒石酸相对较多。仁果类及核果类含苹果酸较多，而葡萄主要为酒石酸。在同一种水果中往往是数种有机酸同时存在。水果中的有机酸具有增加食欲、保护维生素C的作用。

富含色素是水果的另一大特色，它赋予水果多种颜色。使水果呈紫红色的色素是花青素，它能溶于水，在果皮中含量高，果肉中也有一定含量。使水果呈黄色的色素主要是胡萝卜素，胡萝卜素可部分转化为对人体具有生理活性的视黄醇。西瓜、番茄中主要是番茄红素。一些研究表明，水果的许多色素成分都对人体具有一定的生理功能，如抗氧化的功能等。

（五）坚果

坚果是指多种富含油脂的种子类食物，如花生、瓜子、核桃、腰果、松子、杏仁、开心果等，其特点是高能量、高脂肪，所含脂肪中不饱和脂肪酸的含量较高，同时富含维生素E，对预防营养相关慢性病有益。

1.蛋白质 坚果的蛋白质含量为12%~25%，但坚果中有些必需氨基酸含量相对较低，从而影响蛋白质的生物学价值，如核桃蛋白质蛋氨酸和赖氨酸含量不足。

2.脂类 坚果中油脂含量可高达44%~70%，以不饱和脂肪酸为主。如常见的核桃脂肪含量为60%以上，其中亚油酸为47%~73%，并富含亚麻酸和油酸；榛子含脂肪50%~66%，其中不饱和脂肪酸的比例很高，有些品种达70%以上。

3.碳水化合物 坚果的碳水化合物含量因不同种类而异，含量较高的如栗子为77.2%，其他较低，如核桃为9.6%、榛子为14.7%。

4.微量营养素 坚果中的矿物质比较丰富，含有大量的维生素E和硒等具有抗氧化作用的营养成分。如核桃、榛子、栗子等富含维生素E、B族维生素和丰富的钾、钙、锌、铁等矿物质元素，榛子的钾、钙、铁和锌等矿物质含量高于核桃、花生等，为矿物质的极佳膳食来源。葵花籽仁和花生仁中维生素B_1的含量分别为1.89mg/100g和0.72mg/100g，是常见食物中含量较高的，葵花籽仁中维生素B_6的含量高达1.25mg/100g，核桃仁为0.73mg/100g。

二、动物性食物

（一）畜禽肉类

畜肉是指猪、牛、羊、马等牲畜的肌肉、内脏及其制品；而禽肉指鸡、鸭、鹅等的肌肉、内脏及其制品。畜禽肉类主要提供优质蛋白质、脂肪酸、矿物质和维生素。营养素的分布因动物的种类、年龄、肥瘦程度及部位的不同而差异较大。畜禽肉类食物的消化吸收率高，饱腹作用强，经过烹调加工可制成美味佳肴，是我国居民日常喜爱的动物性食物的主要来源。

1. 蛋白质　畜禽肉中蛋白质大部分存在于肌肉组织中，含量为10%~20%。属于优质蛋白质，畜肉蛋白质的生物价为70~76，禽肉蛋白质的生物价普遍高于畜肉，可以达到90以上。蛋白质含量因畜禽的种类、年龄、肥瘦程度及部位的不同而差异较大。畜禽的内脏如肝、心等蛋白质含量较高；皮肤和筋节主要为结缔组织，主要含胶原蛋白和弹性蛋白，由于缺乏色氨酸和蛋氨酸等人体必需氨基酸，为不完全蛋白质，因此蛋白质利用率低，其营养价值也低，可与其他优质蛋白质食物搭配食用。

2. 脂类　含量一般为2%~89%不等，与动物的品种、年龄、肥瘦部位有关。畜肉中脂肪含量的关系为猪肉>羊肉>牛肉，且以饱和脂肪酸为主；在禽肉中，火鸡和鹌鸵小于3%，鸡和鸽14%~17%，鸭和鹅20%左右，且亚油酸含量高。畜禽肉内脏脂肪的含量在2%~10%，脑最高。必需脂肪酸的含量一般为植物脂肪>动物脂肪，禽类脂肪>畜类脂肪，因此后者的营养价值低于前者。此外胆固醇的含量一般是内脏>肥肉>瘦肉，其中脑最高，约为2000mg/100g。

3. 碳水化合物　畜禽肉的碳水化合物含量很低，为0.2%~4.0%，主要以糖原的形式储存于肌肉和肝脏中。

4. 维生素　畜禽肉可提供多种维生素，畜禽肉以B族维生素和维生素A为主，其中内脏的维生素含量高于肌肉，维生素A的含量以牛肝和羊肝为最高，维生素B_2含量则以猪肝中最丰富。

5. 矿物质　畜禽肉矿物质的含量一般为0.8%~1.2%，一般内脏>瘦肉>肥肉。猪肝含丰富的铁、锌、硒，牛肾和猪肾含丰富的硒，畜禽肉还含较多的磷、硫、钾、铜等，钙的含量虽然不高，但吸收利用率很高。其中铁的最佳来源是肝脏和血液。

（二）水产品

水产品是鱼、虾、蟹、贝等品种的总称，是膳食中优质蛋白质的来源，可补充谷类氨基酸的不足，提供丰富的维生素和无机盐。鱼类分为淡水鱼和海产鱼，基本营养价值与畜肉类相似。

1.蛋白质 水产品中的蛋白质含量一般在15%~20%，其氨基酸组成与肉类相似，属完全蛋白质，必需氨基酸以赖氨酸、甲硫氨酸、苏氨酸最为丰富，生物价比畜肉蛋白质高，是人体所需蛋白质的良好来源。

2.脂类 水产品的脂肪与鱼的种类、鱼龄、季节、食物摄取度、摄食习惯等有关，含量在1%~10%，是低脂肪食品，但鱼脂肪含量高达17%。鱼类脂肪分子中多为不饱和脂肪酸，其含量大于60%，且多是n-3系列的EPA和DHA（爱斯基摩人的生鱼摄入与低心血管疾病发生率相关），熔点低，常呈液态，消化率高且易被人体吸收，其消化率在95%左右。但容易被氧化，不容易保存。

3.碳水化合物 鱼类碳水化合物的含量低，仅为1.5%左右，主要以糖原形式存在，有些鱼不含碳水化合物，如草鱼、青鱼、鳜鱼、鲈鱼等，其他水产品中海蜇、牡蛎和田螺等含量较高，可达6%~7%。

4.维生素 水产品的肌肉部分是维生素B_1、维生素B_2、烟酸的良好来源，内脏中富含维生素A、维生素D、维生素B_2等。

5.矿物质 水产品矿物质含量为1%~2%，钙、磷、钾、镁、硒含量比畜肉高。虾皮中含钙20%，是理想的补钙食品。

（三）乳及乳制品

鲜乳主要是由水、脂肪、蛋白质、乳糖、矿物质、维生素等组成的一种复杂乳胶体，水分含量为86%~90%，因此营养素含量比其他食物相对较低。

1.蛋白质 牛乳中蛋白质含量比较恒定，为2.8%~3.3%，主要由酪蛋白（79.6%）、乳清蛋白（11.5%）和乳球蛋白（3.3%）组成。酪蛋白属于结合蛋白，与钙、磷等结合，形成酪蛋白胶粒，并以胶体悬浮液的状态存在于牛乳中。乳清蛋白对热不稳定，加热时发生凝固并沉淀。乳球蛋白与机体免疫有关。牛乳蛋白质消化吸收率为87%~89%，为优质蛋白质。

2.脂类 乳类中脂肪含量一般为3.0%~5.0%，主要为甘油三酯，少量磷脂和胆固醇。乳脂肪以微粒分散在乳浆中，呈高度乳化状态，易消化吸收，吸收率高达97%。乳脂肪中脂肪酸组成复杂，油酸占30%，亚油酸和亚麻酸分别占5.3%和2.1%，短链脂肪酸含量也较高，这是乳脂肪风味良好且易于消化的原因。

3.碳水化合物 乳类中碳水化合物含量为3.4%~7.4%，主要形式为乳糖，人乳中乳糖含量最高，羊乳居中，牛乳最少。乳糖有调节胃酸、促进胃肠蠕动和促进消化液分泌作用，还能促进钙的吸收和促进肠道乳酸杆菌繁殖，抑制腐败菌的生长，对肠道健康具有重要意义。

4.维生素 乳类是维生素的重要来源，几乎含有所有种类的维生素，只是这些维生素含量差异大。总的来说，牛乳是B族维生素尤其是维生素B_2的良好来源。叶酸含量受季节影响，维生素D与光照时间有关。维生素A和胡萝卜素含量与饲料关系密切。

5.矿物质 乳类中矿物质含量丰富，富含钙、磷、钾、镁、钠、硫、锌、锰等。

（四）蛋及蛋制品

1.蛋的结构 各种禽类蛋大小不一，但结构相似，由蛋壳、蛋黄和蛋清三部分组成。以鸡蛋为例，蛋壳占全蛋重量的11%~13%，主要由碳酸钙构成。蛋壳表面附着有水溶性胶状黏蛋白，对微生物进入蛋内和蛋内水分及二氧化碳过度向外蒸发起保护作用。蛋壳的颜色由白色到棕色，与鸡蛋的品种有关，与蛋的营养价值关系不大。蛋清包括两层，外层为中等黏度的稀蛋清，内层是包围在蛋黄周围的胶质样稠蛋清。蛋黄由无数富含脂肪的球形微胞所组成，为浓稠、不透明、半流动黏稠物，表面包围有蛋黄膜，由两条韧带将蛋黄固定在蛋中央。蛋黄的颜色受禽类饲料成分的影响。

2.主要营养成分

（1）蛋白质 蛋类含蛋白质13%~15%，蛋清中较低，蛋黄中较高。鸡蛋蛋白的必需氨基酸种类齐全，比例也符合人体需要，生物价在95以上，是蛋白质生物价最高的食物，故在进行各种食物蛋白质的营养质量评价时，多以鸡蛋蛋白作为参考蛋白。

（2）脂类 98%的脂肪存在于蛋黄中，几乎全部以与蛋白质结合的乳化形式存在，消化吸收率高。鸡蛋中的脂类组成为中性脂肪62%~65%，磷脂30%~33%，固醇4%~5%，其中油酸50%左右，亚油酸10%。蛋中胆固醇主要集中在蛋黄，蛋清中不含胆固醇。

（3）碳水化合物 含量较低，为1%~3%，蛋黄略高于蛋清，有两种状态，即结合态和游离态。

（4）维生素 蛋类维生素种类相对齐全、含量也较为丰富，主要集中在蛋黄中，其中维生素A、维生素D、维生素E、维生素B_2、维生素B_6含量丰富，缺乏维生素C。蛋类维生素含量受品种、季节、饲料、光照时间等因素的影响。生鸡蛋中含有抗生物素和抗胰蛋白酶因子，前者妨碍生物素的消化吸收，后者抑制胰蛋白酶的活性，但高温加热可破坏这两种抗营养因子，因而，从营养学的角度来说蛋类不宜生食。

（5）矿物质 蛋类的矿物质主要存在于蛋黄中，蛋清中含量极低。其中以钙、磷、钾、钠、铁、镁、锌、硒含量较多，如钙为112mg/100g，磷为240mg/100g。蛋黄中铁含量虽然较高，但由于是非血红素铁，并与卵黄高磷蛋白结合，生物利用率仅为3%左右。另外，将鲜蛋加工成糟蛋，会使蛋内含钙量大大增加。

三、调味品

调味品是指以粮食等为原料，经过发酵、混合等工艺，能调节食物色、香、味的一些食品，也称调料或作料。调味品的种类繁多，日常生活中最常用的有盐、酱油、酱、醋、糖、味精、姜、辣椒、胡椒等。

（一）酱油及酱类调制品

酱油和酱是以小麦、大豆及其制品为主要原料，接种曲霉菌种，经发酵酿制而成。主要营养成分如下。

1. 蛋白质与氨基酸　酱油和酱的鲜味主要来自含氮化合物，含量高低是其品质的重要标志。优质酱油的总氮含量多在1.3%~1.8%。

2. 碳水化合物和甜味物质　含有少量还原糖以及少量糊精，它们也是构成酱油浓稠度的重要成分。

3. 维生素和矿物质　酱油中含有一定数量的B族维生素。酱油和酱中的咸味来自氯化钠，为12%~14%，是膳食中钠的主要来源之一。

4. 有机酸和芳香物质　酱油中的有机酸含量约2%，其中60%~70%为乳酸，还有少量琥珀酸，其钠盐也是鲜味的来源之一。

（二）醋类

醋是一种常见的调味品，可以为菜肴增添风味和口感，和酱油相比，醋中蛋白质、脂肪和碳水化合物的含量都不高，但含有较为丰富的钙和铁，也含有一些重要的成分，对人体健康有一定的益处。

1. 维生素和矿物质　醋中含有一些维生素和矿物质，尤其是维生素C和某些B族维生素。维生素C是一种抗氧化剂，有助于保护细胞免受自由基的伤害。某些B族维生素参与能量代谢和神经系统功能，有助于维持身体的正常运转。

2. 有益酸类　醋是由发酵产生的，其中含有乙酸和苹果酸等有益酸类。这些酸类有助于促进消化，增加胃酸的分泌，促进食物的消化和吸收。此外，这些酸类还具有抑制细菌生长的作用，对肠道健康有一定的益处。

（三）味精和鸡精

味精即谷氨酸单钠结晶而成的晶体，是以粮食为原料，经谷氨酸细菌发酵生产出来的天然物质。“鸡精”“牛肉精”等复合鲜味调味品，含有味精、鲜味核酸、糖、盐、肉类提取物、蛋类提取物、香辛料和淀粉等成分，调味后能赋予食品以复杂而自然的美味，增加食品鲜味的浓厚感和饱满度，消除硫黄味和腥臭味等异味。

（四）盐

咸味是食物中最基本的味道，而膳食中咸味的来源是食盐，也就是氯化钠。钠离子可以提供最纯正的咸味，而氯离子为助味剂。钾盐、铵盐、锂盐等也具有咸味，但咸味不正，而且具有一定苦味。食盐每日摄入应小于5g。

（五）糖

食品中天然含有的各种单糖和双糖都具有甜味，其中以果糖最高，蔗糖次之，乳糖甜度最低。木糖醇、山梨醇、甘露醇等糖醇类物质为糖类加氢制成，为保健型甜味剂，不升高血糖，不引起龋齿，然而保持了糖类的基本物理性质，已经广泛应用于糖尿病病人、减肥者食用的甜食，以及口香糖、糖果等食品当中。

四、食用油脂

按照来源，食用油脂可分为动物油、植物油和微生物油脂。动物油是指从动物体内取得的油脂，如牛油、猪油、鱼油等。植物油是指从植物根、茎、叶、果实、花或胚芽组织中加工提取的油脂，如大豆油、菜籽油、棉籽油、花生油、米油、葵花籽油、玉米油、油茶籽油、亚麻籽油、红花籽油等。微生物油脂又称单细胞油脂，是指从某些微生物包括酵母菌、霉菌和藻类等细胞内提取加工得到的可食用油脂。

油脂由甘油和不同脂肪酸组成。植物油和动物油脂的区别是，前者含不饱和脂肪酸多，常温下呈液态，消化吸收率高；后者以饱和脂肪酸为主，常温下一般呈固态，消化吸收率低于植物油。植物油和动物油脂的脂肪含量通常在90%以上，还含有少量的钾、钠、钙和微量元素，尤其植物油脂含有丰富的维生素E。

任务三　营养标签的解读与制作

案例分析

案例　膳食纤维是一类混合物总称，在体内具有重要的生理作用，有助于维持正常的肠道功能。《中国居民膳食指南》建议，成年人每天应该摄入25~30g膳食纤维。消费者在超市购买某品牌标有“富含膳食纤维”的麦片，其营养成分如表1-9所示。

表1-9　某品牌麦片营养成分表

项目	每100g	营养素参考值
能量	1630kJ	19%
蛋白质	12.0g	20%

续表

项目	每100g	营养素参考值
脂肪	8.0g	13%
碳水化合物	60.5g	20%
膳食纤维	10.0g	40%
钠	8mg	0%

问题　1.“富含膳食纤维”的麦片，膳食纤维含量会比普通麦片高吗？

2.该品牌声称的“富含膳食纤维”，是否符合要求？

一、食品标签与营养标签

（一）食品标签

1.定义　食品在包装上写明产品信息（文字、图形和符号等），对产品的品质和内涵说明的描述。通过食品标签可以使消费者了解食品的性质、安全使用期限等信息，以保障消费者的知情权。

2.作用　食品标签的作用主要有以下几方面：指导消费者选购食品；促进销售；向消费者承诺；向监督管理机构提供监督检查依据；维护食品消费者的合法权益等。

3.要求与内容　《食品安全国家标准　预包装食品标签通则》（GB 7718—2011）是我国强制性的国标。

（1）食品标签的要求

1）预包装食品标签的所有内容，应符合国家法律法规的规定，并符合相应产品标准的规定，预包装食品标签的所有内容应清晰、醒目、持久。

2）应使消费者购买时易于辨认和识读。

3）预包装食品标签的所有内容，应通俗易懂、准确、有科学依据；不得标示封建迷信、黄色、贬低其他食品或违背科学营养常识的内容。

4）预包装食品标签的所有内容，不得以虚假、使消费者误解或欺骗性的文字、图形等方式介绍食品；也不得利用字号大小或色差误导消费者。

5）预包装食品标签的所有内容，不得以直接或间接暗示性的语言、图形、符号，导致消费者将购买的食品或食品的某一性质与另一产品混淆。

6）预包装食品的标签不得与包装物（容器）分离。

7）预包装食品的标签内容应使用规范的汉字，但不包括注册商标。

8）包装物或包装容器最大表面积大于20cm^2，强制标示内容的文字、符号、数字的高度不得小于1.8mm。

9）如果透过外包装物能清晰地识别内包装物或容器上的所有或部分强制标示内容，可以不在外包装物上重复标示相应的内容。

10）如果在内包装物（或容器）外面另有直接向消费者交货的外包装（或大包装），可以只在外包装（或大包装）上标示强制标示内容。

（2）食品标签的内容　食品标签的内容主要有食品名称、配料清单、配料的定量标示、日期标示、储藏说明和质量（品质）等级。

1）食品名称　应在食品标签的醒目位置，清晰地标示反映食品真实属性的专用名称；为避免消费者误解或混淆食品的真实属性、物理状态或制作方法，可以在食品名称前或食品名称后附加相应的词或短语，如干燥的、浓缩的、复原的、熏制的、油炸的、粉末的、粒状的。

2）配料清单　①预包装食品的标签上应标示配料清单，应以“配料”或“配料表”作标题，各种配料应按制造或加工食品时加入量的递减顺序一一排列；②加入量不超过2%的配料可以不按递减顺序排列。

3）配料的定量标示　①净含量的标示应由净含量、数字和法定计量单位组成，如“净含量450g”或“净含量450克”；②应依据法定计量单位，按以下方式标示包装物（容器）中食品的净含量，一般液态食品用体积L（升）、mL（毫升）；固态食品用质量g（克）、kg（千克）；半固态或黏性食品用质量或体积。

4）日期标示和储藏说明　①应清晰地标示预包装食品的生产日期（或包装日期）和保质期，也可以附加标示保存期。如日期标示采用“见包装物某部位”的方式，应标示所在包装物的具体部位；②日期标示不得另外加贴、补印或篡改。

5）产品标准号　国内生产并在国内销售的预包装食品（不包括进口预包装食品）应标示企业执行的国家标准、行业标准、地方标准或经备案的企业标准的代号和顺序号。

6）质量（品质）等级　企业执行的产品标准已明确规定质量（品质）等级的食品，应标示质量（品质）等级。

7）非强制标示内容　①批号，如有必要，可以标示产品的批号；②食用方法，如有必要，可以标示容器的开启方法、食用方法、每日（每餐）食用量、烹调方法、复水再制方法等对消费者有帮助的说明；③能量和营养素，如标示能量值、营养素含量、声称营养素含量水平、营养素含量比较、营养素作用，应符合《食品安全国家标准　预包装特殊膳食用食品标签》（GB 13432—2013）的规定。

（二）营养标签

营养标签指向消费者提供食品营养成分信息和特性的说明，包括营养成分表、营养声称和营养成分功能声称，其中营养成分标示是最基本的信息。营养标签是食品标签的一部分。

营养标签的基本要求有：营养标签标示的任何营养信息应真实、客观，营养标签应使用中文；食品营养成分含量应以具体数值标示；营养标签可直接标在向消费者交货的最小销售单元食品标签上。

1.营养成分表 包括营养成分的名称、含量和占中国食品标签营养素参考值（NRV）的百分比。营养成分表中营养成分的标示，是对食品中营养成分含量作出的确切描述。营养成分的含量标示使用每100克（g）、100毫升（mL）食品或每份食用量作为单位，营养成分的含量用具体数值表示，同时标示该营养成分含量占营养素参考值（NRV）的百分比。营养素参考值是专用于食品标签、用于比较食品营养成分含量多少的营养参考标准，是消费者选择食品时的一种营养参考尺度。

营养成分表中强制标示的内容包括能量和核心营养素（蛋白质、脂肪、碳水化合物、钠）。营养成分的名称和顺序标示：能量、蛋白质、脂肪（饱和脂肪、不饱和脂肪和胆固醇）、碳水化合物（糖、膳食纤维）、钠、钙、维生素A、其他维生素（维生素D、维生素E、维生素K、B族维生素、维生素C）、矿物质（磷、钾、镁、铁、锌、碘、硒、铜、氟、铬、锰和钼），其中前四大类属于核心营养素。当缺少某一营养成分时，依序上移。

2.营养声称 是指以文字形式对食品的营养特性的描述、建议和暗示。主要包括以下三方面内容。

（1）营养素含量声称 指能量或者某营养素含量“高”“富含”“低”“无”等的声称。

（2）含量比较声称 指能量或者某营养素与基准食物或者参考数值相比“减少”或“增多”的声称。

（3）营养属性声称 指食品原料特性的声称，如“强化”“增加”“××天然来源”“纯果汁”的食品等。

此外还有营养功能声称和健康声称。营养功能声称是指某营养成分可以维持人体正常生长、发育和正常生理功能等作用的声称；健康声称是指表述食物成分对人体健康的建议和暗示。

二、营养标签的制作

（一）营养成分的计算

1.营养成分的概念 营养成分是指食品中具有的营养素和有益成分，包括营养素（蛋白质、脂肪、碳水化合物）、膳食纤维、乙醇和有机酸等。

2. 能量和营养成分的计算

（1）总能量　蛋白质、脂肪、碳水化合物、膳食纤维、乙醇和有机酸的供能系数分别为4kcal/g、9kcal/g、4kcal/g、2kcal/g、7kcal/g和3kcal/g。所以食物中的总能量（$\sum E$）如下。

$\sum E$=蛋白质（g）×4（kcal/g）+脂肪（g）×9（kcal/g）+碳水化合物（g）×4（kcal/g）+膳食纤维（g）×2（kcal/g）+乙醇（g）×7（kcal/g）+有机酸（g）×3（kcal/g）

（2）蛋白质　一般采用凯氏定氮的方法测定食物蛋白质的含量。食物蛋白质的平均含氮量为16%，根据测出的食物中蛋白质的含氮量，再乘以折算系数6.25即可得出蛋白质含量，公式如下。

食物中蛋白质（g/100g）=总氮量（g/100g）×折算系数6.25

（3）脂肪和脂肪酸　脂肪一般通过索氏提取法测得，除了甘油三酯外，还包括磷脂、固醇、色素等，称为粗脂肪。总脂肪是通过测定食物中单个脂肪酸甘油酸酯的总和来获得的。粗脂肪或总脂肪在营养标签上均可标示为“脂肪”。

（4）碳水化合物　是C、H、O三元素组成的一类多羟基醛或多羟基酮化合物，指单糖、双糖、寡糖、多糖的总称，是提供能量的主要营养素。常用质量法计算，公式如下。

总碳水化合物=100–（水+灰分+粗脂肪+粗蛋白）

可利用碳水化合物=100–（水+灰分+粗脂肪+粗蛋白+粗纤维）

总碳水化合物包含了膳食纤维成分，当计算能量时，应减去粗纤维。

（二）营养标签的格式

营养标签的格式要求主要有：营养成分标示内容应当以一个“方框表”形式表示，营养成分表的方框可为任何尺寸，方框可以设置为与包装的基线垂直，表头为“营养成分表”，营养成分表包括营养成分名称、含量数值和占营养素参考值（NRV）的百分比；营养成分标示内容必须标示于包装的醒目位置，当标示的营养成分较多时，应选择适当方法使得能量和核心营养素醒目（如字体加黑横线隔开等）；包装可用标签主面积小于20cm或特大规格包装，也可使用横排（水平）标示；营养标签的字体和颜色要求清晰，但营养声称的字体不得大于产品的一般名称和商标，营养声称、营养成分功能声称可以在标签的任意位置；如有外包装（或大包装），可以只在向消费者交货的外包装（或大包装）上标示营养标签，但内包装物（或容器）上必须标明每份净含量。

目标检测

一、选择题

1. 蛋白质生物价的高低主要取决于

A. 各种氨基酸的含量与比值　　B. 各种必需与非必需氨基酸的含量与比值

C. 各种必需氨基酸的含量与比值　　D. 限制氨基酸的含量与比值

2. 下列脂肪酸属于多不饱和脂肪酸的是

A. 棕榈油酸　　B. 油酸

C. 亚油酸　　D. 棕榈酸

3. 下列营养素有抗生酮作用的是

A. 脂类　　B. 蛋白质

C. 维生素　　D. 碳水化合物

4. 克山病是由于食物和饮水中缺少

A. 硒　　B. 铁

C. 钼　　D. 碘

5. 脚气病是由于缺乏

A. 维生素 A　　B. 维生素 B_1

C. 维生素 B_2　　D. 烟酸

6. 预防佝偻病的首选食品是

A. 瘦肉　　B. 鸡肉

C. 鱼　　D. 奶和奶制品

7. 下列食物中蛋白质生物价较高的是

A. 鱼肉　　B. 鸡蛋

C. 猪肉　　D. 鸡肉

8. 我国居民膳食中主要提供能量的食物是

A. 谷类　　B. 禽类

C. 蔬菜　　D. 畜类

9. 下列食物中草酸含量高的是

A. 西红柿　　B. 豆角

C. 茄子　　D. 菠菜

10. 豆类与谷类蛋白质有互补作用，是因为豆类含有较多的

A. 蛋氨酸　　B. 色氨酸

C. 苏氨酸　　D. 赖氨酸

11. 我国核心营养素种类是

A. 能量、蛋白质、脂肪、碳水化合物、糖

B. 能量、蛋白质、脂肪、碳水化合物、总糖

C. 能量、蛋白质、脂肪、碳水化合物、钠

D. 能量、蛋白质、脂肪、碳水化合物

12. 营养素参考值是用于比较食品营养成分含量高低的参考值，专用于食品营养标签。以下为营养标签表示方法的是

A. NRV%　　B. RNI%

C. RNI　　D. NRV

13. 一个完整的营养成分表需要

A. 表头、营养成分名称、含量、NRV%和方框

B. 营养成分名称、含量、NRV%和方框

C. 表头、营养成分名称、含量、NRV%

D. 表头、营养成分名称、营养成分功能声称、含量、NRV%和方框

14. 营养成分表中标明的营养成分含量是

A. 采用国家标准方法（其次为其他公认方法）直接对食品进行检测

B. 利用食品原料的检测结果和原料配方计算

C. 利用可信赖的食物成分数据库（如中国食物成分表）和原料配方计算

D. 以上均是

15. 营养成分表中各种营养成分的含量

A. 不准确　　B. 有误差

C. 允许误差范围　　D. 准确无误

二、思考题

1. 简述蛋白质的互补作用，并举例说明。

2. 简述碳水化合物的抗生酮作用。

3. 简述谷类蛋白质的营养缺点及改善措施。

4. 某果汁饮料欲对维生素C进行营养声称，其含量应该在多少？

项目二　人体体质及营养状况分析

PPT

学习目标

知识要求

1. 掌握成年人、婴幼儿、妊娠期妇女体格测量的指标和方法。
2. 熟悉蛋白质–能量营养不良、维生素D和钙缺乏的体征和评价。
3. 了解缺铁、锌的基本体征和评价。

技能要求

1. 能进行成年人、婴幼儿和妊娠期妇女体格测量评价。
2. 能计算标准体重和体重指数（BMI），并依此判断成年人消瘦、超重和肥胖。
3. 能识别蛋白质–能量营养不良、维生素D、钙缺乏症状。

素质要求

1. 培养耐心、细心、爱心和善于观察、善于发现的精神。
2. 培养团队协作精神和尊重数据、务实严谨的科学态度。

任务一　人体体格测量与分析

案例分析

案例　在一份体检报告中显示：性别为男，年龄5岁6个月，身高118cm，体重21kg，头围51cm等信息，体格检查结果为正常。

问题　1. 在这份体检报告中，所得数据分别用什么工具与方法测量？

2. 成年人和妊娠期妇女的体格指标有哪些要求？如何进行检测？

一、成年人体格测量

（一）体格测量的常用指标

人体测量主要是通过对人体的一些体格数据进行测量来了解机体的总体营养状况的一种方法，人体测量的指标主要包括身高、体重、皮褶厚度、上臂围、上臀肌围、腰围等。其中身高、体重、皮褶厚度是世界卫生组织规定的必测项目。

（二）体格测量工具的选择与测量方法

1.身高　与遗传有密切关系，一定程度上受营养状况的影响，是评价个体及群体营养状况的必测指标。

（1）测量工具　身高测量计（仪），使用前应校对零点，以钢尺测量基准板平面红色刻线的高是否为10.0cm，误差不得大于0.1cm。同时应检查立柱是否垂直，连接处是否紧密，有无晃动，零件有无松脱等情况，并及时加以纠正。

（2）测量方法　被测量者赤脚，“立正”姿势站在身高计的底板上，上肢自然下垂，足跟并拢，足尖分开约成60°，脚跟、骶骨部及两肩胛骨（三点）紧靠身高计的立柱。测量者站在被测量人右侧，移动身高计的水平板至被测量人的头顶，使其松紧度适当，即可测量出身高。测试人员读数时双眼应与压板水平面（两点）等高进行读数，以厘米为单位，精确到小数点后一位。

2.体重　是反映和衡量一个人健康状况的重要标志之一，可以反映一定时间内营养状况的变化，过胖和过瘦都不利于健康。

（1）测量工具　体重的测量工具为杠杆秤、体重秤或体重计等，杠杆式体重秤使用前应检验其准确度和灵敏度，准确度要求误差不超过0.1%。

（2）测量方法　将杠杆秤放在平坦地面上，调整零点至刻度尺呈水平位；被测量者赤足，男性被测量者身着短裤，女性被测量者身着短裤、短袖衫，站在秤台中央。测试人员读数以千克（kg）为单位，精确到小数点后一位。记录员复诵后将读数记录。

3.皮褶厚度　主要指皮下脂肪的厚度，是衡量个体营养状况和肥胖程度较好的指标。世界卫生组织推荐选用三个测量点：肩胛下部，即左肩胛骨下方2cm处；三头肌部，即左上臂背侧中点上约2cm处；腹部，即脐左侧1cm处。

（1）测量工具　皮褶厚度的测量工具为皮脂厚度计，使用前要进行校正。首先调整“0”位：将皮脂厚度计上下两接点合拢，检查指针是否指在“0”位，如不在“0”位，轻轻转动刻度盘，使指针对准“0”位。

（2）测量方法

1）肩胛下部皮脂厚度　被测量者自然站立，被测部位充分裸露：测试人员找到肩峰、尺骨鹰嘴（肘部骨性突起），并用油笔标出右肩胛下角位置；用右肩胛下角下方1cm处，顺自然皮褶方向（即皮褶走向与脊柱成45°），用左手拇指和示指、中指将被测部位皮肤和皮下组织夹提起来；在该皮褶提起点的下方用皮脂厚度计测量其厚度，用右拇指松开皮脂厚度计卡钳钳柄，使钳尖部充分夹住皮褶；在皮脂厚度计指针快速回落后立即读数。连续测量三次，精确到0.1mm。

2）三头肌部皮脂厚度　被测量者自然站立，被测部位充分裸露：测试人员找到肩峰、尺骨鹰嘴（肘部骨性突起），并用油笔标记出右臂后面从肩峰到尺骨鹰嘴连线中点处；用左手拇指和示指、中指将被测部位皮肤和皮下组织夹提起来；在该皮褶提起点的下方用皮脂厚度计测量其厚度，用右拇指松开皮脂厚度计卡钳钳柄，使钳尖部充分夹住皮褶；在皮脂厚度计指针快速回落后立即读数。连续测量三次，精确到0.1mm。

3）腹部皮脂厚度　取锁骨中线与脐水平线交界点，测量者用左手拇指与示指在测量点左右分开3cm，沿躯干长轴平行方向捏起皮下脂肪：右手拿皮脂卡钳，张开钳口，在手捏点下方1cm处捏取皮下脂肪，读取刻度盘指针所指读数。连续测量三次，精确到0.1mm。

（三）成年人体格测量和体征判别

1.工作准备　开展体格测量工作前，应选择好工作场地，准备测量工具并进行全面检查和校正。

（1）场地选择　场地应保持安静，照明良好，远离噪声，以避免气味的干扰，室温以20~22℃为宜，相对湿度在50%~55%。

（2）使用器材　身高计以机械式身高计为例，测试前应检查身高计是否完好，使用前应校对“0”点，误差不得大于0.1cm。软尺仔细检查有无裂隙、变形等，并用2m长的刻度尺检查其刻度是否准确，相差0.5cm则不能使用。

体重秤常选择电子人体体重，使用前需检验其准确度，要求误差不超过0.1%，即100kg误差小于0.1kg。皮脂厚度计使用前要进行校正。

2.身高体重测量与体征判别

（1）测量身高　身高计应平放靠墙，立柱的刻度尺应面向光源；严格掌握“三点靠立柱”“两点呈水平”的测量姿势要求：水平压板与头部接触时，松紧要适度，蓬松的头发要压实，头顶的发辫、发结要放开，饰物要取下；读数完毕，立即将水平压板轻轻推向安全高度，以防止损坏。测试人员读数时双眼应与压板平面等高，以厘米为单位，精确到小数点后一位（0.1cm）。

（2）测量体重　被测量者站在秤台中央，上下杠杆秤动作要轻；在测量体重之前，被测量者不得进行体育活动和体力劳动。

（3）身高体重的体征判别　一般用理想体重或称标准体重来衡量被测量者实际体重是

否在适宜范围。

$$标准体重（kg）=身高（cm）-105或$$

$$标准体重（kg）=［身高（cm）-100］×0.9（平田公式）$$

实际体重在理想体重≤±10%为正常范围，±（10%~20%）为超重或瘦弱，≥±20%为肥胖或极瘦弱。

测量的身高和体重值还可以用来计算体质指数（BMI），以评估成年人的体格状况。体质指数是评估18岁以上成人群体营养状况的常用指标。它不仅对反映体型胖瘦程度较为敏感，而且与皮脂厚度、上臂围等营养状况指标有高度相关性。具体范围如表2–1所示。

$$BMI=体重（kg）/［身高（m）］^{2}$$

表2–1 体质指数（BMI）标准范围表

营养状况	WHO标准	中国标准
低体重（营养不足）	<18.5	<18.5
正常范围	18.5~24.9	18.5~23.9
超重	≥25.0	≥24
肥胖前状态	25.0~29.9	24.0~27.9
一级肥胖	30.0~34.9	≥28.0
二级肥胖	35.0~39.9	—
三级肥胖	≥40.0	—

其中WHO标准这一标准世界各国广泛采用。

3.腰围（WC）测量与体征判别 被测者勿用力挺胸或收腹，保持自然呼吸状态测量腰围。测量误差不超过1cm。腰围标准：WHO标准男性>94cm，女性>80cm，作为肥胖的标准；亚洲标准男性>90m，女性>80cm，作为腹型肥胖的标准。

4.臀围测量与体征判别 被测者要放松两臀，保持自然呼吸。测量误差不超过1cm。所测得的腰围和臀围的数值计算腰臀比（WHR），男性腰臀比大于0.9或女性腰臀比大于0.8可诊断为中心性肥胖，但其分界值因年龄、性别、人种不同而不同。

5.皮脂厚度测量与体征判别 被测量者自然站立，肌肉不紧张，体重均匀地落在两腿上；把皮肤与皮下组织夹提起来，但不能把肌肉提夹住。可以测量（上臂）肱三头肌或肩胛下角皮脂厚度、腹下等处的皮脂厚度。

成年人肱三头肌皮脂厚度（TSF）正常参考值为男性8.3mm，女性15.3mm。实测值与参考值比较结论如表2–2所示。

表 2-2　皮脂厚度评价指标范围

指标值	评价
<60%	重度热能营养不良
60%~80%	中度热能营养不良
80%~90%	轻度热能营养不良
>90%	正常

成年男女的腹部皮脂厚度标准如表2-3所示。正常成年人肩胛皮脂厚度的平均值为12.4mm，超过14mm就可诊断为肥胖。

表 2-3　皮脂厚度评价值

评价	成年男性	成年女性
正常	5~15mm	12~20mm
肥胖	>15mm	>20mm
消瘦	<5mm	<12mm

6. 上臂围测量与体征判别　测量上臂紧张围时，被测者要使肌肉充分收缩，卷尺的松紧度要适宜：测量误差不超过0.5cm。测量上臂松弛围时，要注意由紧张变换到放松时，卷尺不要移动：测量误差不超过0.5cm。

上臂肌围（AMC）的计算：

$$AMC=AC\,(cm)-3.14\times TSF\,(cm)$$

式中，AC一般指上臂松弛围。

AMC的正常值成年男性为24.8cm，女性为21.0cm。实测值与参考值比较结论如表2-4所示。

表 2-4　上臂肌围（AMC）的评价指标范围

指标值	评价
<60%	重度热能营养不良
60%~80%	中度热能营养不良
80%~90%	轻度热能营养不良
>90%	正常

二、儿童体格测量

（一）儿童体格测量的指标

体格发育有很多测量指标，大体归为三类，包括纵向测量指标、横向测量指标和质量测量指标。

1.纵向测量指标 身高（3岁以后）、身长（3岁以前）、坐高（3岁以后）、顶臀长（3岁以前）、上肢长、下肢长、手长、足长等。

纵向测量主要与骨骼系统的生长有关。在人体各个系统中，骨骼是最稳定的系统之一，受遗传因素的控制较强，外界生活条件的影响需要有一个长期的过程才能反映出来。因此，纵向测量指标主要用来反映长期营养、疾病和其他不良环境因素的影响过程。

2.横向测量指标 包括围度测量指标和径长测量指标。常用的围度测量指标有：头围、胸围、腹围、上臂围、大腿围和小腿围等。常用的径长测量指标：肩围、骨盆围、胸廓前后径和左右径、头前后径和左右径等。

3.质量测量指标 体重是儿童保健工作中质量测量的指标。对体格测量指标的选择还需依据年龄和研究目的。为了筛查婴幼儿小头畸形和脑积水等常需测量小儿的头围，观察婴幼儿的头围和胸围的交叉年龄，需测量胸围。为了监测儿童生长发育情况常需测量身高和体重。

（二）儿童体格发育指标

1.身长 对于3岁以内的婴幼儿，由于无法站立或站立时无法保持足跟、骨和胸椎与身高计保持接触（以使婴幼儿维持身体直立位），所以应以卧位测量头顶点至足底距离，称之为身长。

2.身高 指站立时头、颈、躯干和下肢的总高度。骨骼是人体最稳定的系统之一，受遗传因素控制作用较强。身高具有这种性质，外界生活条件的改善或恶化，必须经过长年累月才能影响身高。

3.坐高与顶臀长 坐高指儿童处于坐位从头顶到骨结节的高度，3岁以下儿童测量是从头顶到臀部的高度，称为顶臀长。身长或身高减去顶臀长或坐高就是下肢的长度。儿童身高（身长）、坐高（顶臀长）等纵向生长指标称为线性生长。

4.体重 反映了身体各部位和组织的总质量，其中骨骼、肌肉、内脏、体脂和水分占主要成分。在构成体重的各成分中，骨骼发育受遗传因素影响较大，发育趋于稳定，儿童肌肉和内脏变化居中，而水分和体脂的变化最为活跃。因此，体重可呈双向变化。体重的下降可能是由长期或短期营养造成。研究还表明，体重下降可预示人口死亡率的增加，以及有阻碍生长和发育的风险因素存在。新生儿和婴儿体重的测量误差小于身高，此期体重可有效地反映营养状况。

低出生体重是指出生体重低于2500g。低出生体重不仅反映了胎儿在子宫内营养不良，而且与早产有关。早产与孕期感染、妊娠并发症、宫颈、胎盘、胎膜、生活方式（如吸烟、吸服可卡因等）和心理压力等因素有关。因此，低出生体重发生率也是妇幼保健服务的一个指标。

5.头围　表示头颅的围长，间接反映颅内容量的大小。头围稳定，变异系数最小。新生儿头围大于胸围，随着月龄增长，胸围大于头围。头围与胸围交叉所在的月龄大小成为评价婴儿营养状况的方法之一。头围与颅内容物和颅骨发育有关。前囟由额骨、顶骨的骨缝构成，出生时斜径约2.5cm，在出生后12~18个月闭合。后囟由顶骨与枕骨缝构成，呈三角形，在出生时或出生后2~3个月闭合。佝偻病、脑积水和地方性甲状腺功能减退等可能延迟囟门闭合；颅内压增高可能导致前囟饱满；严重脱水或营养不良，可能导致囟门凹陷。

6.胸围　是胸廓的围长，反映胸部与肺部的发育。出生时，胸围小于头围1~2cm；1周岁时，胸围与头围大致相等，形成交叉；后来，胸围大于头围。

7.上臂围　是指上臂正中位的肌肉、脂肪和骨骼的围度。在儿童期，肌肉和骨骼围度的差异相对稳定，脂肪量影响上臂围度。因此，上臂围可以间接反映脂肪变化来估计营养状况。上臂围测量方法简单，一般都能够掌握，但它不像体重那样敏感地反映营养的变化。一般认为1~5岁儿童上臂围变化不大，例如，我国1~5岁男童上臂围为（15.5 ± 1.0）cm，可初步以13cm作为界值，低于13cm作为营养不良的判断标准。

8.皮脂厚度　是评价儿童营养状况的指标之一。皮脂厚度可用X线片、超声波、皮脂卡钳等测量。皮脂卡钳（皮脂厚度计）是测量儿童皮下脂肪厚度最简单和最安全的方法。

（三）儿童营养状况的评价

1. KAUP指数　适用于7岁前儿童。

$$\text{KAUP指数} = [\text{体重（kg）} \div \text{身高（cm）}^2] \times 10^4$$

其评价标准如表2-5所示。

表2-5　KAUP指数评价指标范围

指数	评价
<10	表示严重营养不良
10~13	表示中度营养不良
13~15	表示轻度营养不良
15~19	表示正常
19~22	表示优良
>22	表示肥胖

2. ROHRER指数　适合于7岁以上年龄人。

$$\text{ROHRER指数} = [\text{体重（kg）} \div \text{身高（cm）}^3] \times 10^7$$

其评价标准如表2-6所示。

表 2-6 ROHRER 指数评价指标范围

指数	评价
<92	表示过度瘦弱
92~109	表示瘦弱
110~139	表示正常
140~156	表示肥胖
>156	表示过度肥胖

三、妊娠期妇女体格测量

（一）体格测量的指标

妊娠期妇女体格检查以监测胎儿发育为目的，常包括身高、体重、腹围、体温、脉搏、呼吸及血压等。

（二）体格测量工具的选择与测量方法

1.身高 测量身高是为了估计骨盆的大小，进行骨盆测定来决定分娩方式。

（1）测量工具 身高测量计（仪），使用前应校对零点，以钢尺测量基准板平面红色刻线的高是否为10.0cm，误差不得大于0.1cm。同时应检查立柱是否垂直，连接处是否紧密，有无晃动，零件有无松脱等情况，并及时加以纠正。

（2）测量方法 被测量者赤脚，“立正”姿势站在身高计的底板上，上肢自然下垂，足跟并拢，足尖分开约成60°，脚跟、骶骨部及两肩胛骨（三点）紧靠身高计的立柱。测量者站在被测量人右侧，移动身高计的水平板至被测量人的头顶，使其松紧度适当，即可测量出身高。测试人员读数时双眼应与压板水平面（两点）等高进行读数，以厘米为单位，精确到小数点后一位。

2.体重 妊娠期增加的体重包含两大部分，一是妊娠产物，二是母体组织的增长，包括血液和细胞外液的增加、子宫和乳腺的发育及母体为泌乳而储备的脂肪及其他营养物质。

（1）测量工具 体重的测量工具为杠杆秤、体重秤或体重计等，杠杆式体重秤使用前应检验其准确度和灵敏度，准确度要求误差不超过0.1%。

（2）测量方法 将杠杆秤放在平坦地面上，调整零点至刻度尺呈水平位；被测量者赤足，身着短裤、短袖衫，站在秤台中央。测试人员读数以千克（kg）为单位，精确到小数点后一位。记录员复诵后将读数记录。

3.腹围 女性在怀孕后，测量妊娠期妇女的腹围增长情况是产检中的必查项目。

（1）测量工具 腹围的测量工具为软尺，仔细检查软尺有无裂隙、变形等，并用2m长的刻度尺检查其刻度是否准确，相差0.5cm则不能使用。

（2）测量方法 用皮尺围绕脐部水平一圈进行测量。

（三）妊娠期妇女体格测量和体征的判别

1.工作准备 开展体格测量工作前，应选择好工作场地，准备测量工具并进行全面检查和校正。

（1）场地选择 场地应保持安静，照明良好，远离噪声，以避免气味的干扰，室温以20~22℃为宜，相对湿度在50%~55%。

（2）使用器材 以机械式身高计为例，测试前应检查身高计是否完好，使用前应校对“0”点，误差不得大于0.1cm。体重秤常选择电子人体体重秤。使用前需检验其准确度，要求误差不超过0.1%，即100kg误差小于0.1kg。

软尺使用前仔细检查有无裂隙、变形等，并用2m长的刻度尺检查其刻度是否准确，相差0.5cm则不能使用。

2.测量身高 身高计应平放靠墙，立柱的刻度尺应面向光源；严格掌握“三点靠立柱”“两点呈水平”的测量姿势要求：水平压板与头部接触时，松紧要适度，蓬松的头发要压实，头顶的发辫、发结要放开，饰物要取下；读数完毕，立即将水平压板轻轻推向安全高度，以防止损坏。测试人员读数时双眼应与压板平面等高，以厘米为单位，精确到小数点后一位。

3.体重测量与体征判别 被测量者站在秤台中央，上下秤动作要轻；在测量体重之前，被测量者不得进行体育活动和体力劳动。妊娠晚期体重增加每周不超过500g，超过者多考虑水肿或隐性水肿、羊水过多等。

4.腹围测量与体征判别 随着妊娠进展，子宫逐渐增大，宫底逐渐升高，可以用手测量子宫底高度或用尺测量耻骨联合上的子宫长度，初步估计胎儿大小和孕周，推断胎儿大小和孕周是否相符见表2–7。

表2–7 不同妊娠周数的子宫底高度及子宫长度

妊娠周数	手测子宫底高度	尺测子宫长度
12周末	耻骨联合上2~3横指	
16周末	脐耻之间	
20周末	脐下1横指	18（15.3~21.4）
24周末	脐上1横指	24（22.0~25.1）
28周末	脐上3横指	26（22.4~29.0）
32周末	脐与剑突之间	29（25.3~32.0）
36周末	剑突下2横指	32（29.8~34.5）
40周末	脐与剑突之间或略高	33（30.0~35.3）

子宫底高度与长度均为耻骨联合上缘中点到宫底之间的距离，个体间因妊娠期妇女的脐部与耻骨联合上缘间的距离、胎儿发育、羊水量、多胎等而稍有差异。妊娠20周起，每次产检都需测量子宫长度，正常情况下，子宫长度在妊娠36周时最高，妊娠足月时而略有下降。不同孕周的子宫底增长速度不同，妊娠20~24周时增长速度较快，平均每周增长1.6cm，至36~40周增长速度减慢，平均每周增长0.25cm。增长过速或过缓均可能提示异常。

任务二 营养状况分析

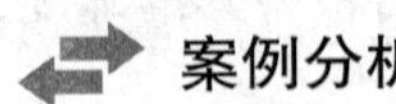

案例分析

案例 在医院儿科，一位妈妈主诉：3岁女孩，体检时身高体重均不达标，口腔经常发炎，情绪不稳定，时常发脾气且指甲易断，医生给女孩做了一系列的检查得出女孩是缺铁性贫血。

问题 1. 缺铁性贫血除了案例中症状外还有什么症状？

2. 需要做什么实验室辅助检查？

一、蛋白质-能量营养不良体征和评价

（一）蛋白质-能量营养不良的症状

蛋白质-能量营养不良（PEM）的症状分为消瘦型和水肿型。

消瘦型营养不良多见于1岁以内婴儿。体重不增加是最早出现的症状，继而体重下降，皮下脂肪和肌肉逐渐减少或消失，随着时间的推移可引起身长不增、智能障碍。皮下脂肪减少的顺序为：最先是腹部（皮下脂肪层厚度可作为营养不良的重要指标之一），其次为躯干、臀部、四肢，最后是脸颊。严重者面颊部脂肪垫消失、皮肤萎缩松弛、干瘪如“老头”，头发干枯，对外界刺激反应不大，体温低于正常，心率缓慢，心音低钝，呼吸浅表，全身肌张力低下，腹部如舟状，食欲不振，常出现便秘或饥饿性腹泻，排便量少、频率低、带有黏液。

严重的蛋白质缺乏所致的水肿型营养不良，又称恶性营养不良病，往往伴随有能量摄入不足。常见于单纯碳水化合物喂养的1~3岁儿童，外表似“泥膏样”。水肿通常发生在早期，因此体重下降并不明显，水肿多从内部脏器开始，后才出现于四肢、面部，严重者为

全身性。常伴有肝大，毛发稀疏易脱落，颜色根据营养状况而变化。皮炎常见，受刺激部位皮肤色素沉着，脱皮后色素沉着可消失，也可蔓延至全身，常伴有舌乳头萎缩、念珠菌口腔炎。消瘦－水肿型营养不良临床表现介于上述两种类型之间。

（二）实验室辅助检查

水肿型营养不良较消瘦型营养不良血生化指标变化明显。

1. 胰岛素样生长因子Ⅰ（ICF-Ⅰ） 水平反应灵敏，且不受肝功能的影响，是PEM早期诊断的灵敏可靠指标。

2. 血清氨基酸 血清必需氨基酸与非必需氨基酸之间的比率下降，血清牛磺酸、支链氨基酸水平显著下降。重度PEM患儿，尿羟脯氨酸排泄减少，其排泄与生长速度有关，因此，尿羟脯氨酸指数可作为评价儿童的蛋白质－能量营养状态的指标。正常学龄前儿童为2.0~5.0，生长缓慢儿童小于2.0。

尿羟脯氨酸指数＝尿羟脯氨酸浓度（mmol/L）/尿肌酐浓度（mmol/L）× 体重（kg）

3. 其他 血清淀粉酶、脂肪酶、胆碱酯酶、转氨酶、碱性磷酸酶、胰酶和黄嘌呤氧化酶等的活性均下降，甚至丧失。

二、维生素D和钙缺乏体征与评价

维生素D以及钙缺乏引起钙磷代谢紊乱，导致骨样组织钙化、骨骼生长障碍。在骨骺尚未闭合前的儿童期发病称为佝偻病；在骨骺板已闭合的成年人则发生骨钙化障碍，导致骨软化病。

1. 佝偻病症状 早期有多汗、夜惊、易激惹、睡眠不安、枕部秃发等，后期有颅骨软化、方颅、前囟增大或闭合延迟、出牙延缓。胸部可见肋串珠、肋隔沟、鸡胸、漏斗胸。四肢、手腕和脚踝的畸形表现为佝偻病手镯和脚镯。下肢长骨变形，形成“O”或“X”形腿。脊柱后凸或侧弯。全身肌肉、韧带松弛，头颈软弱无力，坐、立、行均较落后。

2. 实验室检查 初血钙正常，极期血钙减低，小于1.88mmol/L，游离钙低于0.88mmol/L。初期血磷正常或略低，极期明显低于0.97mmol/L。碱性磷酸酶活性在初期可升高，极期及病变严重时，上升明显，可达正常值上限的8~10倍。佝偻病早期血清25-（OH）D_3和1，25-（OH）$_2D_3$水平明显下降。

三、缺铁性贫血基本体征和评价

当人体对铁的需求与供给失衡，可耗尽体内储存铁，导致红细胞缺铁，从而导致缺铁性贫血。生长期的儿童和哺乳期的婴儿对铁的需求量增加，特别是早产儿、双胞胎或母亲原有贫血者，以及青少年因生长迅速，需铁量增加，尤以青年妇女，由于月经失血，若长期所食食物含铁不足，可发生缺铁。反复多次消化道溃疡出血或妇女月经量过多等长期的损失均可致贫血。

1. 缺铁性贫血的症状 面色萎黄或苍白，倦怠乏力，食欲不振，恶心嗳气，腹胀腹泻，吞咽困难。头晕耳鸣，甚则晕厥，稍活动即感气急，心悸不适。患有冠状动脉硬化的患者，可促发心绞痛。女性可能有月经不调、闭经等。

精神行为异常，如易怒、烦躁、注意力不集中、异食癖；体力、耐力下降；易感染；儿童生长和发育迟缓、智力低下等；口角皲裂、吞咽困难、口腔炎、舌炎、舌乳头萎缩；毛发干枯、脱落；皮肤干燥、皱缩；指（趾）甲缺乏光泽、脆而易裂，重者指（趾）甲变平，甚至凹下呈勺状（反甲）。

2. 实验室检查 血红蛋白、血清运铁蛋白、人血白蛋白、血清铁等指标下降：男性血红蛋白（Hb）<130g/L，女性Hb<120g/L，妊娠期妇女Hb<110g/L；红细胞形态显示明显的低色素。世界卫生组织制订的铁缺乏诊断标准为：血清运铁蛋白饱和度（TS）<15%，血清铁蛋白（SF）<12μg/L，血清铁（SF）<8.95μmol/L，红细胞游离小啉（FEP）>1.26μmol/L。

四、锌缺乏常见体征和评价

锌是人体必需的微量元素之一，作为多种酶的组成部分，广泛参与各种代谢活动。缺锌可引起厌食、矮小、免疫功能低下、性成熟障碍、皮疹和脱发等。摄入量不足、丢失过多、吸收不良以及遗传缺陷均可能导致锌的缺乏。

（一）锌缺乏的症状

1. 厌食 当锌缺乏时，味蕾功能下降，味觉敏锐度降低，摄食量减少，食欲不振，消化能力也减弱。

2. 生长发育落后 锌缺乏阻碍核酸和蛋白质的合成，导致食物摄入量减少，影响儿童的生长发育。缺锌儿童身高、体重往往低于正常同龄人，严重者有侏儒症。国内外报道，缺锌儿童补锌后身长、体重恢复较快，缺锌会影响儿童智能发育，严重者有精神障碍，补锌皆有效。

3. 青春期性发育迟缓 如男性生殖器睾丸与阴茎太小，睾酮含量低，性功能低下；女性乳房发育和月经迟缓；男性和女性阴毛皆出现晚等。补锌后数周至数月出现第二性征，上述症状缓解或消失。

4. 异食癖 缺锌儿童可有喜食泥土、纸张、煤渣、墙皮或其他异物等现象，补锌效果好。

5. 易感染 缺锌儿童细胞免疫及体液免疫功能都可能降低，易患各种感染，包括腹泻。

6.皮肤黏膜表现　缺锌严重时可有各种皮疹、复发性口腔溃疡、下肢溃疡长期不愈、大疱性皮炎和程度不等的秃发等。

7.胎儿生长发育落后、多发畸形　严重缺锌妊娠期妇女可能导致胎儿生长发育落后和各种畸形，包括神经管畸形等。产妇因子宫收缩乏力而产程延长，出血过多。

8.其他　如精神障碍或嗜睡，因维生素A代谢障碍而致血清维生素A降低、暗适应时间延长、夜盲等。

（二）实验室检查

缺锌时血浆（或血清）锌低于正常下限10.0~10.7μmol/L（65~70μg/dL）。血浆（清）锌受最近饮食含锌量的影响。肝肾疾病、急慢性感染及应激状态可降低血浆锌水平。

头发锌含量可作为慢性锌缺乏症的参考指标。因头发锌含量受头发生长速度、洗涤方法、环境污染及采集部位等多种条件影响，与血浆锌浓度关系不大，不能作为诊断缺锌的可靠指标。

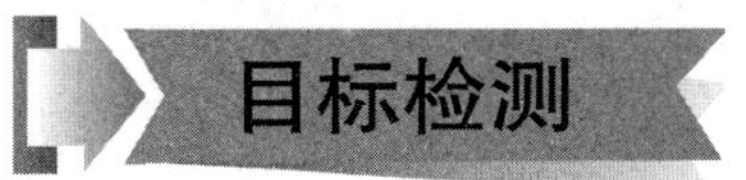

一、单选题

1.成年人体格测量中最重要的指标是

A.腰围和胸围　　B.腰围和臀围

C.身高和体重　　D.腰围和体重

E.胸围和臀围

2.体格检查时不包括

A.血压　　B.脉搏

C.血红蛋白　　D.血型

E.体温

3.成年人体格测量指标有

A.身高　　B.体重

C.皮褶厚度　　D.上臂围

E.以上均是

4.儿童体格生长是

A.是一个连续的过程，而且整个儿童期匀速增长

B.是一个连续的过程，且各时期生长速度不同

C.遵循一定的规律，个体差异不大

D.是一个连续的过程，且无明显的个体差异

5.妊娠期妇女体格测量的程序包括

A.填写登记表　　B.身高测量

C.体重测量　　D.腹围测量

E.以上均是

6.蛋白质缺乏的后果有

A.阻碍细胞和组织的正常发育　　B.生长发育迟缓

C.免疫功能下降　　D.营养不良

E.贫血

7.蛋白质缺乏的表现有

A.头发枯黄　　B.肌肉松弛

C.胃肠功能差　　D.抵抗力降低

E.水肿

8.锌的缺乏症

A.被毛损坏　　B.幼龄儿童易出现“侏儒”现象

C.长骨变粗增厚　　D.皮肤发炎、增厚

E.生物利用率增加

9.铁缺乏的表现在

A.儿童烦躁　　B.成年人冷漠

C.食欲降低　　D.高兴

E.坏血病

10.维生素D缺乏症有

A.佝偻病　　B.软骨病

C.高血压　　D.夜盲症

E.呆小症

二、思考题

1.蛋白质-能量营养不良的症状有哪些？需要做哪些实验室辅助检查？

2.婴幼儿体格测量的主要指标有哪些？

3.皮褶厚度测量的主要部位有哪些？

模块二　营养配餐

项目三 膳食调查与结果评价

PPT

学习目标

知识要求

1. 掌握24小时回顾法、称重记账法膳食调查的实施程序、调查结果的分析评价方法。

2. 熟悉《中国居民平衡膳食宝塔》和膳食指南的建议；膳食结构的分析与评价方法。

3. 了解24小时回顾法、称重记账法膳食调查的使用范围和优缺点。

技能要求

1. 能用24小时回顾法、称重记账法对家庭或特殊膳食群体开展膳食调查。

2. 能根据调查结果初步判断人体摄入能量和营养素的状况，并能提出合理的改进意见。

素质要求

1. 培养严谨细致、实事求是的职业素养。

2. 培养发现问题、分析问题和解决问题的能力。

任务一 询问法膳食调查

案例分析

案例 在开展针对全市住户的个体食物摄入情况的调查中，负责人需要先对某市某社区108户人家进行访谈，来调查这些住户的个人膳食摄入量和了解他们的膳食结构及其营养状况。

问题 1. 请问应该使用什么方法来调查？

2. 具体应如何实施？

为了解不同个体和人群的膳食结构，包括摄入的食物品种及每日从食物中所摄取各种营养素的量，营养工作者需要选择适当的膳食调查方法对有关人群进行膳食调查。膳食调查通常采用的方法有称重法、记账法、化学分析法和询问法等。这些方法可单独使用，也可联合使用。可根据调查研究的目的、研究人群、对结果的精确性要求、经费以及研究时间的长短来确定适当的调查方法。除化学分析方法以外，其他的几种膳食调查方法都只是对食物摄入量的一个估计。准确地估计食物的重量是提高膳食调查准确度的重要方面，而选择合适的方法，无疑更是获得准确膳食摄入量的保障。

询问法是目前比较常用的膳食调查方法。询问法是根据询问调查对象获得膳食情况，对其食物摄入量进行计算和评价的一种方法，此方法适合于个体调查及特种人群的调查。询问法包括24小时回顾法和膳食史回顾等。

一、24小时回顾法

24小时回顾法是通过访谈的形式收集膳食信息的一种回顾性膳食调查方法，通过询问调查对象过去24小时实际的膳食情况，可对其食物摄入量进行计算和评价，是目前获得个人膳食摄入量资料最常用的一种调查方法。无论是大型的全国膳食调查，还是小型的研究课题，都可以采用这种方法来评估个体的膳食摄入情况。近年来，我国全国性的住户调查中个体食物摄入状况的调查均采用此方法，即采用24小时回顾法对所有家庭成员进行连续3天个人食物摄入量调查，记录消费的所有食物种类和量，借此分析调查对象的膳食与营养素的摄入量及其与营养状况的关系。

（一）24小时回顾法的原理

24小时回顾法是通过询问的方法，使被调查对象回顾和描述在调查时刻前24小时内摄入的所有食物的数量种类，借助食物模型、家用量具或食物图谱对其食物摄入进行计算和评价。

（二）24小时回顾法的特点

24小时回顾法的主要优点是所用时间短、调查对象不需要具备较高文化水平，就能得到个体的膳食营养素摄入状况，便于与其他相关因素进行分析比较，这种膳食调查结果对于人群营养状况的原因分析也是非常有价值的。缺点是调查对象的回顾依赖于短期记忆，对调查者要严格培训，不然调查之间的差别很难标准化。

（三）24小时回顾法的技术要点

24小时回顾法可用于家庭中个体的食物消费状况调查，也适用于描述不同人群个体的食物摄入情况，包括一些散居式特殊人群调查。具体询问获得信息的方式也有很多种，包括面对面询问，使用开放式表格或事先编制好的调查表通过电话、录音机等进行询问。其中最典型的方法是使用开放式调查表进行面对面地询问。设计相应合理的调查表是关系到膳食调查质量的关键因素。

由于24小时回顾法的信息是通过调查者引导性提问获得的，因此调查者一定要经过认真培训，要掌握某些引导方法以帮助调查对象回忆起一天内消耗的所有食物。在询问过程中，要求调查者不但要有熟练的专业技巧，还要有诚恳的态度，才能获得准确的食物消费资料。有时在回顾后可用一个食物清单进行核对，因为一些食物或零食很容易被遗忘。

24小时回顾法一般要求在15~40分钟内完成，以面对面进行调查的回答率较高；对于所摄入的食物可进行量化估计；一年中可以进行多次回顾，以提供个体日常食物的消费情况，便于结合个体健康状况、职业、教育水平来进行比较。对于回忆不清楚的老年人和儿童，可以询问其看护人。在调查中，家庭主妇和其他家庭成员可以帮助提供每个人摄入的食物种类和实际食物的消费量。24小时回顾法常用来评价全人群的膳食摄入量，也适合描述不同组个体的膳食平均摄入量。

在实际工作中，一般选用与膳食史结合的方法，或者采用3天连续调查方法（每天入户回顾24小时进餐情况，连续进行3天）。有研究显示连续3天24小时回顾调查所得膳食摄入量的结果与全家食物称重记录法调查的结果相比较，二者之间的差别不显著。这说明只要做好质量控制，应用连续3天24小时回顾法调查的食物摄入量应能基本接近真实的摄入量。

24小时回顾法要求每个调查对象回顾和描述24小时内摄入的所有食物的种类和数量。24小时一般是指从最后一餐吃东西开始向前推24小时。食物量通常参照家用量具、食物模型或食物图谱进行估计。

（四）24小时回顾调查表的设计

调查表的设计首先要明确调查对象、时间、地区等基本信息。24小时膳食回顾调查表主要包括以下6个方面内容。

1.食物名称 是指调查对象在过去的24小时内进食的所有食物的名称，可以是主食，如米饭、大米粥、馒头、面条等；可以是菜名，如宫保鸡丁、冬笋炒肉等；也可以是水果、小吃等名称。

2.原料名称 是指前述的“食物名称”中所列食物的各种原料名称。例如，馒头的原料是面粉，冬笋炒肉的原料是冬笋和猪肉。应当注意原料名称是计算各种营养素摄入量的依据，各种食物中所含的营养素可以通过《食物成分表》查得。

3.原料编码 是指《食物成分表》中各种原料的编码。每种食物的原料应和唯一的编码一一对应。

4. 原料重量　是指各种原料的实际摄入量（g）。由调查对象回忆过去24小时内进食各种食物的原料重量。

5. 进餐时间　通常分为早、中、晚餐，以及上午小吃、下午小吃和晚上小吃。

6. 进餐地点　是指进食每餐及各种小吃的地点，如在家、单位/学校、饭馆/摊点等。

（五）24小时回顾法个人人日数换算

一个人24小时为一个人日，习惯上每日只吃两餐，或者由于特殊情况（如重体力劳动、夜班生产等），每日少于或多于三餐者也为一个人日。个人人日数计算在家庭和集体就餐单位调查中很重要，24小时回顾法在外就餐也要询问，并计算在餐次总数内。其公式为：

个人人日数=早餐餐次总数×早餐餐次比+中餐餐次总数×中餐餐次比+晚餐餐次总数×晚餐餐次比

全家总人日数=所有在家用餐个人的人日数之和

在做集体膳食调查时，例如在某托儿所调查，早餐有20名、中餐有30名、晚餐有25名儿童进餐，人日数计算如下。

1. 确定餐次比　餐次比的确定一般早餐为30%、中晚餐各为30%~40%为宜，也可按照儿童的三餐能量比各占1/3计算。儿童餐次比不是一成不变的数值。

2. 计算样体总人日数　上例中，若假设儿童的三餐能量比各占1/3，总人日数：（20+30+25）×1÷3=25人日。若该托儿所三餐能量分配比例为早餐20%、中餐40%、晚餐40%，则总人日数计算为（20×0.2+30×0.4+25×0.4）=26人日。

二、膳食史法

（一）膳食史法的原理和特点

膳食史法为Bruke所创立，他鉴于人体生长发育受到长期饮食习惯的影响，认为采用膳食史法可获得调查对象通常的膳食模式和食物摄入的详细情况，得到的数据可以用来对个体食物与营养素摄入量特征进行描述，并按照摄入量进行分类，还可以用来评价不同组人群的相对平均摄入量，或组内摄入量的分布情况。它与24小时回顾法的不同之处在于不只是询问昨天或前几天的食物消费情况，而是询问过去一段时间的膳食模式，即反映了长时期的膳食习惯。如果膳食有季节性变化，可以分季节进行调查询问。

膳食史法已被广泛用于营养流行病学调查研究，当食物消费种类多，随季节变化大时，采用膳食史法可以更加全面地了解居民膳食的摄入情况。对于许多慢性疾病而言（如心血管疾病、糖尿病、肿瘤及慢性营养不良等），研究过去的膳食状况比研究现在的更有意义。膳食史法的优点是可以进行具有代表性的膳食模式的调查。并且样本量大，费用低，使用人力少，一般不影响调查对象的膳食习惯和进餐方式。与24小时回顾法相比，膳食史法是一种抽象的方法，进行这样的调查需要营养专家的指导。另外，该方法能得到人们日常习惯性的膳食模式，所以对调查对象也提出了更高的要求。两种调查方法结合使用能较全面地反映出人群膳食调查的结果，并发挥询问调查法的优势。

24小时回顾法和膳食史法都是开放式的调查，可以容纳调查对象所提到的任何一种食物或食物组合，并对有关食物的种类、来源、加工和处理方法、对食物的详细描述及食物量等反映食物特性的信息都没有限定。另外，这种结合方法表明食物摄入和饮食习惯的范围非常广泛，因此特别适合于对不同文化群体的摄入量估计。当调查不同的个体时，也易于看到文化差异的影响。

膳食史法是调查对象在过去一段时间内的日常膳食模式和摄入量，因此，对那些在饮食中每天有较大变异的个体是不适宜的。而且该调查方法对调查对象的要求较高，要求调查结果能反映出调查对象在较长时间内的饮食特点。

（二）膳食史法表格设计要求

膳食史法由三部分组成：第一部分是询问膳食摄入的历史，询问调查对象通常的每日膳食摄入模式，可以用一些家用量具、食物模型或食物图谱估计食物量。第二部分是核对，用一份包含各种食物的详细食物清单来核对，以确证、阐明其总的饮食模式。最后一部分是调查对象记录当前3天的食物摄入量，可以用24小时膳食回顾法。

在设计膳食调查表方面，专家建议用一种数据库的方法，即利用以前从目标人群中收集到的资料来设计食物种类表和食物份额大小。

三、食物频率法

（一）食物频率法基本原理

食物频率法是收集被调查对象过去较长时间（数周数月或数年）内各种食物消费频率及消费量，从而获得个人长期食物和营养素平均摄入量。对个人来讲，描述通常情况下某种食物的食用频率要比描述过去某时刻吃过什么食物更容易，因为总的或普遍记忆比片段或细节记忆更为容易。

（二）食物频率法的技术要点

食物频率问卷包括两个基本部分：食物清单和食用某种食物的频率。

1.食物清单　一般具有以下三个特点：①人群中有相当比例被调查对象经常食用这些食物；②研究的目标营养素在这些食物中含量丰富；③这些食物的食用情况在人与人之间

有一定的差异。编辑食物清单常用以下三种方法。

（1）查阅已发表的食物成分表　找出目标营养素含量丰富的食物，是最简单的方法，但这种方法可能会把一些目标营养素含量很高但食用频率较低而没有意义的食物列入清单。

（2）准备一个长的食物清单，尽可能列出目标营养素的各种潜在的来源，然后再系统地进行删减　原始清单可以从食物成分表派生而来，也可以由经验丰富的营养师列出原始清单。对原始清单最简单的完善办法是删除不经常食用的项目，但这种方法容易忽视个体间食用频率差异大的食物所含信息量。也可以对预试验的数据进行逐步回归分析，挑选最能区分被调查对象的项目。

（3）使用开放式数据　如利用膳食记录或24小时回顾法的资料，挑选出对营养素摄入量贡献大的食物。利用开放式数据的好处是减少遗漏，但是经常包括混合菜肴、焙烤食品和加工食品。因此，需要花费时间确定开放式膳食资料中的食物是否与清单一致，且不能完全保证食物的归类与填表人所要表达的意思相同。

食物清单的组织和结构很重要，因为一些食物的分类并非界限明确，增加一种食物项目可能会改变对另一种食物项目的解释，所以相关项目应归类。对关系密切的食物笼统的“其他”项目放在后面，如先是“鸡肉”“鸭肉”，然后才是“其他禽肉”。另外，多个简单清楚的问题要好于一个长的复杂的问题。除从头设计问卷外，另一个办法是使用或修改现有问卷。如果调查人群有所不同，则需要在现有问卷的基础上补充相应的食物种类。

2.食用频率　调查时间长短可从几天、1周、1个月或是3个月到1年以上，取决于研究结局和所观察的膳食因素在体内代谢的生理或病理过程。多数调查表提供的是一种多选应答格式，通常有5~10种选择。比如食用分类可以是：从不；每月1次或少于1次；每月2~3次；每周1次；每周2~3次；每天1次；每天2~3次。另一种方法是开放式格式，被调查者回答每天或每月的食用频率。从理论上讲，开放式频率应答可以部分提高膳食报告精度，但是，由于所收集的食用频率只是估计值，所以总体精度不可能大幅度提高。因此，频率的多选分类可以提高问卷的清晰度，减少应答错误。

3.食物量的选择　是否有必要收集有关食物消费量的数据存在争议，目前有三种方法。一是不收集有关食物大小的附加信息。第二种方法是把食物大小作为频率问卷的一部分，如询问被调查者多长时间喝一杯牛奶，而不是问多长时间喝一次牛奶，这种问卷又称为半定量食物频率问卷。第三种方法是给每一种食物附加一项内容来描述食物的大小，被调查者根据事先已有的关于食物大中小等级的描述、图片、食物模型或者作为单位重量或体积参考的几何形状来选择食物的大小，这种问卷又称为定量食物频率问卷。

4.营养素摄入量的计算　根据研究对象和研究目的，目前有膳食营养分析软件可供选择使用。简单来说，在收集到摄入频率（每天/周月/年的摄入次数）和单次摄入量后，计算食物摄入量=摄入频率 × 摄入量/次。然后根据食物成分表中各种食物的营养素含量，计算每人每日某种营养素的总摄入量。

四、24 小时回顾结合膳食史法膳食调查示例

（一）工作准备

1. 设计调查表 在调查前根据调查目的和调查对象设计好调查用的记录表，可做适当修改。包括确定表头、确定调查对象的基本内容（联系方式、住址、基本情况、日期等）、确定调查表的内容（餐次、食物名称、原料编码、摄入量等），如表3-1所示。

表 3-1 24 小时回顾及近期膳食史调查表

序号： 调查日期：
姓名： 性别： 住址： 电话：

餐次	食物名称	原料名称	原料编码	原料重量	备注	进餐地点
早						
中						
晚						

序号	食物名称	消费量	序号	食物名称	消费量
1	谷类		6	禽肉类	
2	薯类		7	畜肉类	
3	蔬菜类		8	水产类	
4	豆类		9	蛋类	
5	植物油		10	奶类	

进餐地点选择：1.在家；2.单位/学校；3.饭馆/摊点；4.亲戚/朋友家；5.幼儿园；6.节日/庆典。

2. 准备食物模型、图谱、各种标准容器 调查中可引入食物模型、图谱和各种标准容器（如标准的碗、盘、杯子和瓶子等）以及各种食物不同大小的参考重量，从而对摄入食物进行数量估计。

3. 熟悉调查对象家中常用的（或地区常用的）容器和食物分量 如碗、盘、杯子和瓶子，或者馒头、苹果、梨等，熟悉其容量或重量大小，做到能估计常用食物的重量。

4. 准备食物清单 准备较为详尽的当地居民经常摄入食物的清单。

5. 准备营养素计算工具 准备《食物成分表》或营养计算器软件。

6.培训和调查 调查者要掌握一定的调查技巧，如要了解市场上主副食供应的品种和价格；了解食物生熟比值和体积之间的关系，即按食物的体积能够准确估计出生食与熟食的比值；在家庭就餐时，一般是一家人共用几盘菜肴，因此在调查时要耐心询问每人就餐时摄入的比例，这样在掌握每道菜所用原料的基础上，即能计算出每人的实际摄入量。

（二）工作程序

1.入户说明来意 调查者入户调查时，首先应该自我介绍，并说明来意，与调查对象作简短沟通，使其了解调查的目的、意义，建立起信任，以便积极配合，让其简短回顾前一天所从事的活动，这将有助于调查对象对膳食的回忆并为后面的如“您在朋友家里吃了什么东西没有”等问题做铺垫。

2.说明调查内容 调查者简要介绍调查内容，明确告诉调查对象回顾调查的时间周期，调查内容应包括调查对象的基本信息、就餐时间、食物名称、原料名称、原料重量及就餐地点等。

3.调查和记录 调查者按照24小时内进餐顺序分别询问食用的食物和数量，摄入的所有食物（包括饮料，但不包括调味品）的种类和数量，在外（餐馆、单位或学校食堂等）用餐的种类和数量以及零食。对于每一餐次，调查者可按照食物的几大类如谷物（主食）、蔬菜、肉、蛋、奶、豆类、水果、糖、油脂、纯热量食品等帮助每个家庭成员回顾。

4.引导回顾记录要点 调查者应根据调查对象的回顾如实填写调查表格。如调查对象回顾不清，应该设法利用食物图谱或常用的容器等帮助其回顾。特别应该注意三餐之外的各种水果和零食的回顾并记录摄入量，记录样表如3-2所示。

表 3-2 24 小时回顾调查样表

姓名： 性别： 年龄： 联系方式：

食物名称	原料名称	原料编码	原料重量（g）	进餐时间	进餐地点

进餐时间选择：1.早餐；2.上午小吃；3.午餐；4.下午小吃；5.晚餐；6.晚上小吃；7.宵夜

进餐地点选择：1.在家；2.单位/学校；3.饭馆/摊点；4.亲戚/朋友家；5.幼儿园；6.节日/庆典

对于食物数量的填写，需要调查者和调查对象有较为准确的食物量估算能力。在现场工作中发现，调查对象对于食物摄入量的估算普遍不够重视，缺乏估算能力和概念，需要调查者在开始调查前进行讲解，有的还需要调查者帮助进行估算。关于数量的描述一定要清楚，不清楚的地方要补充调查，以便更好地估计出食物的摄入量。如果在调查中，制作和使用不同份量的各种食物及餐具图片、食物模型等，将有助于调查对象对食物量的估算，从而得到准确的食物摄入量数据。

采用在过去某段时间内相同地区、人群的膳食习惯的调查或文献记载资料作为食物清单（包括食物种类、数量、加工制作方法等）。用此食物清单提醒调查对象是否遗漏了某些食品，或忽略了食物的特殊烹调方法，以减少膳食史法调查的误差。

5.弥补调查不足 调查结束时，再称量各种调味品的消费量，以求核实。如果同时进行称重法调查，此步骤可省略，至此调查工作结束。详细描述摄入食物和饮料的制作方法，如有可能，记录食物商品名称、摄入时间和地点。

6.资料的核查 在调查完成后要及时对调查表的内容进行检查与复核。调查资料可用Excel或营养计算软件统一录入，每份数据录入2次，对建立的数据库要进行核实、查错及清理。

7.个人人日数的计算 以下列王甲一家为例进行计算，如表3-3所示。

表 3-3 家庭成员每人每日用餐情况登记表

家庭编号　　　　　　　省/区（T1）　　　　　　　市/县（T2）
区/乡（T3）　　　　　　居委会/村（T4）　　　　　调查户（T5）

姓名（A1）	王甲			刘乙			王丙			王丁			王戊		
序号	01			02			03			04			05		
性别	男			女			女			男			男		
年龄（岁）	68			54			28			18			18		
职业	退休			家务			工人			学生			学生		
劳动强度	1			3			3			2			2		
生理状况	0			0			0			0			0		
时间	早	中	晚	早	中	晚	早	中	晚	早	中	晚	早	中	晚
第一天			1			1			1			1			1
第二天	1	—	1	1	1	1	0	1	1	1	1	1	0	0	0
第三天	1	—	1	1	1	1	0	0	1	1	0	0	0	0	0
第四天	1	—		1	1		0	1		1	1		0	0	
用餐人次总数	3	0	3	3	3	3	0	2	3	3	2	2	0	0	1
餐次比	0.5	0	0.5	0.3	0.4	0.3	0.2	0.4	0.4	0.2	0.4	0.4	0.2	0.4	0.4
折合人日数	3.0			3.0			2.0			2.2			0.4		
总人日数	10.6														

劳动强度：1.极轻体力劳动；2.轻体力劳动；3.中等体力劳动；4.重体力劳动；5.极重体力劳动；6.其他

生理状况：0.正常；1.妊娠期妇女；2.哺乳期妇女

用餐情况：1.在家用餐；0.未在家用餐

表中，王甲的个人人日数=3×0.5+3×0.5=3.0即折合人日数=Σ（用餐人数×餐次比），郑乙的个人人日数=3×0.3+3×0.4+3×0.3=3.0

无论在家还是在外就餐，只要是吃了该餐，就要计算在内。

8.分析营养素摄入量　根据食物成分表计算分析营养素摄入量，进行膳食调查评价。

（三）问题探究

1.哪些人群不适合使用回顾法？

由于24小时膳食回顾法主要依靠应答者的记忆能力来回忆和描述他们的膳食摄入情况，因此不适合于年龄较小的儿童（7岁以下）与年龄较大的老年人（75岁以上）。

2.调味品的摄入该怎么统计？

传统的24小时回顾法中包括调味品的摄入量统计。但由于对调味品的回顾误差较大，我国于1992年进行第三次全国营养调查时对24小时回顾法进行了改进，调味品的资料采用了称重法获得的调味品的数据，即采用称重法修正的24小时回顾法。

3. 3天24小时回顾法应该选一周内的哪三天？

3天24小时回顾法的调查时间原则上是从周一到周日随机抽选3天，但是在实际生活中，工作日和休息日的膳食常常有很大差异。因此，为了使调查结果能较好地反映调查对象的一般膳食情况，3天24小时回顾法通常选择两个工作日和一个休息日进行。

4.回顾法的调查主要可能存在哪些误差？

（1）膳食摄入量的漏报或低估　研究发现漏掉曾吃过的食物比多填了未曾吃过食物的情况更多见。容易被漏掉的食物倾向于那些平时消费频率低的食物，或是那些主菜的辅助材料。因此，在回顾过程中可以进一步询问一些容易被忽略的食物，如饮料和餐间零食，也可以询问在炒菜时是否添加了别的配料等问题。另外，通常调查对象提供的在外用餐的信息也不够详细。

（2）对食物大小或摄入量进行错误估计　据调查，分量小的食物被估计偏高的程度较多，进食量较大的人对摄入量的估计偏低的较多。对固体食物量的估计要比对液体食物量的估计准确，对无形状食物（如面条和酱类等）和溶解性食物的食物量估计准确性最低。对肉眼不能分辨出的食物量的估计难度较大，如咖啡或茶中的牛奶、肉汁中的调味品，以及加在其他食物中的沙拉酱、番茄酱、果酱、人工黄油和食物配料等溶解性食物。一般对那些摄入量远低于平均水平的人比较容易高估他们的摄入量，同样，那些摄入量高于平均水平的人有低估摄入量的趋势。而通过与照片或食物模型比较，调查对象能够根据他们的食物大小给出估计量来。对调查对象进行如何使用食物模型的训练可提高其食物估计量的准确性。

（3）调查对象的主观因素　调查对象记录的食物可能与社会期望因素有关，即当一个人很关心其所吃的食物时，他就有可能更趋向于选择那些社会接受的或被认为对健康有益的食物。调查对象和调查者缺乏依从性是误差的另一个潜在来源。调查对象对提供完整准确信息的积极性受其对研究结果的重要性和适用性认识程度的影响。调查者或其他人员向调查对象介绍研究目的时的热情和能否把这些热情传递给所有调查对象是一个关键因素。因此，调查者要花一些时间解释研究的目的和重要性，与调查对象之间建立起一种轻松、友善但又是一种公事公办的事务式关系，营造出一种相互信任的氛围。

任务二　称重记账法膳食调查

案例分析

案例　现要对某单位住房中的30户员工的膳食摄入情况进行调查，了解他们的膳食结构及其营养状况。

问题　请问应该使用什么方法？具体应如何实施？

一、记账法

记账法是根据账目的记录得到调查对象的膳食情况来进行营养评价的一种膳食调查方法，它是最早、最常用的膳食调查方法，是其他膳食调查方法的发展基础，常和称重法一起应用。它是由调查对象或研究者称量记录一定时期内的食物消费总量，研究者通过这些记录并根据同一时期进餐人数，就能计算出每人每天各种食物的平均摄入量。

在集体就餐的伙食单位（如幼儿园、学校和部队），如果不需要个人食物摄入量的数据，只要平均值，则可以不称量每人每天摄入的熟重，只称量总的熟食量，然后减去剩余量，再被进餐人数平均，即可得出平均每人每天的食物摄入量。

（一）记账法的原理和优缺点

记账法多用于建有伙食账目的集体食堂等单位、根据该单位每日购买食物的发票和账目、就餐人数的记录，得到在一定时期内的各种食物消耗总量和就餐者的人日数，从而计算出平均每人每日的食物消费量，再按照《食物成分表》计算这些食物所供给的能量和营养素数量。

记账法的操作较简单，费用低，所需人力少，适用于大样本膳食调查，且易于为膳食管理人员掌握，使调查单位能定期地自行调查计算，并可作为改进膳食质量的参考。该法适合于家庭调查，也适合于幼儿园、中小学校或部队的调查。记账法可以调查较长时期的膳食，如1个月或更长。有些研究为了了解慢性病与饮食的关系，可采用长达一年的膳食记录方法，时间长短根据研究项目的需求而定。在记录精确和每餐用餐人数统计确实的情况下，能够得到较准确的结果。与其他方法相比较，不但可以调查长时期的膳食，而且适合于进行全年不同季节的调查。缺点是调查结果只能得到全家或集体中人均的膳食摄入量，难以分析个体膳食摄入情况。

（二）记账法的基本方法和要点

记账法的基础是膳食账目，所以要求被调查单位的伙食账目完整，数据可靠。对于家庭，一般没有食物消费账目可查，如用记账法进行调查，可在调查开始前登记其所有储存的及新购进的食物种类和数量，并且登记调查期间购入的食物，在调查结束时再次称量全部剩余食物的重量，然后计算出调查期间消费的食品总量。由于家庭成员年龄、性别等相差较大，因此需按混合系数计算其营养素摄入量。

二、称重法

（一）基本原理

称重法是运用日常的各种测量工具对食物量进行称重或估计，从而了解该被调查对象当前食物消耗情况。调查期间需要对每餐所吃主、副食的生重、熟重及剩余食物称重和记录，并根据实际用餐人数，计算出平均每人用餐的生食物重量。将一天各餐的结果加在一起，得出每人每天摄入的各种生食物重量，查阅食物成分表计算出能量和各种营养素摄入量。

（二）方法

1.食物记录和称量　在进行膳食调查前，调查人员要指导被调查对象在每餐前对各种食物及时进行称量并记录，每餐后还要将剩余或废弃部分称重并加以扣除，从而得出准确的个人每种食物摄入量。调查时还要注意三餐之外所摄入的水果、糖果和点心、坚果等零食的称重记录。

2.调查时间　实际调查时进行称重记录的天数要根据研究目的与研究所关注的营养素摄入在个体间的变异来决定。在食物品种少、季节变化不明显的地区，甚至调查1天就可以说明问题。但当每日膳食食物不同，要获得可靠的食物摄取量，就要考虑增加调查天数，但每次调查不超过一周。通常情况下不宜超过3~4天，随着时间延长应答者会因疲倦而放弃。在不同季节，人群食物摄入状况往往有明显差异，为了使调查结果具有良好的代表性和真实性，最好在不同季节分次调查。一般一年中每季一次，至少应在春冬和夏秋各进行一次。

3. 食物计算 调查人员需要准确掌握两方面的资料。一是厨房中每餐各种食物烹调前可食部分的重量（每100g食物中可以食用部分占该食物的比例）和烹调后熟食的重量，得出各种食物的生熟比；二是称量个人所摄入熟食重量，然后按上述生熟比算出所摄入各种食物原料的生重，再通过食物成分表计算所摄入的能量和各种营养素。

生熟比=原料生重/熟食物重量

目前我国的食物成分表是以食物原料的生重为基础，因而在称重调查中多数食物要利用生熟比换算成原料生重，以便计算各种营养素摄入量。我国《食物成分表》中也分析了一些熟食成品的食物成分含量，这类食物可直接利用熟食的重量进行调查和分析，但要考虑烹调方式的影响。

三、称重法与记账法的结合

称重记账法是称重法和记账法相结合的一种膳食调查方法。这种膳食调查方法兼具了称重法的准确和记账法的简便，是目前应用非常广泛的一种膳食调查方法。在我国开展的四次全国营养调查，均采用了该种方法。它是对调查对象或研究者称量记录一定时期内的食物消费总量，通常用于调查集体伙食单位或家庭中食物消费。通过现场称重和询问可以搜集到一定时期的食物消费量和进餐人数登记情况，利用一些计算和分析方法，可以获得平均食物摄入量和营养素摄入量等信息。

（一）称重记账法调查表的设计

1. 食物消费量的记录 开始调查前称量家庭结存的食物包括库存、厨房、冰箱内所有的食物），然后详细记录每日购入的各种食物量和每日废弃的各种食物量。在调查周期结束后要称量剩余的食物量包括库存、冰箱和厨房内的食物。然后将每种食物的最初结存或库存量，加上每日购入量，减去每种食物的废弃量和最后剩余量，即为调查阶段所摄入的该种食物重量。为了保证记录的准确性，调查中应对食物的名称及主要原料进行详细记录。

2. 进餐人数的登记 家庭调查时要记录每日每餐的进餐人数和进餐人的性别、年龄、劳动强度及生理状态，如妊娠期妇女、哺乳期妇女等。

（二）相关计算方法

1. 计算食物实际消费量 根据记账法中统计的3天内家庭的食物结存量、购进总量、废弃总量和剩余总量来计算。公式为：

家庭每种食物实际消费量=食物结存量+购进食物总量-废弃食物总量-剩余食物总量

2.计算每人每日各种食物的摄入量

家庭平均每人每日每种食物摄入量=实际消费量 ÷ 家庭总人日数

3.计算每人每日各营养素的摄入量　平均每人每日营养素摄入量是根据《食物成分表》中各种食物的能量及营养素的含量来计算的。公式为：

食物中某营养素含量=［食物量（g）÷100×可食部分比例］×每百克食物中营养素含量

家庭某种营养素总摄入量=家庭摄入所有食物中某营养素的量累加

平均每人每日某营养素摄入量=家庭某种营养素总摄入量 ÷ 家庭总人日数

4.标准人的概念及计算方法　由于调查对象的年龄、性别和劳动强度有很大的差别，所以无法用营养素的平均摄入量进行相互间的比较。因此，一般将各个人群都折合成标准人进行比较。折合的方法是以体重60kg成年男子从事轻体力劳动者为标准人，以其能量供给量10.03MJ（2400kcal）作为1，其他各类人员按其能量推荐量与10.03MJ之比得出各类人的折合系数。然后将一个群体各类人的折合系数乘以其人日数之和，再除以总人日数即得出该人群折合标准人的系数（混合系数）。标准人日计算公式为：

标准人日=标准人系数×人日数

总标准人日数为全家或集体每个人标准人日之和

人均食物或营养素摄入量除以混合系数即可得出该人群标准人的食物和营养素摄入量。计算出人群标准人的食物和营养素摄入量后，就能够在不同年龄、性别和劳动强度的人群之间进行比较。

标准人的平均每日某营养素摄入量=平均每人每日某营养素摄入量/混合系数。

四、称重记账法膳食调查示例

（一）工作准备

1.调查表　根据调查目的和评价指标，设计相应的调查表，包括家庭食物量登记表和家庭成员每人每日用餐登记表。确定调查对象和家庭成员、调查的天数等来设计表格（表3-4、表3-5）。

表 3-4　家庭食物量登记表

单位：g

食物编码							
食物名称	大米		标准面		猪肉		…
结存数量							
日期	购进量或自产量	废弃量	购进量或自产量	废弃量	购进量或自产量	废弃量	…
日							
日							
日							
总量							
剩余总量							
实际消费量							

表 3-5　家庭成员每人每日用餐登记表

姓名												
年龄（岁）												
性别												
劳动强度												
生理状况												
时间	早	中	晚	早	中	晚	早	中	晚	早	中	晚
14 日												
15 日												
16 日												
用餐人次总数												
餐次比												
折合人日数												
总人日数												

注：劳动强度　1. 极轻体力劳动；2. 轻体力劳动；3. 中等体力劳动；4. 重体力劳动；5. 极重体力劳动；6. 其他

生理状况　0. 正常；1. 妊娠期妇女；2. 哺乳期妇女

用餐情况　1. 在家用餐；0. 未在家用餐

2.《食物成分表》　调查最后得到的各种食物的摄入量，要通过查《食物成分表》计算出相应的营养素摄入量。

3. 食物和称量用具　在调查过程中，要认真称量各种食物的购入量和损失量。在使用前，要校准食物秤，确定标准的称量和读数方法，准备好各种食物的专门称量用具。

4. 计算器或计算软件　数据整理中涉及大量的数据计算，为了保证计算的准确性和高效性要借助计算器或相关的计算软件。

5. 人员培训与确定调查家庭　在调查前，要对调查者进行统一培训，使其掌握调查的程序和方法以及数据的处理，明确评价指标和相应的标准，能够按照要求合理地开展调查工作。确定调查家庭和人员，约定时间、地点。

（二）工作程序

1. 入户。

2. 发放调查表和称量用具　详细介绍表格填写方法。在条件允许情况下，调查者尽可能每天检查调查表的填写情况，以便随时发现问题，及时处理。对于自己不能单独完成的家庭，则由调查者负责称量和记录。

3. 填写家庭食物量登记表中的食物编码　对照《食物成分表》，把调查所得食物名称和成分表对号，填写编码。

4. 登记家庭结存　开始调查前称量家庭结存的所有食物量（包括库存、厨房、冰箱内所有的食物），并登记在表3–6中。

表 3–6　家庭食物量登记表

家庭编号　　　　　　省/区　　　　　　市/县
区/乡　　　　　　居委会/村　　　　　　调查户

食物编码								
食物名称	米		标准粉		土豆		芹菜	
结存数量（g）	10000		7500					
日期	购进量或自产量（g）	废弃量（g）	购进量或自产量（g）	废弃量（g）	购进量或自产量（g）	废弃量（g）	购进量或自产量（g）	废弃量（g）
8月10日								
8月11日								
8月12日								
8月13日								
总量（g）								
剩余总量（g）								
实际消费量（g）								

5. 登记购进量和废弃量　同时详细记录调查期间每日各种食物的购进量和废弃量，登记在表3–6中。

购进总量＝第一天购进量＋第二天购进量＋第三天购进量＋第四天购进量

废弃总量＝第一天废弃量＋第二天废弃量＋第三天废弃量＋第四天购进量

6. 记录用餐人数　详细记录调查期间的每日用餐人数，登记在表3–7中，以便于统计调查期间用餐人日数。

表 3–7　家庭成员每人每日用餐登记表

家庭编号　　　　　　　　　　省/区　　　　　　　　　　市/县
区/乡　　　　　　　　　　　居委会/村　　　　　　　　调查户

姓名	王甲			张乙			赵丙			李丁		
序号	01			02			03			04		
性别	男			女			男			女		
年龄（岁）	67			55			29			19		
工种	退休			家务			工人			学生		
劳动强度	1			3			3			3		
生理状况	0			0			0			0		
时间	早	中	晚	早	中	晚	早	中	晚	早	中	晚
8月10日	1	1	1	1	1	1	0	1	1	1	0	1
8月11日	1	1	1	1	1	1	0	1	1	1	1	1
8月12日	1	1	1	1	1	1	0	1	1	1	1	1
8月13日	1	1	1	1	1	1	0	0	0	0	0	0
用餐人次总数	4	4	4	4	4	4	0	3	3	3	2	3
餐次比	20%	40%	40%	20%	40%	40%	20%	40%	40%	20%	40%	40%
折合人日数	4			4			2.4			2.6		
总人日数	13											

注：（1）家庭成员序号为1~9

（2）劳动强度　1.极轻体力劳动（一般指坐位工种，如办事员、修表工）；2.轻体力劳动（一般指站位工种，如售货员、实验员、教师）；3.中等体力劳动（学生、司机、电工、金属制造工等）；4.重体力劳动（农民、舞蹈演员、钢铁工人、运动员）；5.极重体力劳动（装卸工、伐木工、矿工、采石工等）；6.其他（无劳动能力及12岁以下儿童）

（3）生理状况　0.正常；1.妊娠期妇女；2.哺乳期妇女

（4）用餐记录　1.在家用餐；0.未在家用餐

7.记录剩余食物　调查结束时对所有剩余食物称重，包括库存、厨房及冰箱内的食物并登记在表3–8中。

表 3–8　家庭食物量登记表

家庭编号　　　　　　　　　　省/区　　　　　　　　　　市/县
区/乡　　　　　　　　　　　居委会/村　　　　　　　　调查户

食物编码								
食物名称	米		标准粉		土豆		芹菜	
结存数量（g）	10000		7500					
日期	购进量或自产量（g）	废弃量（g）	购进量或自产量（g）	废弃量（g）	购进量或自产量（g）	废弃量（g）	购进量或自产量（g）	废弃量（g）
8月10日	1500	0	0	0	550	50	0	0
8月11日	1500	0	0	0	0	0	600	100

续表

8月12日	0	0	200	0	650	50	500	80
8月13日	0	0	0	0	0	0	0	0
总量（g）	13000	0	7700	0	1200	100	1100	180
剩余总量（g）	8400		6400		0		0	
实际消费量（g）	4600		1300		1100		920	

8. 收取调查表　认真检查填写内容，并对数据真实性进行确认，不完整或存在问题的调查表均作为废表处理。收取合格调查表。

9. 根据表格计算在调查期间家庭的各种食物的实际消费量

实际消费量=结存量+购进总量-废弃总量-剩余总量

表3-8中家庭米实际消费量=10000+1500+1500-8400=4600g

10. 根据表格计算在调查期间家庭成员用餐的人日数和总人日数　人日数是代表调查对象用餐的天数。一个人吃早、中、晚3餐为1个人日。在调查中，不一定能够收集到整个调查期间调查对象的全部用餐次数，应按照餐次比（早、中、晚3餐所摄入的食物量和能量占全天摄入量的百分比）来折算。

例如，若规定餐次比是早餐占20%，中餐、晚餐各占40%，如果某一家庭成员某日仅记录到早餐、中餐，其当日人日数为1×20%+1×40%=0.6人日。调查期间总人日数为每天家庭总人日数之和，如表3-7所示。

（三）问题探究

1. 如果被调查单位人员的劳动强度、性别、年龄等组成不同该怎么办？

不能以人群的平均值作为每人每日营养素摄入水平，必须用混合系数的折算方法算出“标准人”的每人每日营养素摄入量，再作比较与评价。

2. 记账法中食物计算需要注意什么？

在调查过程中，要注意摄入自制的食品时也要分别登记原料产品及其食用数量。注意要称量各种食物的可食部。如果调查的某种食物为市品重（毛重），计算食物营养成分应按市品计算。根据需要也可以按《食物成分表》中各种食物可食的百分比转换成可食部数量。

在调查期间，不要疏忽各种小杂粮和零食的登记，如绿豆、蛋类、糖果等，否则调查期间若摄入了这类食物，易被漏掉，为了使调查结果具有良好的代表性和真实性。最好在不同的季节分次进行调查，一般每年应进行4次，至少应在春冬季和夏秋季各进行一次。调查对象的选择和样本量的大小应具有足够的代表性。

在集体伙食单位如果不需要个人的数据，只要平均值（如幼儿园、学校和部队），可以不称量每人摄入的熟重，只称量总的熟食量，然后减去剩余量，再被进餐人数平均，即可得出平均每人的摄入。

3.不同膳食调查方法的优缺点分别有哪些？

称重法、记账法、24小时回顾法和频率法是常用的膳食调查方法，各种调查方法的优缺点对比见表3–9。

表3–9　不同膳食调查方法优缺点比较

	称重法	记账法	回顾法	频率法
应用/适用对象	集体供餐和个人一日餐	有账目的集体就餐单位	个体和家庭	人群和个体
优点	标准和准确；理想	简单；费用低；大样本；长期；较少依赖记忆，遗漏少	简便易行；被调查者不需要高文化水平	长时间的平均摄入量；经济、方便、快捷；总体记忆更容易
缺点	不适合大规模；调查员要求高；容易被拒绝	分析集体，不能分析个人	调查员要求高	量化不准确；易发生遗漏

任务三　膳食结构分析与评价

案例分析

案例　表3–10是董女士的一天24小时回顾调查结果，请分析她的膳食结构情况。董女士，47岁，身高158cm，体重58kg，轻体力劳动。

表3–10　董女士6月24日中午到25日中午进餐情况

饮食时间	食物名称	原料名称	原料重量
早餐（25日）	鸡蛋灌饼1个	豆油	5g
		小麦粉	75g
		鸡蛋	60g
	牛奶1袋	牛奶	250g
	桃子1个	桃	175g
中餐（25日）	米饭1碗	稻米	100g
	油菜炒瘦肉1份	油菜	100g
		猪瘦肉	15g
		豆油	20g
	栗子15颗	栗子	75g
	西瓜2大片	西瓜	625g

续表

饮食时间	食物名称	原料名称	原料重量
晚餐（24日）	米饭1碗	稻米	100g
	油菜炒瘦肉1份	油菜	200g
	芹菜炒瘦肉1份	猪瘦肉	90g
		芹菜	160g
		豆油	15g
	哈密瓜2片	哈密瓜	250g

问题　1. 董女士的膳食结构合理吗?

2. 你对她的膳食结构优化有何建议?

膳食调查后，结果的计算、分析、评价是一项重要工作，是得到准确的食物消费数据，并且在此基础上对营养摄入作出客观评价的基本方法。膳食调查结果计算与评价包括膳食结构分析、营养摄入量分析、能量和营养素来源分析等。

膳食结构是指各类食物的品种和数量在膳食中所占的比重。根据各类食物所能提供能量及各种营养素的数量和比例，可以衡量膳食结构的组成是否合理。

根据膳食中动物性、植物性食物所占不同比重，以及能量、蛋白质、脂肪和碳水化合物的供能比作为划分膳食结构的标准，可以将不同地区的膳食结构分为：动植物性食物平衡的膳食结构、以植物性食物为主的膳食结构、以动物性食物为主的膳食结构和地中海膳食结构。

我国居民的传统膳食以植物性食物为主，谷类、薯类和蔬菜的摄入量较高，肉类的摄入量较低，豆类制品摄入总量不高。奶类摄入量在大多数地区都不高。这种膳食结构的特点是高碳水化合物、高膳食纤维和低动物脂肪。

一、膳食结构分析

根据调查对象膳食调查结果，计算五类食物，即谷类，蔬菜和水果类，禽、肉、蛋类，奶类和豆类，以及油脂类食物的摄入量。然后与《中国居民平衡膳食宝塔（2022版）》以下简称《平衡膳食宝塔》提出的理想膳食模式进行比较，对调查对象的膳食结构进行分析评价。

二、膳食结构评价的依据与方法

膳食结构评价的依据是《平衡膳食宝塔》。评价方法是根据膳食调查结果将食物按五大类10小类进行分类，统计各类食物的摄入总量。将调查对象的劳动强度按低、中、高的不同水平与《平衡膳食宝塔》建议的不同能量膳食的各类食物参考摄入量进行比较，分析判断各类食物摄入量是否满足人体需要。

三、膳食结构分析示例

（一）工作准备

准备平衡膳食宝塔图，见图3–1。

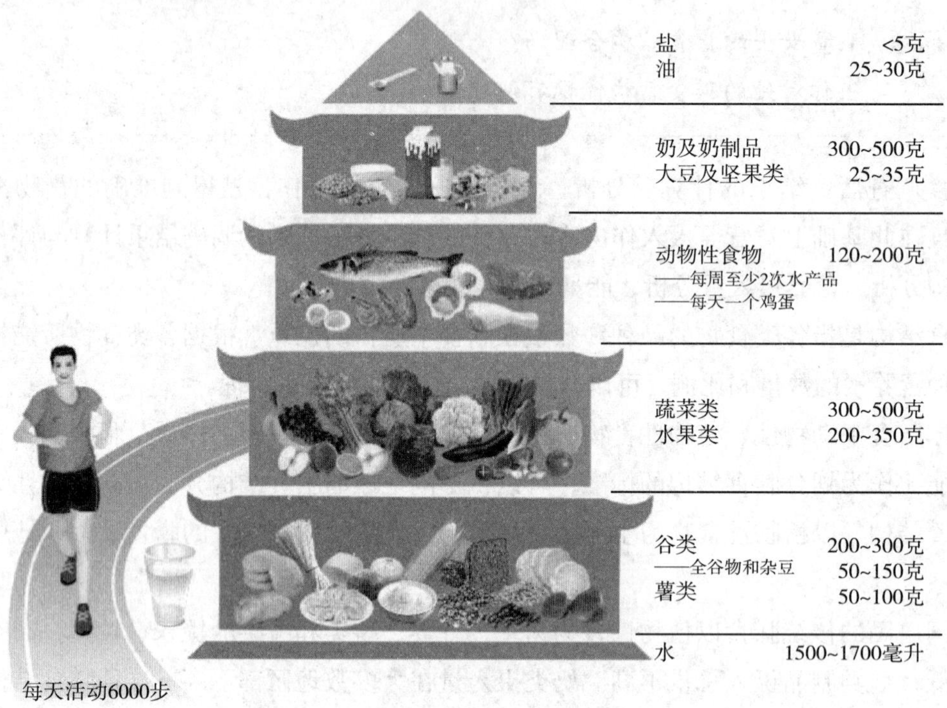

图 3–1　中国居民平衡膳食宝塔（2022）

（二）工作程序

1. 食物分析　常用的分类方法是首先按《食物成分表》找到食物编码和分类，见表3–11。

表 3–11　常用分类方法

食物类别	重量（g）	食物类别	重量（g）
米及其制品		奶类及其制品	
面及其制品		蛋类及其制品	
其他谷类		植物油	
薯类		动物油	

续表

食物类别	重量（g）	食物类别	重量（g）
豆类及其制品		糕点类	
蔬菜类及其制品		糖、淀粉	
水果类及其制品		食盐	
坚果类		酱油	
畜肉类及其制品		酱类	
禽肉类及其制品		其他	
鱼虾类			

2. 食物归类　例如，把表3–10中的食物按《平衡膳食宝塔》归类，如表3–12所示。

表3–12　24小时各类食物的摄入量　单位：g

食物类别	谷类	蔬菜	水果	肉、禽	蛋类	鱼虾	豆类及豆制品	奶类及奶制品	油脂	坚果
摄入量	275	460	1050	105	60	0	0	250	40	75
宝塔推荐量（按1600kcal能量水平）	200	300	200	40	40	40	15	300	25	10

在进行食物归类时应注意，有些食物要进行折算才能相加。例如，计算乳类摄入量时，不能将鲜奶与奶粉的消费量直接相加，应按蛋白质含量将奶粉量折算成鲜奶量后再相加；各种豆制品也同样需要折算成大豆的量，然后才能相加。奶类和豆类的品种多，在《食物成分表》中可能不会全部包括。从豆浆到大豆、从奶粉到鲜奶进行折算时，可以乘以该产品100g的蛋白质含量，再除以大豆或鲜奶中蛋白质的含量即可。

例如：豆类及其制品以每百克各种豆类及其制品中蛋白质的含量与每百克大豆中蛋白质的含量（35.1g）的比作为系数，折算成大豆的量。

$$相当于大豆的量=摄入量\times蛋白质含量\div35.1$$

奶类及其制品摄入量按照每百克各种奶类及其制品中蛋白质的含量与每百克鲜奶中蛋白质的含量（3g）的比作为系数，折算成鲜奶的量。

$$相当于鲜奶的量=摄入量\times蛋白质含量\div3$$

3. 食物摄入量计算填写　把食物调查表中的摄入量按《平衡膳食宝塔》归类计算并填写表3–12。把《平衡膳食宝塔》推荐量填入最后一行。

4. 比较和分析　将调查对象24小时各类食物的消费量和相应的《平衡膳食宝塔》建议的量进行比较，一方面评价食物的种类是否齐全，是否做到了食物种类多样化；另一方面需要评价各类食物的消费量是否充足。在表3–12中，除鱼虾和豆制品以外，其余食物均达到《平衡膳食宝塔》中低能量组的食物量要求。但其中谷类、水果类、油脂类摄入过多。《平衡膳食宝塔》建议不同能量膳食的各类食物参考摄入量见表3–13。

表 3–13 《平衡膳食宝塔》建议不同能量膳食的各类食物参考摄入量

单位：克 /（天・人）

能量水平	1600kcal	1800kcal	2000kcal	2200kcal	2400kcal	2600kcal	2800kcal
谷类	200	225	250	275	300	350	375
全谷物及杂豆				50~150			
薯类				50~100			
大豆类	15	15	15	25	25	25	25
蔬菜	300	400	450	450	500	500	500
水果	200	200	300	300	350	350	400
畜禽肉类	40	50	50	75	75	75	100
乳类	300	300	300	300	300	300	300
蛋类	40	40	50	50	50	50	50
水产品	40	50	50	75	75	75	100
烹调油	20~25	25	25	30	30	30	35
食盐	<5	<5	<5	<5	<5	<5	<5

5. 评价 《平衡膳食宝塔》建议每人每日各类食物适宜摄入量适用于一般健康成年人。应用时要根据个人年龄、性别和劳动强度选择适宜的食物参考摄入量。可与表3–13比较看属于哪一种能量并比较各类食物的多少。

与《平衡膳食宝塔》中的数据比较，董女士在6月24日中午至25日中午进餐的食物中，蔬菜、水果、肉禽、蛋类、奶类及奶制品的摄入量均达到了要求，但油脂摄入量过多（超过推荐摄入量15g），谷类摄入量适中，但虾和豆类食物的摄入量缺乏。总体来看没有达到平衡膳食的要求。

6. 建议 按照以上分析结果，给出建议和评价。给董女士的建议如下。

（1）应适量摄入豆类及豆制品。

（2）适当降低总能量的摄入，降低油脂摄入量。

（3）猪肉的摄入量应适当减少，增加海产品和禽肉的摄入量。

（4）继续保持充足的水果、蔬菜和奶类的摄入量，增加薯类的摄入。

（三）问题探究

膳食结构分析时应注意哪些方面？

在食物归类时，有些食物，如奶制品和豆制品，需要进行折算才能相加。例如，计算乳类摄入量时，不能将鲜奶与奶粉直接相加，应按蛋白质含量将奶粉折算成鲜奶量再相加；各种豆制品也同样需要折算成大豆的量然后才能相加。《平衡膳食宝塔》建议的各类食物摄入量是一个平均值和比例，无须每天都样样照此，但是要经常遵循宝塔各层各类食物的大体比例。《平衡膳食宝塔》给出了一天中各类食物摄入量的建议，还要注意合理分配三餐食物量。三餐食物量的分配及间隔时间应与作息时间和劳动状况相匹配。特殊情况可以适当调整。

任务四　膳食能量摄入量计算与评价

案例分析

案例　表3-14为刘某的24小时膳食回顾调查结果，请分析刘某的能量摄入情况并给出建议。

表3-14　刘某24小时回顾调查表

食物名称	原料名称	原料重量（g）	进餐时间	进餐地点
鸡蛋	鸡蛋	60	早	家
馒头	面粉	100	早	家
米饭	大米	100	中	家
炒芹菜	芹菜	300	中	家
米饭	大米	100	晚	家
炒豆腐	豆腐	150	晚	家

问题　1. 刘某这一天的能量摄入量是多少？

2. 对于他的能量摄入情况，应给予什么建议？

一、产能营养素的概念

人体的一切生命活动都离不开能量。人类通过摄取动、植物性食物获得所需的能量，动、植物性食物中所含的营养素可分为碳水化合物、脂肪、蛋白质、矿物质、维生素和水。其中只有碳水化合物、脂肪和蛋白质经体内代谢后可释放能量，三者统称为“产能营养素”，它们在体内都有其特殊的生理功能并彼此相互影响，因此三者在总能量供给中应有一个恰当的比例，了解能量、蛋白质、脂肪的食物来源以及三餐供能比也至关重要。

二、能量、蛋白质、脂肪食物来源分布的计算方法

（一）能量的食物来源分布计算

将食物分为谷类、豆类、薯类、动物性食物、纯热能食物和其他六大类，按照六类食物分别计算各类食物提供的能量及能量总和后，可以计算各类食物提供的能量占总能量的百分比。

（二）能量的营养素来源分布计算

根据蛋白质、脂肪、碳水化合物的能量折算系数，可以分别计算出蛋白质、脂肪、碳水化合物三种营养素提供的能量及占总能量的比例。

1.蛋白质供能比 蛋白质摄入量（g）×4（kcal/g）÷总能量摄入量（kcal）×100%

2.碳水化合物供能比 碳水化合物摄入量（g）×4（kcal/g）÷总能量摄入量（kcal）×100%

3.脂肪供能比 脂肪摄入量（g）×9（kcal/g）÷总能量摄入量（kcal）×100%

（三）蛋白质的食物来源分布计算

1.将食物分类 分为谷类、豆类、薯类、动物性食物和其他几大类。

2.分别计算 计算各类食物提供的蛋白质摄入量及蛋白质总和。

3.计算占比 计算食物提供的蛋白质占总蛋白质的百分比。各类食物提供的蛋白质占总蛋白质的百分比均需计算，尤其是动物性及豆类蛋白质占总蛋白质的比例。

（四）脂肪的食物来源分布计算

1.将食物分类 分为动物性食物和植物性食物两大类。

2.分别计算 计算动物性食物和植物性食物提供的脂肪摄入量和脂肪总量。

3.计算占比 计算各类食物提供的脂肪占总脂肪的百分比。

从能量、蛋白质、脂肪的食物来源分布可以看出调查对象的基本食物结构。

三、三餐提供能量比例的计算方法

分别把早、中、晚餐摄入的食物所提供的能量除以一天总摄入的能量再乘以100%，就得到三餐各提供能量的比例。

四、能量摄入量评价方法

中国居民膳食营养素参考摄入量是膳食营养素摄入量结果分析和评价的主要依据，根据不同年龄、不同性别、不同体力活动下摄入的能量值与相应状况下的DRIs能量值进行比

较，即可判断个体能量的摄入是否达到了标准要求。对群体可以计算出达到能量参考摄入量（RNI）的人数百分比，并进行群体膳食结构评价。

五、膳食能量摄入量分析示例

（一）工作程序

1.食物分类　将调查对象一天摄入的所有食物进行食物分类：①谷类及其制品；②豆类；③薯类；④动物性食物，包括畜肉类及制品、禽肉类及制品、乳类及制品、蛋类及制品和鱼虾类；⑤纯热能食物，包括植物油、动物油、食用糖、淀粉和酒类；⑥其他，除上述五类食物之外的所有食物。

刘某24小时的膳食归类为：谷类300g、动物性食物60g、豆类150g、蔬菜300g。

2.计算能量摄入量　根据《食物成分表》，分别计算各类食物提供的三大产能营养素摄入量。再计算出三大产能营养素提供的能量。例如：刘某一天摄入的蛋白质为42.6g，脂肪为63.0g，碳水化合物为218.3g，则她的膳食中三大产能营养素提供的能量如下。

蛋白质：$42.6 \times 4=170.4$kcal

脂肪：$63.0 \times 9=567$kcal

碳水化合物：$218.3 \times 4=873.2$kcal

3.计算能量总和　将三类营养素提供的能量摄入量相加计算出能量总和。

如案例分析：全天总能量=170.4+567+873.2=1610.6kcal

4.计算食物供能的百分比　利用公式计算动物性食物和植物性食物提供的能量占总能量的百分比。如案例分析，若全天来源于动物性食物的种类和数量已知，通过查阅《食物成分表》，可知能提供76kcal能量，$76 \div 1610.6=4.7\%$，则动物性食物提供的能量占全天能量的4.7%，来源于植物性食物的能量是1610.6−76=1534.6kcal，占全天能量的95.3%。

5.计算三种营养素提供的能量占总能量的比例　分别计算出蛋白质、脂肪、碳水化合物三种营养素提供的能量占总能量的比例。

$$\text{提供能量百分比}=\text{各类营养素提供能量} \div \text{能量总和} \times 100\%$$

如案例分析：来源于蛋白质的能量比例$=170.4 \div 1610.6 \times 100\%=10.6\%$

来源于脂肪的能量比例$=567 \div 1610.6 \times 100\%=35.2\%$

来源于碳水化合物的能量比例$=873 \div 1610.6 \times 100\%=54.2\%$

6.调查结果分析与评价　根据DRIs推荐的膳食能量来源比例，来自蛋白质的能量应占10%~20%，来自脂肪的能量占20%~30%，来自碳水化合物的能量比例占50%~65%，根据此标准对上述结果进行评价。

从计算出的结果来看，来源于蛋白质的能量比例为10.6%，基本达到要求；来源于脂肪的能量比例为35.2%，明显超过标准；来源于碳水化合物的能量比例为54.2%，达到标准要求。因此，刘某应该减少脂肪的摄入量，适当增加蛋白质的摄入量。

（二）问题探究

1.如果调查对象是儿童或青少年，计算三餐供热比时需要注意什么？

如果调查对象为儿童或青少年，则可能零食的摄入量较多，在计算三餐供热比例时可将零食单独列出，分析零食的供热比例，以给出合理化的建议。

2.在比较不同年龄的膳食不同能量来源比例时，应参考哪个标准值？

能量需要量（EER）是指能长期保持良好的健康状态、维持良好的体型、机体构成以及理想活动水平的人或人群，达到能量平衡时所需要的膳食能量摄入量。EER指的是不同年龄性别的人每日所需能量含量。

宏量营养素可接受范围（AMDR）是指脂肪、蛋白质和碳水化合物理想的摄入量范围，该范围可以提供这些必需营养素的需要，并且有利于降低慢性病的发生危险，常用占能量摄入量的百分比表示。其显著的特点之一是具有上限和下限。

在比较不同年龄的膳食不同能量来源比例时，应主要参考对应年龄的AMDR的值。

任务五　营养素摄入量计算与评价

为了了解个体或群体从膳食中摄入的各种营养素量，从而判断摄入量是否符合人体的营养需要，需要进行膳食营养素的计算和评价。

根据《食物成分表》可以推算出膳食中各种营养素的摄入量。如果某种营养素长期摄入不足或摄入过多就可能产生相应的营养不足或营养过剩的危害。为了帮助个体和人群安全地摄入各种营养素，避免可能产生的营养不足或营养过剩的危害，营养学家根据有关营养素需要量的知识，提出了适用于各个年龄、不同性别及不同劳动强度、不同生理状态人群的膳食营养素参考摄入量（DRIs），可以依据DRIs对个体或群体的营养素摄入量进行分析和评价，并且提出建议。

一、膳食营养素分析步骤

根据调查对象膳食调查结果，计算各类食物的摄入量，根据各类食物的摄入量计算出每种食物中各种营养素的含量，再将不同种类食物中各种营养素的含量相加，就可得到摄入的各类食物中各种营养素的总含量。

二、膳食营养素评价依据与方法

结合不同调查对象的性别、年龄、体力活动水平，根据以上计算出的营养素摄入量与中国居民膳食营养素参考摄入量（RNI或AI）进行比较，分析个体膳食摄入的食物中含有的营养素是否达到了中国居民膳食营养素参考摄入量的要求。分析个体中各种营养素达到中国居民膳食营养素参考摄入量要求的人数百分比。

三、膳食营养素摄入量分析示例

（一）工作准备

《中国居民膳食营养素参考摄入量（2023版）》《食物成分表》。

（二）工作程序

1.计算家庭中平均每人每日各种食物的摄入量

家庭平均每人每日每种食物摄入量=实际消费量（g）÷家庭总人日数

2.计算家庭混合系数　混合系数即每个标准人日数之和除以全家总人日数

家庭混合系数=Σ（标准人系数×人日数）÷家庭总人日数

3.利用公式计算标准人的每日每种食物摄入量

标准人的每日每种食物摄入量=平均每人每日各种食物摄入量÷混合系数

4.计算平均每人每日营养素和能量摄入量　根据《食物成分表》中各种食物的能量及营养素的含量，计算每人每日膳食总营养素摄入量。计算时可采用统计分析表格，见表3-15。

表3-15　能量和营养素统计分析表

类别	原料名称	质量（g）	能量（kJ）	蛋白质（g）	脂肪（g）	碳水化合物（g）	维生素A（μgRAE）	维生素B_1（mg）	核黄素（mg）	烟酸（mgNE）	维生素C（mg）	钙（mg）	铁（mg）	锌（mg）	硒（g）
谷类	米														
	标准粉														
薯类															
禽肉类															
鱼类															
豆类及其制品															
合计															

例如，根据表3–10计算董女士摄入食物中所有营养素的含量（表3–16）。

表3–16 董女士摄入食物中所有营养素的含量

营养素	能量（kJ）	蛋白质（g）	脂肪（g）	维生素A（μgRAE）	维生素B_1（mg）	核黄素（mg）	烟酸（mgNE）	维生素C（mg）	钙（mg）	铁（mg）	锌（mg）	硒（μg）
摄入量	9172	72.9	65.1（27%）	1105	1.39	1.38	16	176	767	21	13	36.6

在家庭中：

平均每人每日某营养素摄入量=个人某种营养素总摄入量 ÷ 个人人日数

标准人的平均每日某营养素摄入量=平均每人每日某营养素摄入量 ÷ 标准人系数

5.膳食营养素评价 将上述计算出的各种营养素含量与《中国居民膳食营养素参考摄入量（2023版）》进行比较，评价个体或群体是否达到了标准要求。如判断董女士一天的营养素是否达到标准要求。

将营养素的摄入量与推荐摄入量（RNI）或适宜摄入量（AI）进行比较，见表3–17。

表3–17 董女士的营养素摄入量与推荐摄入量比较表

营养素	摄入量	推荐摄入量（RNI）	占推荐摄入量百分比（%）
能量（kJ）	9172	8870	103
蛋白质（g）	72.9	55	132
脂肪（g）	65.1（27%）	20%~30%	范围内
维生素A（μgRAE）	1105	660	167
维生素B_1（mg）	1.39	1.2	116
核黄素（mg）	1.38	1.2	115
烟酸（mg）	16	12	133
维生素C（mgNE）	176	100	176
钙（mg）	767	800	96
铁（mg）	21	18	117
锌（mg）	13	8.5	153
硒（μg）	36.6	60	61

评价：董女士摄入的营养素中除钙和硒没有达到推荐摄入量（RNI）的要求外。其余营养素均达到或超过标准。

6.数据归档 对调查的数据进行编号、分装档案袋。写明调查时间、地点、调查对象姓名、项目来源、内容、日期、保管人姓名后封存，以备统计分析用。

（三）问题探究

1.使用《食物成分表》计算营养素的摄入时，需要注意什么？

首先，要明确调查的食物是净重还是市重（毛重）。如果是毛重，则需按《食物成分表》中食物的“可食部”换算成净重来计算。《食物成分表》通常是每100g可食部食物的营养素含量，所以必须根据摄入量及可食部进行换算后，查《食物成分表》进行营养素摄入量的计算。同时，计算时要注意记录的食物重量是生重还是熟重，《食物成分表》中大部分食材重量表示的是生重，部分熟食的重量是熟重，对应的可以尽量采用。对于《食物成分表》中查不到的食物，可以用近似食物的营养成分代替，但是要掌握替代原则。

2.烹饪对营养素有什么影响？

烹调过程对原料中的营养素种类和数量有一定影响。烹调后的菜肴一般比原料的营养价值低，尤其是水溶性维生素。因此，即使是相同的瘦猪肉、青椒，如果采用蒸的烹调手段，其维生素A、维生素E、钙、铁含量也会发生改变。而不同的烹饪方式对营养素的影响大小也不一样。

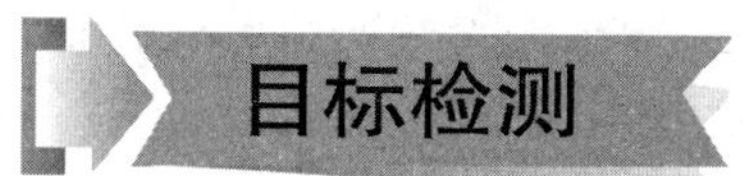

目标检测

一、选择题

1.膳食结构评价的依据是

A.中国居民膳食营养素参考摄入量　　B.健康人群的膳食模式

C.地中海膳食模式　　D.中国居民平衡膳食宝塔

2.在进行膳食结构评价计算奶类等摄入量时，是按蛋白质的含量折算成（　　）进行计算的

A.奶粉　　B.鲜牛乳

C.配方奶粉　　D.母乳

3.由被调查对象尽可能准确地回顾调查前一段时间，如前一日至数日的食物消费。询问调查前一天的食物消费情况，称为

A. 24小时膳食回顾法　　B. 24小时查账法

C.食物频率法　　D.化学法

4.某幼儿园小班儿童一日早、中、晚三餐各有20、30、20人在园内进餐，按三餐能量比例30%、40%、30%计算，该班级进餐的总人日数是

A. 20　　B. 24

C. 30　　D. 34

5. 关于《中国食物成分表》中给出的数据，说法正确的是

A. 每克食物中营养素的含量

B. 每100克生的食物中营养素的含量

C. 每克熟的食物中营养素的含量

D. 每100克生的食物可食部分中营养素的含量

6. 通常情况下，成年人早、中、晚三餐的能量分配比例应为

A. 30%、30%、40%　　B. 30%、40%、30%

C. 40%、30%、30%　　D. 40%、40%、20%

7. 膳食能量（kcal）=（蛋白质+碳水化合物）摄入量（g）×4+（　）×9

A. 脂肪摄入量（g）　　B. 膳食纤维摄入量（g）

C. 非淀粉多糖摄入量（g）　　D. 乙醇摄入量（g）

8. 对某集体单位用餐人员一日三餐各食物食用量采取称重法进行膳食调查后，主要计算的是平均（　）各营养素摄入量

A. 每人每日　　B. 每日每餐

C. 每人每日每餐　　D. 每人每餐

二、思考题

1. 近期开展了对南北方的人群进行膳食结构和食物摄入情况的调查。负责人现要对南方某城市240户人家进行访谈来调查他们的膳食摄入量，了解他们的膳食结构。请问应该使用什么方法来调查？具体应如何实施？

2. 现要对某学校的1500名师生的膳食摄入情况进行调查，请问应该使用什么方法？具体应如何实施？

3. 表3–18是一位20岁女士的一天24小时回顾调查结果，请分析其膳食结构情况。其膳食结构合理吗？针对其膳食结构有何优化建议？

表3–18　一位20岁女士的一日食物消费登记表　　单位：g

餐别	食物名称	用量
早餐	面包	小麦粉（标准粉）150
	火腿	火腿25
	牛奶	牛奶250
	苹果	苹果100
午餐	青椒肉片	青椒100
		瘦猪肉45
		花生油6

续表

餐别	食物名称	用量
午餐	熏干芹菜	熏干30
		芹菜100
		花生油5
	馒头	小麦粉（标准粉）150
晚餐	西红柿炒鸡蛋	西红柿125
		鸡蛋60
		花生油5
	韭菜豆腐汤	韭菜25
		南豆腐30
		花生油3
	米饭	大米125

项目四　营养素需求分析及食谱编制

PPT

学习目标

知识要求

1. 掌握营养素需求量的分析方法和计算法、食物交换份法编制食谱的一般程序。
2. 熟悉计算法、食物交换份法食谱编制的基本原则。
3. 了解各类食物的等值交换表。

技能要求

1. 能够进行营养素需求量的计算分析，为特定需求对象制定带量营养食谱。
2. 能熟练使用食物等值交换表，运用食物交换份法制定一周带量营养食谱。

素质要求

1. 培养科学严谨、细致认真的职业素养。
2. 养成健康自律的生活习惯，培养守护国民健康的责任意识。

任务一　营养素需求分析

案例分析

案例　2019年，围绕饮食习惯话题，中国青年网校园通信社对全国3069名大学生进行了问卷调查。结果显示：近五成大学生不能坚持每天吃早饭，近半数学生有过暴饮暴食，超四成学生有偏食挑食习惯，超三成学生饮食观念为“想吃什么就吃什么”，近八成学生饭后不运动，近四成学生因为饮食习惯曾患肠胃病。

问题　1. 饮食问题在大学生中确实较普遍，那么要怎样才能做到既保证数量，又保证质量呢？

2. 营养素需求量分析的参考指标是什么？

人体每天都要从饮食中获得所需的各种营养素。不同的个体由于其年龄、性别、生理及劳动状况不同，对各种营养素的需要量也不同。一个人如果长期某种营养素摄入不足就可能产生相应的营养缺乏，如果长期摄入某种营养素过多也可能产生相应的问题。因此，必须科学地安排每日膳食，以获得品种齐全、数量适宜的营养素。

膳食营养素参考摄入量，通常包括平均需要量（EAR）、推荐摄入量（RNI）、适宜摄入量（AI）、可耐受最高摄入量（UL）4项内容，既可用它作为膳食营养适宜的目标，建议如何合理地摄取食物；又可用它作为一个尺度，来衡量人们实际摄入的营养素量是否适宜。

一、营养素需要量

（一）营养素需要量的定义

个体对某种营养素的需要量是指机体为维持适宜的营养状况在一定时期内平均每日必须获得的该营养素的最低量。个体对某种营养素的需要量随年龄、性别、生理特点、劳动状况等多种因素的变化而不同。即使在个体特征一致的群体内，由于个体生理功能的差异，需要量也各不相同。适宜的营养状况是指机体处于良好的健康状态并且能够维持这种状态。这里所用的获得的营养素量可能是指由食物中摄入的营养素量，也可能是指营养素实际吸收的营养素量。有些营养素吸收率很高，膳食中供给该营养素的量与机体的吸收量相当接近，因而在实际工作中没有必要区别膳食供给量和机体的吸收量，即可以用摄入量代表吸收量。有的营养素吸收率很低，就必须把需要量和摄入量分别进行讨论。所以不同营养素的“需要量”含义可以不同，这在具体营养素的讨论中将给予说明。

（二）不同水平的营养素需要量

由于对“良好的健康状态”可以有不同认定标准，所以为维持健康对某种营养素的需要量也可有不同的水平。预防明显临床缺乏病的需要量，满足某些与临床疾病现象有关或无关的代谢过程的需要，以及维持组织中有一定储存的需要是三个不同水平的需要量，所以在讨论需要量时应明确是何种水平的需要量。为此，联合国粮食及农业组织（Food and Agriculture Organization，FAO）和世界卫生组织（World Health Organization，WHO）联合专家委员会提出三个不同水平的营养素需要量。

1.基本需要量（basal requirement） 是指为预防临床可察知的功能损害所需要的营养素量。满足这种需要，机体能够正常生长和繁育，临床上不会出现缺乏病的显著症状但该种营养素在组织内储备很少或没有，故短期内膳食供给不足即可造成缺乏。

2.储备需要量（normative requirement） 是指维持组织中储存一定水平的该营养素

的需要量。这种储备可在必要时用来满足机体的基本需要，从而避免造成临床上可察知的功能损害。虽然一般认为保持营养素在体内适当的储存可满足机体在某些特殊情况下的需要，但究竟个体应储备多少量为宜还是尚未解决的问题。

3. 预防出现明显临床缺乏病的需要量 除上述两种水平的需要量外，出于实用目的对某些营养素还可以使用预防出现临床缺乏病的需要量，此需要量是比基本需要量水平更低的需要量。

（三）群体营养素需要量的分布

我们通常使用或表述的营养素需要量都是指群体营养素需要量，通过测定群体中个体需要量而获得的。由于生物学方面的差异，即使在年龄、性别、膳食构成、劳动状况等多种因素相似个体所构成的群体内，各个体对营养素的需要量也是存在差异的。所以群体的需要量是个体需要量分布状态的表达，不可能提出一个适用于群体中所有个体的需要量，只能用群体中个体需要量的分布状态的概率曲线来表达。

（四）能量需要量

FAO/WHO/UNU联合专家委员会对能量需要量的定义是指能长期保持良好的健康状态，具有良好的体形、机体构成和活动水平的个体达到能量平衡，并能胜任必要的经济和社会活动所需要的能量摄入量。儿童、妊娠期妇女和哺乳期妇女，能量需要量还应包括满足组织生长和分泌乳汁的能量储备的需要。1985年FAO/WHO/UNU能量和蛋白质专家委员会认为能量的推荐摄入量即人群的平均能量需要量（EER），与其他营养素的推荐摄入量不同，不需要增加安全量，如加上2个标准差或乘上1.2倍的变异系数。1996年国际膳食能量顾问组（International Dietary Energy Consulative Group，IDECG）分析了大量有关人体能量需要量的资料，并系统分析不同水平的膳食能量摄入对人体健康和社会福利的影响，专家仍然同意采用群体平均能量需要量作为能量推荐摄入量的观点。许多国家均以此为理论基础，制定各个国家的能量推荐摄入量。

二、营养素需要量的参考值

膳食营养素参考摄入量（dietary referenceintakes，DRIs）是为了保证人体合理摄入营养素，避免缺乏和过量，在推荐膳食营养素供给量（recommended ditary allowance，RDA）的基础上发展起来的每日平均膳食营养素摄入量的一组参考值。随着营养学研究的深入发展，DRIs主要内容也逐渐增加。初期包括四项指标：平均需要量、推荐摄入量、适宜摄入量、可耐受最高摄入量。2013年增加了与慢性非传染性疾病有关的三个指标：宏量营养素可接受范围、预防非传染性慢性病的建议摄入量和特定建议值。

1.平均需要量（estimated average requirement，EAR） 是指某一特定性别、年龄及生理状况群体中个体对某营养素需要量的平均值。按照EAR水平摄入某一营养素，根据某些指标可以判断，其能满足某一特定性别、年龄及生理状况群体中50%个体需要量的摄入水平，不能满足另外50%个体对该营养素的需要。

EAR是制定RNI的基础，也可用于评价或计划群体的膳食摄入量，或判断个体某营养素摄入量不足的可能性。由于某些营养素的研究尚缺乏足够的个体需要量的资料，因此并非所有营养素都能制定出其EAR。

针对群体，EAR可用于评估群体中摄入不足的发生率，针对个体，可检查其摄入不足的可能性。EAR不是计划个体膳食的目标和推荐量，当用EAR评价个体摄入量时，如某个体的摄入量远高于EAR，则此人的摄入量有可能是充足的；如某个体的摄入量远低于EAR，则此个体的摄入量很可能为不足。

2.推荐摄入量（recommended nutrientintake，RNI） 是指可以满足某一特定性别、年龄及生理状况群体中绝大多数个体（97%~98%）需要量的某种营养素摄入水平。长期以RNI水平摄入某一营养素，可以满足机体对该营养素的需要，维持组织中有适当的营养素储备和机体健康。RNI的主要用途是作为个体每日摄入该营养素的目标值。

RNI是根据某一特定人群中体重在正常范围内的个体需要量而设定的。对个别身高、体重超过此参考范围较多的个体，可能需要按每千克体重的需要量调整其RNI。

能量需要量（estimated energy require-ment，EER）是指能长期保持良好的健康状态维持良好的体型、机体构成以及理想活动水平的个体或群体，达到能量平衡时所需要的膳食能量摄入量。

群体的能量推荐摄入量直接等同于该群体的能量需要量，而不是像蛋白质等其他营养素那样等于EAR加2倍标准差。所以能量的推荐摄入量不用RNI表示，而使用另一个术语“能量需要量（EER）”来描述推荐的人体能量摄入量。

EER的制定需考虑性别、年龄、体重、身高和体力活动的不同。成年人EER的定义为，一定年龄、性别、体重、身高和身体活动水平的健康群体中，维持能量平衡所需要摄入的膳食能量。儿童EER的定义为，一定年龄、体重、身高、性别（3岁以上儿童）的个体，维持能量平衡和正常生长发育所需要的膳食能量摄入量。对于妊娠期妇女，EER包括胎儿组织沉积所需要的能量；对于哺乳期妇女EER还需要加上泌乳的能量需要量。

3.适宜摄入量（adequate intake，AI） 是通过观察或实验获得的健康群体某种营养素的摄入量。当某种营养素的个体需要量研究资料不足而不能计算出EAR，从而无法推算RNI时，可通过设定AI来代替RNI。例如纯母乳喂养的足月产健康婴儿，从出生到4~6个月，他们的营养素全部来自母乳，故摄入的母乳中的营养素数量就是婴儿所需各种营养素的AI。AI的主要用途是作为个体营养素摄入量的目标。

AI和RNI的相似之处是两者都可以作为目标群体中个体营养素摄入量的目标，可以满足该群体中几乎所有个体的需要。但值得注意的是，AI的准确性远不如RNI，且可能高于RNI，因此，使用AI作为推荐标准时要比使用RNI更加小心。

4. 可耐受最高摄入量（tolerable upper intakelevel，UL） 是指平均每日摄入营养素的最高限量。"可耐受"是指这一摄入水平在生物学上一般是可以耐受的。对一般群体来说，摄入量达到UL水平对几乎所有个体均不致损害健康，但并不表示达到此摄入水平对健康是有益的。对大多数营养素而言，健康个体的摄入量超过RNI或AI水平并不会产生益处。UL并不是一个建议的摄入水平。在制定个体和群体膳食时，应使营养素摄入量低于UL，以避免营养素过量摄入可能造成的危害。但UL不能用来评估群体中营养素摄入过多而产生毒副作用的危险性，因为UL对健康人群中最易感的个体也不应造成危害。目前有些营养素还没有足够的资料来制定UL，所以对没有UL的营养素并不意味着过多摄入这些营养素没有潜在的危险。

5. 宏量营养素可接受范围（acceptable macr-nutrient distribution ranges，AMDR） 是指脂肪、蛋白质和碳水化合物理想的摄入量范围，该范围可以提供这些必需营养素的需要，并且有利于降低慢性病的发生危险，常用占能量摄入量的百分比表示。

蛋白质、脂肪和碳水化合物都属于在体内代谢过程中能够产生能量的营养素，因此被称之为产能营养素（energy source nutrient）。它们属于人体的必需营养素，但摄入过量又可能导致机体能量储存过多，增加某些慢性病的发生风险。因此有必要提出既能预防营养素缺乏同时又减少摄入产能营养素过量导致慢性病风险的AMDR。

传统上AMDR常以某种营养素摄入量占摄入总能量的比例来表示，其显著的特点之一是具有上限和下限。如果一个个体的摄入量高于或低于推荐的范围，可能增加罹患慢性病的风险，或增加必需营养素缺乏的可能性。

6. 预防非传染性慢性病的建议摄入量（proposed intakes for preventing non-communicable chronic diseases，PI-NCD，简称建议摄入量，PI） 是以非传染性慢性病的一级预防为目标，提出的必需营养素的每日摄入量。当NCD易感人群某些营养素的摄入量达到或接近PI时，可以降低他们的NCD发生风险。

7. 特定建议值 近几十年中营养学领域的很多研究是观察某些传统营养素以外的食物成分的健康效应。一些营养流行病学资料以及人体干预研究结果，证明了某些食物成分，其中多数属于食物中的植物化合物，具有改善人体生理功能、预防慢性疾病的生物学作用。

中国居民膳食营养素参考摄入量提出的特定建议值（specific proposed levels，SPL），专用于营养素以外的其他食物成分，一个人每日膳食中这些食物成分的摄入量达到这个建议水平时，有利于维护人体健康。

三、营养素分类与计算方法

（一）营养素分类

1. 能量。

2. 宏量营养素　蛋白质、脂类、碳水化合物（糖类）。

3. 微量营养素　矿物质（包括常量元素和微量元素）、维生素（包括脂溶性维生素和水溶性维生素）。

4. 水和其他膳食成分　水、膳食纤维、酚类、含硫化合物及其他。

（二）营养素含量计算方法

1. 能量　不是直接测定的，而是由蛋白质、碳水化合物和脂肪的含量计算出来的，因此这三大营养素也被称为产热营养素。1g碳水化合物、蛋白质、脂肪在体内氧化产生的能量值称为产热系数，也称为产能系数或生热系数。每1g蛋白质或1g碳水化合物在身体内可产生4kcal能量，而每1g脂肪可产生9kcal能量。每1kcal相当于4.184kJ。过去习惯以kcal表示“能量”的计量单位，1kcal能量等于1kg纯水从15℃上升至16℃所需要的能量。能量的计量单位在国际上通常为焦耳（J），1J相当于1牛顿（N）的力使1kg的物体移动1m的距离所消耗的能量。由于焦耳的数值较小，因此营养学现在常用千焦（kJ）、兆焦（MJ）作为能量单位。为了计算方便，结合使用者的习惯，本书仍沿用kcal作为能量单位。两种能量单位的换算关系为：

1cal=4.184J　1kcal=4.184kJ　1000kcal=4.184MJ

1J=0.239cal　1kJ=0.239kcal　1MJ=239kcal

食物中的无机盐和维生素不供给能量，人体所需的能量来源于食物中的蛋白质、脂肪和碳水化合物，1g碳水化合物、蛋白质和脂肪在体外燃烧时分别释放17.15kJ（4.10kcal），23.64kJ（5.65kcal）和39.54kJ（9.45kcal）的能量。碳水化合物和脂肪在体内完全氧化成H_2O和CO_2，所产生的能量与体外燃烧放出的能量相近。而1g蛋白质在体内氧化释放的能量只有18.2kJ（4.35kcal），为体外燃烧释放能量的77%。这是因为，体内蛋白质不能完全氧化，除H_2O和CO_2等产物外，还有尿素、尿酸等含氮有机物。由于消化道不能完全消化吸收生热营养素，按碳水化合物、脂肪、蛋白质三者的消化率分别为98%、95%、92%计算，因此，3种产能营养素的产热系数如表4-1所示。

表 4-1　三大产能营养素产热系数

营养素（1g）	食物能值（体外燃烧）	消化吸收率（%）	生理能值（体内氧化）
碳水化合物	17.16kJ（4.10kcal）	98	16.81kJ（4kcal）
脂肪	39.54kJ（9.45kcal）	95	37.56kJ（9kcal）
蛋白质	23.64kJ（5.65kcal）	92	16.74kJ（4kcal）
乙醇	29.29kJ（7kcal）	100	29.29kJ（7kcal）

2.蛋白质　食物成分表中“蛋白质”一栏是指粗蛋白，它除了蛋白质以外，还含有一点其他的含氮物质，故不是纯蛋白质。但各国食物成分表中均以“蛋白质”表示，而不用“粗蛋白”表示。人们在计算食物中蛋白质时可按表中所列数据值计算。

3.碳水化合物　这不是直接测定的值，而是计算出来的，成分表中均以100g可食部计算。因此，100g食物中的碳水化合物的计算，即：

100g-（水分+蛋白质+脂肪+膳食纤维+灰分）（g）=碳水化合物（g）

4.膳食纤维　是植物细胞壁的组成成分，它不是由一种成分构成的，而是包括很多组分，如纤维素、半纤维素、木质素、角质等不可溶纤维，另外，还有果胶、树脂等可溶性纤维。这里提到的纤维为不可溶性纤维，不包括可溶性纤维。可溶性纤维在水果和豆类中含得较多，略少于不可溶性纤维，而谷类食品中只含少量可溶性纤维，主要含不可溶性纤维。

5.维生素A、胡萝卜素和视黄醇当量　维生素A学名为视黄醇，维生素A和胡萝卜素的含量以视黄醇当量（微克，μg）为计量单位，这是因为胡萝卜素在人体内可转变成维生素A，但1μg胡萝卜素在人体内只起到相当于0.167μg维生素A所起到的作用。而1μg维生素A起到的作用相当于1μg视黄醇，所以在表示维生素A和胡萝卜素的含量时都以视黄醇当量计算。动物性食物一般只含有维生素A而不含有胡萝卜素，但植物性食物中只有胡萝卜素而不含维生素A。为了以它们的生理功效计算含量，就将维生素A的含量折合成含多少微克的视黄醇当量。1μg维生素A=1μg视黄醇当量，1μg胡萝卜素=0.167μg视黄醇当量。

6. B族维生素　B族维生素有很多种，食物成分表中仅列出了维生素B_1和维生素B_2。它们都是可溶于水的维生素，故又称为水溶性维生素。油脂中几乎没有这两种维生素。

叶酸属于B族维生素，天然食物、强化食品以及补充剂中叶酸的吸收利用程度不同，在计算总膳食中的叶酸摄入量时，其表达单位应该用膳食叶酸当量（dietary folate equivalent，DFE）来表示，而不用叶酸的含量（μg）表示。

几种食物的叶酸存在下述换算关系：

1μg DFE=1μg天然食物叶酸=0.5μg叶酸补充剂=0.6μg强化食品叶酸

计算膳食叶酸当量时，公式为：

总膳食叶酸DFE（μg）= 天然食物叶酸（μg）+1.7 × 强化食品叶酸（μg）

7. 维生素C　又称抗坏血酸。食物成分表中只列出食物中总抗坏血酸的含量，它包括氧化型的维生素C和还原型的维生素C。水果中含有还原型维生素C。两种类型的维生素C在体内均起到相同的生理作用。

8. 矿物质　矿物质中每日膳食需要量在100mg以上的称为常量元素，如钙、磷、镁、钾、钠、氯等。人体必需微量元素指人体需要量甚微，自身不能合成，但却有重要的生理功能，必须靠食物和水供给的这一类微量元素。1990年FAO/WHO/IAEA三个国际组织的专家委员会认定必需微量元素共8种，即碘、锌、硒、铜、钼、铬、钴及铁。钙元素是身体内需要较多的元素，为常量元素；铁（Fe）、锌（Zn）和碘（I）是人体内含量较少的元素，为微量元素，但它们都是人体所必需的元素，而且必须从食物中获得。食物成分表中只列出了这4种最为重要的元素。

9. 脂肪和脂肪酸　脂肪是由甘油和脂肪酸构成的甘油三酯。脂肪是提供能量的重要成分。1g脂肪在身体内可产生9kcal能量。脂肪可分为动物脂肪和植物脂肪两大类。动物脂肪含饱和脂肪酸多，在常温下为固体；植物脂肪含饱和脂肪酸少，而含不饱和脂肪酸较多，在常温下为液体。

10. 胆固醇　存在于动物性食物的脂肪中。动物食品中脂肪含量较高，则胆固醇含量也相对较多。在蛋黄和动物的肝、肾和脑以及鱼子中含胆固醇较多。

11. 酒类　主要成分是乙醇（酒精），它为人体提供的营养主要是能量，1g乙醇在身体内可提供7kcal能量。酒的度数是由酒中含有的乙醇的毫升数（mL）决定的，如每100mL酒中有58mL是乙醇，则此酒的度数即为58°，但所含酒的重量，实际上则只有50g，因此只产生350kcal能量。白酒只供给能量，其他种类的酒中所含营养素也很少。啤酒中含有少量的B族维生素和蛋白质。因为酒类和其他食物相比，含营养素很少，因此食物成分表中未列出其他营养素的含量。

任务二　计算法食谱编制

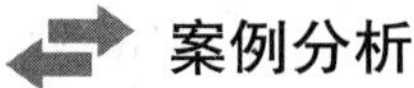

案例分析

案例　烹饪专业学生李某欲为其父亲进行营养配餐设计，以使父亲吃得更健康，营养趋于合理。李爸爸43岁，身高180cm，体重74kg，重体力劳动者。

问题 1.李某是大一学生，目前还不会进行营养配餐设计，于是请你帮忙，你将使用什么方法进行设计？

2.营养配餐设计的工作程序有哪些？

一、营养膳食的组成

（一）营养膳食的基本组成

1.粮食类 包括米、面、杂粮、薯类等，主要为人体提供糖类、蛋白质、B族维生素和膳食纤维，是人体能量的主要来源。人们从粮食中获取的能量达到人体全部食物能量的50%以上，故又被称作主食。

2.蔬菜类 蔬菜的种类很多，在人们的膳食结构中占有重要位置。蔬菜一般都含有大量的水分、矿物质、多种维生素和纤维素，脂肪和蛋白质的含量很低。蔬菜中以维生素C和胡萝卜素含量最为丰富，人体所需的维生素C 90%以上由蔬菜供给。蔬菜中的纤维素为膳食纤维的主要来源，虽不被人体消化吸收，但能刺激消化液分泌和肠道蠕动，利于排便，对预防消化道癌症有一定作用。

食用菌也归属蔬菜类，它不仅味道鲜美，而且具有高蛋白低脂肪的特点，含较多的维生素B_1、维生素B_2和维生素B_{12}。许多蘑菇中还含有特殊化学成分，能降血脂、降血糖，清除细菌、病毒，有的还有抗癌效果。

3.肉类及肉制品 肉类可分成畜肉和禽肉两种。畜肉包括猪肉、牛肉、羊肉等，禽肉包括鸡肉、鸭肉和鹅肉等。肉制品有很多种，如香肠，火腿、腊肉、板鸭、扒鸡等。肉类及肉制品除了提供蛋白质、脂肪外，也提供丰富的矿物质、维生素A和B族维生素。

4.蛋及蛋制品 蛋是禽类的卵，人们经常食用的有鸡蛋、鸭蛋、鹅蛋、鸽蛋和鹌鹑蛋。蛋类制品有皮蛋（松花蛋）和咸蛋等。皮蛋风味独特，是佐餐佳品。

5.乳及乳制品 主要指牛乳及其制品，包括纯牛乳、乳粉、乳酪和酸牛乳等。乳成分主要包括水、脂肪、蛋白质、乳糖、矿物质、维生素等。

6.水产类 水产食品包括各种鱼类和虾、蟹、贝类、海藻类（海带、紫菜）等。

7.油脂类 油脂是体内热能的主要来源之一。油脂来源于植物种子和动物。植物油脂有菜籽油、花生油、芝麻油等，动物油脂有猪油、牛油、羊油、鱼油等。

8.豆及豆制品类 豆类含有丰富的蛋白质，大豆蛋白是唯一能替代动物蛋白的植物性食品。

9.果品类 分为水果及其制品和干果。水果品种极为丰富，一般水果中含有较丰富的水分，脂肪和蛋白质的含量都很低。水果中的营养素主要是维生素、矿物质和膳食纤维。

维生素以维生素C为主，还有胡萝卜素。干果是新鲜水果加工干制而成，风味独特又便于保存。干果中的维生素C不及新鲜水果多，而钙、铁等矿物质相对较多，如葡萄干、柿饼、红枣和莲子等。蜜饯制品是新鲜水果经糖渍而成，既可改善风味又便于保藏。坚果如花生、核桃、栗子和各种瓜子等，其中的脂类、蛋白质、矿物质和维生素B_1、维生素B_2都很丰富。

10. 调味品　是指能调节食物色、香、味的一些食品，种类繁多，最常见的有盐、酱油、酱、醋、糖、料酒、味精、姜、花椒、胡椒、辣椒等。

（二）中国居民平衡膳食宝塔

中国居民平衡膳食宝塔（图3–1）根据《中国居民膳食指南》的核心内容，结合中国居民膳食的实际状况，把平衡膳食的原则转化成各类食物的质量，便于人们在日常生活中实行。

1. 膳食宝塔的结构　膳食宝塔共分五层，包含人们每天应吃的主要食物种类。膳食宝塔各层位置和面积不同，这在一定程度上反映出各类食物在膳食中的地位和应占的比例。新的膳食宝塔图增加了水和身体活动的形象，强调足量饮水和增加身体活动的重要性。

2. 膳食宝塔建议的食物量　膳食宝塔建议的各类食物摄入量都是指食物可食部分的生重，各类食物的质量不是指某一种具体食物的质量，而是一类食物的总量，因此在选择具体食物时，实际质量可以在互换表中查询。

3. 中国居民平衡膳食宝塔的应用

（1）确定适合自己的能量水平　膳食宝塔中建议每人每日各类食物适宜摄入量范围适用于一般健康成年人，在实际应用时要根据个人年龄、性别、身高、体重、劳动强度、季节等情况适当调整。

（2）根据自己的能量水平确定食物需要　膳食宝塔中建议每人每日各类食物适宜摄入量的范围适用于一般健康成年人，应用时要根据自身的能量需要进行选择。

（3）食物同类互换，调配丰富多彩的膳食　应用膳食宝塔可把营养与美味结合起来，按照同类互换、多种多样的原则调配一日三餐。

（4）要因地制宜充分利用当地资源　我国幅员辽阔，各地的饮食习惯及物产不尽相同，只有因地制宜充分利用当地资源才能有效地应用膳食宝塔。

（5）要养成习惯，长期坚持　膳食对健康的影响是长期的结果。应用膳食宝塔于日常饮食，养成良好的饮食习惯，并坚持不懈，才能充分体现其对健康的重大促进作用。

二、营养膳食的调配

（一）主食的调配

主食主要是指粮食，包括米、面、杂粮、薯类等及其制品。它给人体提供热能、蛋白质和膳食纤维等。一个人每天膳食中超过60%的热能和50%的蛋白质主要由主食供给。

因主食的种类不同，有粗粮、细粮之分，它们的口感和所含营养素各有特点。一般来说，细粮主要是指稻米和小麦，比较润口，多数人喜欢食用，但常吃也能产生厌烦；粗粮是指除米和面外的其他粮食，虽然吃起来不如细粮，但许多营养素的含量优于细粮。如大麦、青稞和荞麦等的赖氨酸含量均较多，各种豆类的赖氨酸含量甚至可达到稻米或小麦的5~10倍；小米和高粱等粗粮的多种矿物质含量都大大高于大米、白面。况且粗粮经过精细的加工还别有风味。

主食的调配包括细粮间的调配和粗、细粮间的调配，当然也包括品种和花样的调配，建议一天中最好两种细粮同时食用，一星期最好食用两顿以上以粗粮为主料加工而成的主食，有条件的居民可经常购买或自己在家制作有粗细粮搭配的主食。这样做可以改进膳食中营养成分的比例，提高营养素的互补和利用程度，也可增进食欲。

（二）副食的调配

副食能为人体提供丰富的蛋白质、脂肪、维生素和矿物质等营养物质，对人体健康有重要作用。副食的种类很多，主要分为动物性食物与植物性食物两类，即荤食和素食。荤食是指畜、禽、鱼、蛋、乳及其制品，富含蛋白质和脂肪，含有多种维生素和矿物元素；素食主要指各种蔬菜、水果和豆类及其制品，它提供的主要是维生素和矿物质，还有千变万化的风味物质，如各种色素、有机酸和芳香物质。合理地把各类副食搭配起来食用，能取长补短，使人体获得较为全面的营养，这对增进健康大有益处。副食的科学搭配方法主要有以下两点。

1. 荤素搭配 是副食调配上的一个重要原则。荤素搭配可以解决蛋白质互补问题。如豆制品和肉类、蛋类、禽类等动物性食品搭配，能大大提高蛋白质的营养价值。含蛋白质丰富的食物和蔬菜搭配，除了可充分发挥蛋白质的互补作用外，还可以得到丰富的维生素和矿物质。荤素搭配，还能调整食物的酸碱平衡。许多动物性食品如肉类、鱼类、蛋类、禽类等，都属于酸性食品，如果动物性食品食用过多，会造成人体酸碱平衡失调。而许多植物性食品，如叶菜类、花苔类、果茄类等，都属于碱性食品，多食可调整体内的酸碱平衡。

2. 生熟搭配 生熟搭配这一点对蔬菜尤其重要。因为蔬菜中的维生素C和B族维生素，遇热容易遭到破坏。经过烹调的蔬菜，维生素总要损失一部分，因此，可生食的蔬菜应多生食。如新鲜的番茄、生菜、小白菜等，适量多吃些凉拌菜，如凉拌黄瓜、麻酱拌水萝卜、小葱拌豆腐。当然，蔬菜生吃时一定要注意清洁卫生。

（三）四季膳食的调配

我国的国土面积广，环境和地势差异也较大，因此四季的差异各地不同。这里主要根据气候的变化来进行膳食的调配，各地还应根据当地的食物和生活习惯进行一定的调整。

春季随着气温的升高，人体的新陈代谢有所加快，体内会产生较多的酸性代谢物，饮食需要多吃碱性食品。

春季还应少食辛辣，以清淡、酸甜、温和为宜，过食辛温燥辣食品可使人生内热，如羊肉、辣椒等。可多食含维生素多的蔬菜，如竹笋、芹菜、小白菜、萝卜、菠菜等；肉类如猪肉、鲫鱼之类；主食除大米、白面外，可多食些小米、玉米、黄豆等杂粮。

夏季天气炎热，人体新陈代谢旺盛，此时消化能力会一定程度减弱。膳食以清爽、冰凉、清脆为佳。要注意调配食物的色、香、味、形，尽量选择易引起食欲的食品，多食一些凉拌类菜和鸡蛋、豆制品、绿豆、水果等。可适当吃些冷饮，但不可过多，否则会冲淡胃液、抑制肠胃的蠕动，影响消化。

秋季天高气爽，温度渐凉，较为容易造成肠胃功能紊乱和腹泻。膳食以新鲜、少辛辣和低脂肪为主。秋天的新鲜蔬菜和瓜果较多，可多食用。但要注意消化系统的适应性。

冬季气候干燥寒冷，为抵御严寒，膳食以热的含能量相对较高的食物为主，如火锅、炖肉和鱼等。同时注意素食的搭配，如大白菜、土豆、萝卜、豆腐等；调味品上可适量用些辛辣食物，如辣椒、葱、姜、蒜等。

三、食谱的编制原则

在编制营养食谱的过程中，应遵循以下原则。

1. 品种多样，数量充足 膳食所提供的能量、蛋白质、脂肪、矿物质、维生素要符合DRIs的标准，浮动范围在标准的 ± 10% 以内。

2. 各种营养素的比例要适宜 均衡膳食首先要满足人体对热量的需要，三大产热营养素在总热量中的百分比应是：蛋白质10%~20%，脂肪20%~30%，碳水化合物50%~65%。

均衡膳食还包括各种维生素和矿物质的摄取量。只有营养结构合理，身体才能健康。要进行营养配餐，首先要了解各种食物的营养成分及其含量，然后根据人体对热能、蛋白质、矿物质、维生素的需要，选择搭配食物，进行合理烹调。其次，每天三餐总食量的分配，按3∶4∶3的比例较为合理，即早餐占30%，午餐占40%，晚餐占30%。优质蛋白质应占蛋白质总供给量的1/3以上，饱和脂肪酸∶单不饱和脂肪酸∶多不饱和脂肪酸=1∶1∶1。钙磷比适当，钾钠比适当。

3. 注意饭菜适口，注意饮食习惯 要讲究色、香、味，博采众长、口味多样，因人因时、辨证施膳。还要考虑民族、宗教信仰。

4. 其他 考虑季节和市场供应情况。

5.兼顾经济条件。

四、营养食谱的编制方法

食谱编制是为了帮助人们获得足够适宜的营养，其方法主要包括两种：①营养计算方法；②食物交换份法。从操作的角度，也可分为手工计算和计算机软件方法两种。

1.计算法 是食谱制定中比较经典的方法。此法以就餐者的年龄、身高、体重、劳动强度等作为参考，计算步骤严谨，数值准确。但在实际运用中显得繁琐。

计算法是编制食谱的基础，其食谱编制流程如图4-1所示。

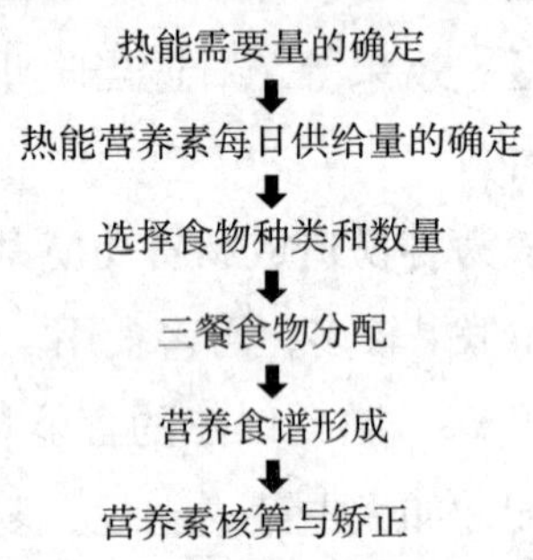

图4-1 计算法编制食谱流程

2.食物交换份法 是将常用的食物按照其所含有的营养素量的近似值归类，计算出每类食物每份所含的营养素值和食物质量，然后将每类食物的内容列出表格供交换使用，最后，根据不同的能量需要，按照蛋白质、脂肪、糖类的合理分配比例，计算出各类食物的交换份数和实际质量，并按每份食物等值交换表选择食物。特点是简单、实用、易于操作，是目前营养配餐普遍采用的方法。

3.营养软件配餐法 是一种适用于各个年龄段的个体或人群的通过营养配餐软件进行膳食搭配的方法。可广泛应用于幼儿园、学生食堂、单位食堂、快餐公司、配餐公司、酒店、餐馆及家庭等。

软件能严格按膳食平衡宝塔、三大营养素及其他重要营养素的摄入比例及要求，自动计算配平各种食物的摄入量。食谱制定可以以周为单位，也可为一天制定食谱。软件包含食物成分数据，可以按不同需求调整数据，以满足不同的需求。

五、计算法编制一般成年人食谱示例

（一）工作准备

准备《食物成分表》、计算器、《中国居民膳食营养素参考摄入量》表。

（二）工作程序

1.确定人体每日所需能量　能量是指维持人体生命活动及各种劳动所需要的热量。它是维持生命活动正常进行的基本保证，能量不足，人体中血糖下降，就会感觉疲乏无力，进而影响工作、学习的效率。另一方面，能量若摄入过多，则会在体内储存，使人体发胖，也会引起多种疾病。人体需要的能量，来自食物中的三大营养素：蛋白质、脂类、碳水化合物。人体的生理活动，如呼吸、心跳以及各种活动等都要消耗能量，主要消耗途径如下。

（1）基础能量消耗　是指维持人体最基本生命活动所必需的能量消耗，即在18~25℃的环境中，人体在清醒状态下，神经、肌肉完全安静与空腹（12小时前停止进食）时，维持生命所必需的最低热能需要量。基础能量消耗占总能量消耗的60%~75%，它是总能量消耗的主要部分。

（2）活动消耗　活动所消耗的能量与活动强度、持续时间以及工作熟练程度有关，活动强度越大，持续时间越长，消耗的能量就越多。用于体力活动的能量消耗一般占总能量的30%。世界卫生组织将成人职业劳动分为轻、中、重3个等级。

轻度以站或坐为主，少部分时间从事活动，如办公室文员、售货员、教师、钟表维修等。中度则站或坐的时间较短，大部分时间从事特殊职业活动，如车床操作、机动车驾驶、电工、一般农田劳动等。重度包括非机械化搬运装卸工作、炼钢、体育活动、采矿、舞蹈等。

人体能量的供给量可参照膳食营养素参考摄入量（DRIs）中能量的推荐摄入量（RNI）根据用餐对象的劳动强度、年龄、性别等确定。例如，办公室男性职员按轻体力劳动计，其能量供给量为10.03MJ（2400kcal）。集体就餐对象的能量供给量标准可以以就餐人群的基本情况或平均数值为依据，包括人员的平均年龄、平均体重，以及80%以上就餐人员的活动强度。如就餐人员的80%以上为中等体力活动的男性，则每日所需能量供给量标准为11.29MJ（2700kcal）。

能量供给量标准只是提供了一个参考的目标，实际应用中还需参照用餐人员的具体情况加以调整，如根据用餐对象的胖瘦情况制定不同的能量供给量。因此，在编制食谱前，应对用餐对象的基本情况有一个全面的了解，应当清楚就餐者的人数、性别、年龄、机体条件劳动强度、工作性质以及饮食习惯等，根据以下条件进行个体计算。

①标准体重kg（理想体重）=身高（cm）−105

②BMI（体重指数）$=\dfrac{\text{实际体重（kg）}}{[\text{身高（m）}]^2}$

BMI<18.5属于偏瘦，BMI 18.5~23.9为正常，BMI 24~27.9为超重，BMI≥28为肥胖。

③查表求单位体重每日所需能量。查表4–2单位标准体重每日所需要能量。

表4–2　单位标准体重每日所需能量（每日每千克体重所需能量）　单位：kcal

类别	轻体力	中体力	重体力
消瘦	40	45	45~55
正常	35	40	45
超重	30	35	40
肥胖	20~25	30	35

④每日总能量=标准体重（kg）×单位标准体重每日所需能量（kcal/kg）

【例4–1】烹饪学校学生张某，男，身高180cm，体重84kg，轻体力劳动者，请计算其每日所需能量。

解：（1）标准体重kg（理想体重）=身高（cm）–105=180–105=75kg

（2）BMI（体重指数）=$\frac{\text{实际体重（kg）}}{[\text{身高（m）}]^2}=\frac{84\text{kg}}{[1.8\text{（m）}]^2}$=25.9（超重）

（3）经查表得，张某单位体重每日所需能量为30kcal。

（4）每日总能量=标准体重（kg）×单位标准体重每日所需能量（kcal/kg）

=75kg×30kcal/kg=2250kcal

或查找各个年龄段不同人群的能量供给量快速查看表，如表4–3所示。

表4–3　各个年龄段不同人群的能量供给量快速查看表　单位：kcal

就餐对象（范围）	全日能量	早餐能量	午餐能量	晚餐能量
学龄前儿童	1300	390	520	390
1~3年级	1800	540	720	540
4~6年级	2100	630	840	630
初中学生	2400	720	960	720
高中学生	2800	840	1120	840
轻体力劳动者	2400	720	960	720
中等体力劳动者	2600	780	1040	780
重体力劳动者	>3000	>900	>1200	>900

2.计算产热营养素每日提供的能量　能量的主要来源为蛋白质、脂肪和碳水化合物，为了维持人体健康，这3种能量营养素占总能量比例应当适宜。一般蛋白质占10%~20%，脂肪占20%~30%，碳水化合物占50%~65%，具体可根据本地生活水平，调整上述3类能量营养素占总能量的比例。比例一般取中等值：蛋白质占15%，脂肪占25%，碳水化合物占60%，可求得3种能量营养素的一日能量供给量。

【例4–2】已知张某每日能量需要量为2250kcal，求三大产热营养素每日提供的能量。

解：蛋白质提供能量=2250kcal×15%=337.5kcal

脂类提供的能量=2250kcal×25%=562.5kcal

碳水化合物提供的能量=2250kcal×60%=1350kcal

3.计算产热营养素每日需要量　在能量供给量的基础上，还需将其折算为需要量，即具体的质量，这是确定食物品种和数量的重要依据。结合产热系数，可求出全日蛋白质、脂肪、碳水化合物的需要量。

【例4-3】已知张某每日能量需要量为2250kcal。其中，蛋白质提供能量为337.5kcal，脂类提供的能量为562.5kcal，碳水化合物提供的能量为1350kcal，求三大产热营养素的质量。

解：蛋白质质量=337.5kcal÷4kcal/g=84.4g

脂肪质量=562.5kcal÷9kcal/g=62.5g

碳水化合物质量=1350kcal÷4kcal/g=337.5g

4.计算产热营养素每餐需要量　明确产热营养素全日需要量后，根据三餐的能量分配比例计算出三大产热营养素的每餐需要量。三餐占每日总能量的适宜分配比例为：早餐30%，午餐40%，晚餐占30%。

早餐：蛋白质84.4g×30%=25.3g

脂肪62.5g×30%=18.8g

碳水化合物337.5g×30%=101.3g

午餐：蛋白质84.4g×40%=33.8g

脂肪62.5g×40%=25g

碳水化合物337.5g×40%=135g

晚餐：蛋白质84.4g×30%=25.3g

脂肪62.5g×30%=18.8g

碳水化合物337.5g×30%=101.3g

5.主食品种、数量的确定　已知每餐产热营养素的需要量，结合食物成分表进行主副食的品种和数量确定。由于粮谷类是碳水化合物的主要来源，因此主食的品种数量主要根据各类主食类原料中碳水化合物的含量确定。主食的品种主要根据用餐者的饮食习惯来确定，北方习惯以面食为主，南方则以大米居多。

【例4-4】已知张某的午餐中碳水化合物需要量为135g，以馒头为主食。查食物成分表得知，每100g面粉含碳水化合物44.2g，求其所需馒头的质量。

解：所需馒头的质量=135g÷44.2g/100g=305.4g

【例4-5】已知张某的午餐中碳水化合物需要量为135g，若以小米粥和馒头为主食（两者分别提供20%和80%的碳水化合物）。查食物成分表得知，每100g小米粥含碳水化合物

8.4g，每100g馒头含碳水化合物44.2g，求其所需小米粥和馒头的质量。

解：所需小米粥的质量=135g × 20% ÷ 8.4g/100g=321.4g

所需馒头的质量=135g × 80% ÷ 44.2g/100g=244.3g

6.副食品种、数量的确定 根据3种产热营养素的需要量，首先确定主食的品种和数量，接下来就需要考虑蛋白质的食物来源了。蛋白质广泛存在于动植物性食物中，除了谷类食物能提供的蛋白质，各类动物性食物和豆制品是优质蛋白质的主要来源。因此，副食品种和数量的确定应在已确定主食用量的基础上，依据副食应提供的蛋白质重量确定。副食品种、数量的确定计算步骤如下。

（1）计算主食中含有的蛋白质重量。

（2）用应摄入的蛋白质重量减去主食中蛋白质重量，即为副食应提供的蛋白质重量。

（3）设定副食中蛋白质的2/3由动物性食物供给，1/3由豆制品供给，据此可求出各自的蛋白质供给量。

（4）查表并计算各类动物性食物及豆制品的供给量。

（5）设计蔬菜的品种和数量。

【例4-6】张某午餐应含蛋白质33.8g，碳水化合物135g。假设小米粥和馒头为主食（两者分别提供20%和80%的碳水化合物）。查食物成分表得知，每100g小米粥含碳水化合物8.4g，每100g馒头含碳水化合物44.2g，则其所需小米粥和馒头的质量分别为321.4g和244.3g。由食物成分表得知，100g小米粥含蛋白质1.4g，100g馒头（富强粉）含蛋白质6.2g，则：

主食中蛋白质含量=321.4g × 1.4g/100g+244.3g × 6.2g/100g=10.9g

副食中蛋白质含量=33.8g-10.9g=22.9g

设定副食中蛋白质的2/3应由动物性食物供给，1/3应由豆制品供给，因此：

动物性食物应含蛋白质重量=22.9g × 2/3=15.3g

豆制品应含蛋白质重量=22.9g × 1/3=7.6g

若选择的动物性食物和豆制品分别为猪肉（脊背）和豆腐干（熏），由食物成分表可知，每100g猪肉（脊背）中蛋白质含量为20.2g，每100g豆腐干（熏）的蛋白质含量为15.8g，则：

猪肉（脊背）重量=15.3g ÷ 20.2g/100g=75.7g

豆腐干（熏）重量=7.6g ÷ 15.8g/100g=48.1g

确定了动物性食物和豆制品的重量，就可以保证蛋白质的摄入。最后选择蔬菜的品种和数量。蔬菜的品种和数量可根据不同季节市场的蔬菜供应情况，以及考虑与动物性食物和豆制品配菜的需要来确定，一般蔬菜要达到300~500g。

一般来说，每餐应包含主食1~2种，肉类1~2种，豆或豆制品1种，水果、蔬菜3~4种。

7.确定纯能量食物的量　油脂的摄入应以植物油为主，有一定量动物脂肪摄入。因此，以植物油作为纯能量食物的来源。由食物成分表可知，每日摄入各类食物提供的脂肪含量，将需要的脂肪总量减去食物提供的脂肪量即为每日植物油供应量。

8.形成食谱　以计算的每日每餐的饭菜用量为基础，可形成一人一日食谱，再根据核定的每日每餐饭菜用量以及人数，可计算出每日每餐食物用料的品种和数量，将其以表格的形式展示出来，即形成带量营养食谱。

9.食谱营养评价与调整　依据《中国居民膳食指南（2022）》对食谱营养进行评价与调整。《中国居民膳食指南（2022）》的核心推荐如下。

（1）食物多样，合理搭配

1）坚持谷类为主的平衡膳食模式。

2）每天的膳食应包括谷薯类、蔬菜水果、畜禽鱼蛋奶和豆类食物。

3）平均每天摄入12种以上食物，每周25种以上，合理搭配。

4）每天摄入谷类食物200~300g，其中包含全谷物和杂豆类50~150g；薯类50~100g。

（2）吃动平衡，健康体重

1）各年龄段人群都应天天进行身体活动，保持健康体重。

2）食不过量，保持能量平衡。

3）坚持日常身体活动，每周至少进行5天中等强度身体活动，累计150分钟以上；主动身体活动最好每天6000步。

4）鼓励适当进行高强度有氧运动，加强抗阻运动，每周2~3天。

5）减少久坐时间，每小时起来动一动。

（3）多吃蔬果、奶类、全谷、大豆

1）蔬菜水果、全谷物和奶制品是平衡膳食的重要组成部分。

2）餐餐有蔬菜，保证每天摄入不少于300g的新鲜蔬菜，深色蔬菜应占1/2以上。

3）天天吃水果，保证每天摄入200~350g的新鲜水果，果汁不能代替鲜果。

4）吃各种各样的奶制品，摄入量相当于每天300ml以上液态奶。

5）经常吃全谷物、大豆制品，适量吃坚果。

（4）适量吃鱼、禽、蛋、瘦肉

1）鱼、禽、蛋类和瘦肉摄入要适量，平均每天120~200g。

2）每周最好吃鱼2次或300~500g，蛋类300~350g，畜禽肉300~500g。

3）少吃深加工肉制品。

4）鸡蛋营养丰富，吃鸡蛋不弃蛋黄。

5）优先选择鱼，少吃肥肉、烟熏和腌制肉制品。

（5）少盐少油，控糖限酒

1）培养清淡饮食习惯，少吃高盐和油炸食品。成年人每天摄入食盐不超过5g，烹调油25~30g。

2）控制添加糖的摄入量，每天不超过50g，最好控制在25g以下。

3）反式脂肪酸每天摄入量不超过2g。

4）不喝或少喝含糖饮料。

5）儿童青少年、妊娠期妇女、哺乳期妇女以及慢性病患者不应饮酒。成年人如饮酒，一天饮用的乙醇量不超过15g。

（6）规律进餐，足量饮水

1）合理安排一日三餐，定时定量，不漏餐，每天吃早餐。

2）规律进餐、饮食适度，不暴饮暴食、不偏食挑食、不过度节食。

3）足量饮水，少量多次。在温和气候条件下，低身体活动水平成年男性每天喝水1700mL，成年女性每天喝水1500mL。

4）推荐喝白水或茶水，少喝或不喝含糖饮料，不用饮料代替白水。

（7）会烹会选，会看标签

1）在生命的各个阶段都应做好健康膳食规划。

2）认识食物，选择新鲜的、营养素密度高的食物。

3）学会阅读食品标签，合理选择预包装食品。

4）学习烹饪、传承传统饮食，享受食物天然美味。

5）在外就餐，不忘适量与平衡。

（8）公筷分餐，杜绝浪费

1）选择新鲜卫生的食物，不食用野生动物。

2）食物制备生熟分开，熟食二次加热要热透。

3）讲究卫生，从分餐公筷做起。

4）珍惜食物，按需备餐，提倡分餐不浪费。

5）做可持续食物系统发展的践行者。

制定食谱时，将设计出的食谱参照食物成分表，初步核算提供的能量和各种营养素的含量，与DRIs进行比较，不必严格要求每份食谱的能量和各类营养素与DRIs保持一致，相差在10%上下，可认为合乎要求，否则要增减或更换食品的种类或数量。一般情况下，每天的能量、蛋白质、脂肪和碳水化合物的量出入不应该很大，其他营养素以一周为单位进行计算、评价即可。

食谱营养评价具体应包括以下内容。

1）食谱中所含五大类食物是否齐全，是否做到了食物种类多样化。

2）各类食物的能量是否充足。

3）能量和三大产能营养素摄入是否适宜。

4）三餐能量摄入分配是否合理，早餐是否保证了能量和蛋白质的供应。

5）优质蛋白质占总蛋白质的比例是否恰当。

6）三大产能营养素（蛋白质、脂肪、碳水化合物）的供能比例是否适宜。

食谱评价的具体步骤如下。

1）首先按类别将食物归类排序，并列出每种食物的数量。

2）从食物成分表中查出每100g食物所含营养素的量，算出每种食物所含营养素的量。计算公式：

食物中某营养素含量=食物量（g）×可食部分比例×100g食物中营养素含量÷100

3）将所用食物中的各种营养素分别累计相加，计算出一日食谱中三种能量营养素及其他营养素的量。

4）将计算结果与中国营养学会制订的《中国居民膳食营养素参考摄入量（2023）》中同年龄同性别人群的水平比较，进行评价。

5）根据蛋白质、脂肪、碳水化合物的能量折算系数，分别计算出蛋白质、脂肪、碳水化合物三种营养素提供的能量及占总能量的比例。

6）计算优质蛋白质占总蛋白质的比例。

7）计算三餐提供能量的比例。

一日食谱确定后，可根据食用者的饮食习惯、市场供应情况等因素在同一类食物中更换品种和烹调方法，编排成一周食谱。

任务三　食物交换份法食谱编制

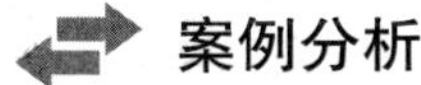

案例分析

案例　某公司食堂为了保证员工的饮食营养平衡，现决定聘请一位营养师为其公司员工制定一周膳食食谱。假如你是这名营养师，你该如何快速有效地完成这项工作。

问题　1.哪种方法适宜于一周食谱的编制？

2.在使用该方法时应注意哪些问题？

食谱一般分为一日食谱和一周食谱。一日食谱是把一天所吃的所有食物按照食用时间、品种、数量、食物的搭配、烹调方法等排列而成，把7日的食谱按时间顺序排列在一起就构成了一周食谱。

一般来说，健康成年人的一周食谱，应该动、植物性食物多种多样，数量充足，特别是注意奶制品、豆制品和水果的配合。食物交换份法是完成一周食谱最简便的方法。

一、食物交换份法

食物交换份法是将常用食物按其所含营养素量的近似值归类，计算出每类食物每份所含的营养素值和食物重量，然后将每类食物的内容列出表格，供配餐时交换使用的一种方法。使用时，可以根据不同能量需要，按蛋白质、脂肪和碳水化合物的合理分配比例，计算出各类食物的实际重量或交换份数，并按每份食物等值交换表选择食物。食物交换份法简单易行，是食谱调整的一种简单方法。食品交换份法常将食物划分为以下四大类。

1. 谷类及薯类 谷类包括米、面、杂粮；薯类包括马铃薯、甘薯、木薯等。主要提供碳水化合物、蛋白质、膳食纤维、B族维生素。

2. 动物性食物 包括肉、禽、鱼、奶、蛋等，主要提供蛋白质、脂肪、矿物质、维生素A和B族维生素。

3. 蔬菜水果类 包括鲜豆、根茎、叶菜、茄果等，主要提供膳食纤维、矿物质、维生素C和胡萝卜素。

4. 纯能量食物 包括动植物油、淀粉、食用糖和酒类，主要提供能量。植物油还可提供维生素E和必需脂肪酸。

二、食物交换份法制定食谱

将常用食品分为四个组共九类。每类食品交换份的食品所含的热能相似（一般定为90kcal，即377kJ）。每个交换份的同类食品中蛋白质、脂肪、碳水化合物等营养素含量相似。因此，在制定食谱时，同类的各种食品可以相互交换，如表4-4~表4-10所示。

表4-4 等值谷薯类交换表

食品	重量（g）	食品	重量（g）
大米、小米、糯米	25	绿豆、红豆、干豌豆	25
高粱米、玉米渣	25	干粉条、干莲子	25
面粉、玉米面	25	油条、油饼、苏打饼	25
混合面	25	烧饼、烙饼、馒头	35
燕麦片、荞麦面	25	咸面包、窝窝头	35
各种挂面、龙须面	25	生面条、魔芋生面条	35
马铃薯	100	鲜玉米	200

每份谷薯类提供蛋白质2g、碳水化合物20g，热能90kcal。

表 4–5　等值蔬菜交换表

食品	重量（g）	食品	重量（g）
大白菜、圆白菜、菠菜	500	白萝卜、青椒、茭白、冬笋	400
韭菜、茴香	500	倭瓜、南瓜、花菜	350
芹菜、莴苣、油菜	500	扁豆、洋葱、蒜苗	250
葫芦、西红柿、冬瓜、苦菜	500	胡萝卜	200
黄瓜、茄子、丝瓜	500	山药、荸荠、藕	150
芥蓝菜、瓢菜	500	次菇、百合、芋头	100
苋菜、雪里红	500	毛豆、鲜豌豆	70
绿豆芽、鲜蘑菇	500		

每份蔬菜类提供蛋白质5g、碳水化合物17g，热能90kcal。

表 4–6　等值水果交换表

食品	重量（g）	食品	重量（g）
柿、香蕉、鲜荔枝	150	李子、杏	200
梨、桃、苹果（带皮）	200	葡萄（带皮）	200
橘子、橙子、柚子	200	草莓	300
猕猴桃（带皮）	200	西瓜	500

每份水果类提供蛋白质1g、碳水化合物21g，热能90kcal。

表 4–7　等值大豆交换表

食品	重量（g）	食品	重量（g）
腐竹	20	北豆腐	100
大豆	25	南豆腐	150
大豆粉	25	豆浆	400
豆腐丝、豆腐干	50		

每份大豆类提供蛋白质9g、脂肪4g、碳水化合物4g，热能90kcal。

表 4–8　等值肉蛋类交换表

食品	重量（g）	食品	重量（g）
熟火腿、香肠	20	鸡蛋（一大个带壳）	60
半肥半瘦猪肉	25	鸭蛋、松花蛋（一大个带壳）	60
熟叉烧肉（无糖）、午餐肉	35	鹌鹑蛋（六个带壳）	60
瘦猪、牛、羊肉	50	鸡蛋清	150
带骨排骨	50	带鱼	80
鸭肉	50	草鱼、鲤鱼、甲鱼、比目鱼	80

续表

食品	重量（g）	食品	重量（g）
鹅肉	50	大黄鱼、鳝鱼、黑鲢、鲫鱼	100
兔肉	100	虾、清虾、鲜贝	100
熟酱牛肉、熟酱鸭	35	蟹肉、水浸鱿鱼	100
鸡蛋粉	15	水浸海参	350

每份肉蛋类提供蛋白质9g、脂肪6g，热能90kcal。

表 4–9　等值奶制品交换表

食品	重量（g）	食品	重量（g）
奶粉	20	牛奶	160
脱脂奶粉	25	羊奶	160
奶酪	25	无糖酸奶	130

每份奶制品类提供蛋白质5g、脂肪5g、碳水化合物6g，热能90kcal。

表 4–10　等值油脂交换表

食品	重量（g）	食品	重量（g）
花生油、香油	（1汤勺）	猪油	10
玉米油、菜籽油	（1汤勺）	牛油	10
豆油	（1汤勺）	羊油	10
红花油	（1汤勺）	黄油	10
核桃、杏仁、花生米	15	葵花籽（带壳）	25
西瓜子（带壳）	40		

每份油脂类提供脂肪10g，热能90kcal。

三、食物交换份法的使用注意事项

食物交换份法是一个粗略但快速的编制食谱的方法。根据不同能量的各种食物用量，参考食物交换代量表，确定不同能量供给量的食物交换份数。使用食物交换份法进行食物交换时，只能是同类食物之间进行互换，不同类食物之间不能进行互换，否则将增大得到食谱营养素含量的差别和不确定性。

四、食物交换份法编制一周食谱示例

（一）工作准备

准备《等值食物交换表》、计算器、《中国居民膳食营养素参考摄入量》表。

（二）工作程序

1.确定营养素供应量，根据热量供给量，确定各类食物交换份数。

2.根据餐次分配比例确定一日各餐食物交换份数。

3.查《等值食物交换表》。

4.确定各餐食物种类和数量，按餐别分别计算。

5.早餐、中餐、晚餐的食物交换。

6.核对能量数值。

7.编制食谱，进行食物交换，确定一周食谱。

【例4-7】中等体力活动的30岁成年男性，每日能量需求量为2700kcal，请采用食物交换份法为其配制1日营养食谱。

（1）确定能量供给量：30岁中等体力劳动成年男性，能量需求量为2700kcal。

（2）计算出一日三餐的能量需要量

早餐：2700kcal × 30%=810kcal

午餐：2700kcal × 40%=1080kcal

晚餐：2700kcal × 30%=810kcal

（3）计算三餐蛋白质、脂肪、碳水化合物的需要量

1）早、晚餐蛋白质、脂肪、碳水化合物的需要量

蛋白质：810kcal × 12% ÷ 4kcal/g=24.3g

脂肪：810kcal × 28% ÷ 9kcal/g=25.2g

碳水化合物：810kcal × 60% ÷ 4kcal/g=121.5g

2）午餐蛋白质、脂肪、碳水化合物的需要量

蛋白质：1080kcal × 12% ÷ 4kcal/g=32.4g

脂肪：1080kcal × 28% ÷ 9kcal/g=33.6g

碳水化合物：1080kcal × 60% ÷ 4kcal/g=162g

（4）计算三餐的主、副食的量

1）用食物交换份法求早、午、晚餐主食的量。

已知谷薯类的每份食品25g，可提供蛋白质2g、碳水化合物20g，假设碳水化合物均来自谷薯类。

早餐、晚餐碳水化合物份数为：

$$121.5\text{g} \div 20\text{g} \approx 6.0\text{份}$$

主食摄入量：6 × 25g=150g

午餐碳水化合物份数为：

$$162g \div 20g \approx 8份$$

主食摄入量：8 × 25g=200g

2）设计三餐的副食，扣除主食中所含的蛋白质，其余由副食提供。

早餐和晚餐中主食提供蛋白质的量为：

6份 × 2g/份=12g，则副食提供蛋白质量为：24.3g–12g=12.3g

午餐主食提供蛋白质的量为：8份 × 2g/份=16g，则副食提供蛋白质量为：

$$32.4g-16g=16.4g$$

3）用食物交换份法设计早、午、晚餐副食质量。已知鸡蛋60g、瘦肉50g、鱼80g、虾100g为一个食物交换份，每份食品可提供蛋白质9g。

早餐：吃1个鸡蛋，60g（1份），提供蛋白质9g，其余由瘦肉提供

瘦肉：（12.3g–9g）÷ 9g/份 × 50g/份 ≈ 20g

午餐：16.4g ÷ 9g/份 × 80g/份 ≈ 145g（鱼）或16.4g ÷ 9g/份 × 100g/份 ≈ 182g（虾）

晚餐：12.3g ÷ 9g/份 × 50g/份 ≈ 70g（瘦肉）

（5）根据营养科学搭配要求，设计三餐主食副食

早餐：主食　稀饭（粳米50g）
　　　　　　馒头（面粉100g）

副食：鸡蛋（60g），肉末青菜（猪肉20g、西兰花100g、盐1g）

午餐：主食　米饭（大米200g）
　　　副食　红烧鱼（鱼100g、盐1g）
　　　　　　葱姜虾（青虾56g、葱5g、姜5g、盐1g）
　　　　　　西红柿炒圆白菜（西红柿40g、圆白菜80g、盐0.8g）
　　　　　　蒜泥拌黄瓜（黄瓜50g、大蒜2g）
　　　　　　榨菜汤（榨菜5g、香菜5g）
　　　　　　水果（香蕉60g）

晚餐：主食　二米粥（小米30g、大米20g）
　　　　　　花卷（面粉100g）
　　　副食　青椒炒肉丝（瘦猪肉70g、青椒100g、盐1g）
　　　　　　尖椒土豆丝（尖椒25g、土豆80g、盐0.6g）
　　　　　　西红柿鸡蛋香菜汤（西红柿20g、鸡蛋5g、香菜3g）

五、食谱编制中配餐软件的应用

（一）营养配餐软件的应用价值

营养配餐软件是指将营养配餐原理结合计算机技术和网络以完成更科学地配餐工作的应用程序。借助营养配餐软件，可以方便、准确、高效地完成一系列的营养配餐任务，并通过软件的快速计算功能，分析就餐人员的营养需要从而指导配餐的过程。一般膳食营养管理系统软件都具有以下功能。

1.提供自动挑选食物种类界面和将挑选出的食物自动编制出带量食谱，计算出各类食物的用量并自动将其合理地分配到一日三餐或三餐一点中。

2.进行食谱营养成分的分析计算，并根据计算结果进行调整。

3.分析膳食的食物结构和计算分析各种营养素的摄入量、能量和蛋白质的食物来源等。

许多营养配餐软件采取开放的计算机管理方式，可随时扩充食物品种及营养成分。有的软件还可对个体和群体的膳食营养状况作出综合评价，针对儿童青少年还可实现生长发育状况的评价。另外，特殊营养配餐应用软件还有减肥配餐的设计功能及常见病患者膳食的设计功能。

（二）营养配餐软件进行配餐的步骤

1.输入配餐对象的基本信息　包括性别、年龄、身高、体重、孕周、劳动强度、身体条件、饮食限制等，根据输入的信息，系统会自动计算该对象的各种营养指标。

2.选择配餐周期，确定参数　包括餐次比、配餐所用的菜谱库等的确定，点击智能配餐按钮，完成配餐。

3.对食谱进行手动微调　可以根据配餐对象的具体情况，进行手动食物的增删，确保食谱的合理性。

4.生成带量食谱　完成智能配餐及手工微调以后，可以开始配平食谱中各道菜的适宜摄入量，生成带量食谱。在配餐之前，可以确定哪些菜肴需要自动计算，哪些可以由配餐对象指定重量（固定）。一般流程为，先让所有菜肴自动计算，配平后，如果某些菜肴（如主食）摄入量不合适，可以修改摄入量，然后选择固定，再进行一次配平过程，即可得到理想的配平结果。单击配平按钮，系统会依据就餐人群的营养素摄入量标准，自动计算出所选食谱中各道菜的摄入量。配餐完成后，显示各种营养素的贡献比例窗口，其中显示食谱中各道菜对各种营养素的贡献比重，可以据此进行必要的手工微调。

5.营养分析　单击营养分析按钮，可对食谱进行全面的营养分析，首先计算菜谱的营养素含量列表，单击打印，可将结果直接输出打印机，单击营养配餐对比，显示营养摄入量与营养标准的对比结果，单击能量来源分布三类物质来源，显示能量的来源分布以及三类物质的来源分布，单击数据导出分析，将菜谱数据导出外部文件，由“膳食分析系统”进行更全面的营养评价。

6.完成编制 保存编制好的食谱，完成食谱编制。

目标检测

一、选择题

1.全天能量的合理餐次比为早餐30%，午餐40%，晚餐30%，一男性每日所需蛋白质60g、脂肪40g、碳水化合物250g，则中餐需摄入蛋白质、脂肪、碳水化合物分别为

A. 18g、12g、75g　　B. 24g、12g、100g

C. 24g、16g、100g　　D. 24g、16g、75g

2.一男性，早餐需要摄入蛋白质23g，碳水化合物85g，以馒头为主食，牛奶为副食（馒头的碳水化合物含量为47%、蛋白质含量为7.0%，牛奶的蛋白质含量为3.0%），则馒头、牛奶需要量分别为

A. 181g、344g　　B. 181g、354g

C. 171g、344g　　D. 171g、354g

3.衡量食不过量的最好指标是

A.能量的推荐摄入量　　B.体重

C.糖尿病的发病率　　D.高血脂的发生率

4.按照《中国居民平衡膳食宝塔（2022）》，成年人每天摄入（　）克的谷类食物为宜

A. 50~100　　B. 100~200

C. 250~400　　D. 300~500

5.平衡膳食不包括

A.选择自身喜好倾向的食物来平衡膳食

B.人体需要的营养素与从膳食中获得的营养素之间要平衡

C.各类食物之间搭配起来平衡膳食

D.能量摄入与能量消耗要平衡

6.成年男子、轻体力劳动者蛋白质推荐摄入量为

A. 65g/d　　B. 70g/d

C. 75g/d　　D. 80g/d

7.当某营养素摄入量在（　）之间时，摄入量是适宜的

A. RNI和UL　　B. EAR和RNI

C. EAR和UL　　D.小于EAR

8.为了确定编制的食谱是否科学合理时，下列（　）不是食谱评价的步骤

A.食物分类排序，列出食物的数量

B.计算营养素的量，与同年龄同性别人群的可耐受最高摄入量进行比较

C.计算出动物性及豆类蛋白质占总蛋白质的比例

D.碳水化合物、脂肪、蛋白质三种营养素提供的能量及占总能量的比例

9.当某种营养素的个体需要量的研究资料不足而不能计算出EAR，从而无法推算RNI时，可以通过设定（　）来提出这种营养素的摄入量目标

A. EER　　B. PI

C. UL　　D. AI

10.关于幼儿园儿童蔬菜安排不科学的有

A.由于蔬菜和水果营养成分相近，可以用水果替代蔬菜

B.每天应保证有200~250g蔬菜

C.应保证1/2全天供应蔬菜为绿色蔬菜

D.不能有太粗硬的纤维，要易于咀嚼

二、思考题

1.某全脂牛奶产品100g中含有3.1g脂肪、2.9g蛋白质和4.6g乳糖，那么100g全脂牛奶中含有多少能量？有多少来自脂肪和蛋白质？

2.请采用计算法为自己设计一份一日营养食谱。

3.请采用食物交换份法为20岁男大学生编制一周食谱。

项目五　重点人群的膳食搭配

学习目标

知识要求

1. 掌握重点人群膳食搭配的基本原则和食谱编制方法。

2. 熟悉婴幼儿、妊娠期妇女、哺乳期妇女、老年人的营养需求和营养配餐原则。

3. 了解成人糖尿病患者膳食指导的基本原则。

技能要求

1. 能够对不同月龄的婴幼儿进行喂养指导。

2. 能针对妊娠期妇女、哺乳期妇女、老年人的生理特点合理进行食物搭配，并设计营养食谱。

3. 能为成人糖尿病患者制定营养食谱，开展膳食指导。

素质要求

1. 培养科学严谨、珍爱生命、珍爱健康的职业素养。

2. 培养自律自强、持之以恒、坚持不懈的品格。

任务一　婴幼儿膳食搭配

PPT

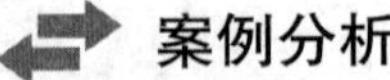

案例分析

案例　周女士，育有一6个月的女婴，一直给予母乳喂养，产假到期回单位上班后自觉乳汁量下降，想改为人工喂养，2天前喂了自制的肉泥后婴儿出现了腹泻前来门诊就诊。

问题　1. 周女士可以改为人工喂养吗？此时可以为宝宝添加肉泥吗？

2. 请为周女士制定一个正确的喂养方案。

一、婴幼儿营养需要

婴儿生长发育旺盛，是一生中增长最快的时期，但生理功能未完全成熟，消化吸收功能较差，因此，婴儿的能量与营养素需要量相对较高。

（一）能量

婴儿的能量需要除了满足基础代谢、体力活动、食物的热效应等消耗外，还要加上排泄的损失及生长发育的需要。我国婴儿能量的推荐摄入量：0~6月为90kcal/d；7~12月为75kcal/d；1~2岁时，男孩：900kcal/d，女孩：800kcal/d；2~3岁时，男孩：1100kcal/d，女孩：1000kcal/d。

（二）蛋白质

婴儿期蛋白质应维持正氮平衡状态，并注意优质蛋白质的补充。我国婴儿蛋白质的膳食营养素参考摄入量：0~6月适宜摄入量为9g/d；7~12月适宜摄入量为17g/d。幼儿对蛋白质的需求相对比成年人多，质量要求也更高，优质蛋白质应占总量的一半。1~3岁幼儿每日蛋白质推荐摄入量（RNI）为25g/d。

（三）脂肪

婴儿时期脂肪的需要量明显高于成年人，各种脂类对婴儿生长发育和神经系统的发育影响很大。我国推荐婴儿总脂肪供能占能量的百分比的可接受范围：0~6月为48%E（AI）；7~12月为40%E（AI）。幼儿期由脂肪提供的能量在总能量中的比例以35%为宜。

（四）碳水化合物

4个月以下的婴儿消化吸收功能尚不完善，缺乏淀粉酶，但乳糖酶的活性比成年人高，故提倡母乳喂养，不宜过早地给予淀粉类食物。我国推荐婴儿总糖类供能占能量的百分比的可接受范围：0~6月为60g/d（AI）；7~12月适宜摄入量为80%g/d（AI），1岁以上为50%E~65%E（AMDR）。幼儿活动量增大，身体耗能增多，对碳水化合物的需要量增多。但富含碳水化合物的食物所占体积较大，可能会影响食物的营养密度及总能量的摄入比例，因此幼儿期碳水化合物摄入不能过多，1岁以上其摄入量占总能量的比例与成年人一致。

二、婴幼儿喂养指导

（一）6月龄内婴儿母乳喂养指导

1.产后尽早开奶，坚持新生儿第一口食物是母乳　婴儿出生后第一口食物应是母乳，分娩后应尽早开奶，让婴儿获得初乳并进一步刺激泌乳、增加乳汁分泌。初乳中富含营养和免疫活性物质，有助于肠道功能发展，并提供免疫保护，还有利于预防婴儿过敏，并减轻新生儿黄疸、体重下降和低血糖的发生。让婴儿尽早反复吸吮乳头，是确保成功纯母乳喂养的关键。

2. 坚持6月龄内纯母乳喂养 母乳是6月龄内婴儿最理想的天然食品，纯母乳喂养能满足此期婴儿所需要的全部液体、能量和营养素，应坚持纯母乳喂养6个月。实施按需喂奶，两侧乳房交替喂养，每天喂奶6~8次或更多。坚持让婴儿直接吸吮母乳，尽可能不使用奶瓶间接喂哺人工挤出的母乳。特殊情况需要在满6月龄前添加辅食的，应咨询医生或其他专业人员后谨慎作出决定。

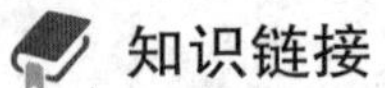

《婴幼儿喂养全球战略》——母乳喂养建议

建议中提出：在生命的最初6个月应对婴儿进行纯母乳喂养，以实现婴儿的最佳生长、发育和健康。之后，为满足其不断发展的营养需要，婴儿应获得安全的营养和食品补充，同时继续母乳喂养至2岁或2岁以上。

3. 顺应喂养，建立良好的生活规律 母乳喂养应顺应婴儿胃肠道成熟和生长发育过程，从按需喂养模式到规律喂养模式递进。饥饿引起哭闹时应及时喂哺，不要强求喂奶次数和时间，特别是3月龄以前的婴儿，一般每天喂奶的次数可能在8次以上，出生后最初会在10次以上。婴儿生后2~4周就基本建立了自己的进食规律，家长应明确感知其进食规律的时间信息。随着月龄增加，婴儿胃容量逐渐增加，单次摄乳量也随之增加，哺喂间隔则会相应延长，喂奶次数减少，逐渐建立规律哺喂的良好饮食习惯。婴儿异常哭闹时，应考虑非饥饿原因，应积极就医。

4. 生后数日开始补充维生素D，不需补钙 适宜的阳光照射会促进皮肤中维生素D的合成，母乳中维生素D含量很低，家长应尽早抱婴儿到户外晒晒太阳。但鉴于我国传统养育方式的限制，阳光照射可能不是6月龄内婴儿获得维生素D的最方便途径。婴儿出生后数日就应开始每日补充维生素$D_3$10μg（400IU）。纯母乳喂养能满足婴儿骨骼生长对钙的需求，不需额外补钙。由于新生儿肠道中没有细菌，加之母乳中维生素K含量低，为了预防维生素K缺乏所致的新生儿出血症，新生儿出生后应肌内注射维生素K 1mg，特别是剖宫产的新生儿。

5. 婴儿配方奶是不能纯母乳喂养时的无奈选择 如果婴儿患有某些代谢性疾病、哺乳期妇女患有某些传染性或精神性疾病，乳汁分泌不足或无乳汁分泌等原因，不能用纯母乳喂养婴儿时，建议首选适合于6月龄内婴儿的配方奶喂养，不宜直接用普通液态奶、成人奶粉、蛋白粉、豆奶粉等喂养婴儿。任何婴儿配方奶都不能与母乳相媲美，只能作为母乳喂养失败后的无奈选择，或母乳不足时对母乳的补充。以下情况，建议选用适合于6月龄内婴儿的配方奶喂养：①婴儿患有半乳糖血症、苯丙酮尿症、严重母乳性高胆红素血症；②母亲患有HIV和人类T淋巴细胞病毒感染、结核病、水痘-带状疱疹病毒、单纯疱疹病毒、巨细胞病毒、乙型肝炎和丙型肝炎病毒感染期间，以及滥用药物、大量饮用酒精饮料和吸烟、使用某些药物、癌症治疗和密切接触放射性物质；③经过专业人员指导和各种努力后，乳汁分泌仍不足。

婴儿配方奶粉的营养成分、含量与母乳相近，是0~6月龄无法母乳哺育婴儿的最佳替代品，能符合这个年龄段宝宝生长发育的需要。根据婴儿的大小选择不同阶段的婴儿配方奶粉。

6.监测体格指标，保持健康生长　身长和体重是反映婴儿喂养和营养状况的直观指标。疾病或喂养不当、营养不足会使婴儿生长缓慢或停滞。6月龄前婴儿应每半月测一次身长和体重，病后恢复期可增加测量次数，并选用世界卫生组织的《儿童生长曲线》判断生长状况。婴儿生长有自身规律，不宜追求参考值上限。

（二）7~24月龄婴幼儿喂养指导

1.继续母乳喂养，满6月龄起添加辅食　母乳仍然可以为满6月龄后婴幼儿提供部分能量、优质蛋白质、钙等重要营养素，以及各种免疫保护因子等。继续母乳喂养也仍然有助于促进母子间的亲密连接，促进婴幼儿发育。因此7~24月龄婴幼儿应继续母乳喂养。不能母乳喂养或母乳不足的婴幼儿应选择配方奶作为母乳的补充。婴儿满6月龄时，胃肠道等消化器官已相对发育完善，可消化母乳以外的多样化食物，可逐渐引入各种辅食。辅食是指除母乳和（或）配方奶以外的其他各种食物。有特殊需要时须在医生的指导下调整辅食添加时间。

2.从富铁泥糊状食物开始，逐步添加达到食物多样　随母乳量减少，逐渐增加辅食量。7~12月龄婴儿所需能量1/3~1/2来自辅食，13~24月龄幼儿1/2~2/3的能量来自辅食，而母乳喂养的婴幼儿来自辅食的铁更高达99%。因而婴儿最先添加的辅食应该是婴儿米粉、肉泥等富铁的泥糊状食物，逐渐过渡到半固体或固体食物，如烂面、肉末、碎菜、水果粒等。辅食添加的原则：每次只添加一种新食物，逐步达到食物多样化。由少到多、由稀到稠、由细到粗，循序渐进。每引入一种新的食物应适应2~3天，密切观察是否出现呕吐、腹泻、皮疹等不良反应，适应一种食物后再添加其他新的食物。辅食应适量添加植物油。

3.提倡顺应喂养，鼓励但不强迫进食　随着婴幼儿生长发育，父母及喂养者应根据其营养需求的变化及喂养过程中感知到的婴幼儿所发出的饥饿或饱足的信号，为婴幼儿提供多样化的食物，尊重婴幼儿对食物的选择，绝不强迫进食。进餐时为婴幼儿营造良好的进餐环境，保持进餐环境安静、愉悦，进餐时不看电视、玩玩具，鼓励并协助婴幼儿自己进食，培养进餐兴趣。每次进餐时间不超过20分钟。喂养者与婴幼儿应有充分的交流，不以食物作为奖励或惩罚。父母应保持自身良好的进餐习惯，成为婴幼儿的榜样，教导婴幼儿遵守必要的进餐礼仪。

4.辅食不加调味品，尽量减少糖和盐的摄入 7~24月龄婴幼儿的辅食应单独制作，保持食物原味，不需要额外加糖、盐及各种调味品，保持淡口味。淡口味食物有利于提高婴幼儿对不同天然食物口味的接受度，减少偏食挑食的风险。淡口味食物也可减少婴幼儿盐、糖的摄入量，降低儿童期及成人期肥胖、糖尿病、高血压、心血管疾病的风险。1岁以后逐渐尝试淡口味的家庭膳食。

5.注重饮食卫生和进食安全 选择新鲜、优质、无污染的安全食物和洁净水制作辅食。制作辅食前须先洗手。制作辅食的餐具、场所应保持清洁。制作过程始终保持清洁卫生，生熟分开。辅食应煮熟、煮透。制作的辅食应及时食用或妥善保存，不吃剩饭，妥善处理剩余食物。进餐前洗手，保持餐具和进餐环境清洁、安全。婴幼儿进食时一定要有成年人看护，以防进食意外。整粒花生、坚果、果冻等食物不适合婴幼儿食用。

6.定期监测体格指标，追求健康生长 体重、身长是反映婴幼儿营养状况的直观指标。每3个月一次监测、评估身长、体重、头围等体格生长指标，有助于判断其营养状况，并可根据体格生长指标的变化，及时调整营养和喂养。对于生长不良、超重肥胖，以及处于急慢性疾病期间的婴幼儿应增加监测次数。

（三）幼儿喂养指导

幼儿期正处于从母乳逐步转变为普通饮食的过渡阶段，幼儿膳食应做到以下几点。

1.继续给予母乳喂养或其他乳制品 可继续给予母乳喂养直至2周岁，已断母乳的婴儿每日给予不少于相当于350mL液态奶的幼儿配方奶粉，或给予强化了铁、维生素A等多种微量营养素的食品。

2.食物多样，选用营养丰富、易消化的食物 根据幼儿的牙齿发育情况，逐步增加细、软、碎、烂的膳食，由少到多，逐渐过渡到食物多样化。应充分考虑满足能量需要，增加富含优质蛋白质、血红素铁、维生素A的食物及鱼虾类食物的摄入。每月选用动物肝脏做成肝泥，分次食用。幼儿各类食物每日参考摄入量：谷类100~150g；蔬菜、水果类150~200g；鱼、肉、禽、蛋类或豆制品（以干豆计）100~125g；牛奶350~500mL；植物油20g，糖0~20g。

3.采用适宜的烹调方式，单独加工制作 幼儿的膳食需单独加工、烹制，食物切碎煮烂，要完全去除皮、骨、刺、核等；大豆、花生等坚果类食物，应先磨碎，制成泥浆等状态进食，不宜直接给幼儿食用坚硬的食物、易误吸的硬壳果类（如花生）和油炸类食品。烹调方法上，应采用蒸、煮、炖、煨等烹调方式，不宜采用油炸、烤、烙等方式。口味以清淡为好，不应过咸，更不宜食辛辣刺激性食物，尽可能少用或不用含味精或鸡精、色素、糖精的调味品及腌制食品。注意花样品种的交替更换，提高幼儿对进食的兴趣。

4.规律进餐，培养良好饮食习惯　每日进食5~6餐，在一日三餐基础上可安排2~3餐以奶类、水果和其他细软面食为主的加餐。吃饭宜定时、适量，使用专用儿童餐桌椅和餐具，与家人一同进餐。专心进食，培养良好饮食习惯。

5.合理安排零食，避免过瘦或过胖　正确选择零食品种，应以水果、乳制品等营养丰富的食物为主，应控制纯能量类零食的食用量，如果糖、甜饮料等含糖高的食物；合理安排零食，给予零食的数量和时机以不影响幼儿正餐食欲为宜。

6.每天足量饮水，少喝含糖高的饮料　幼儿一般全日总需水量为1250~2000mL，其中来自饮水600~1000mL。各类饮料含糖量高，过多饮用不仅会影响孩子的食欲，还可导致龋齿、肥胖或营养不良等问题。

7.鼓励幼儿多做户外游戏与活动　每日安排1~2小时的户外游戏与活动，通过日光照射促进皮肤中维生素D的形成和钙的吸收，同时还可以锻炼体能、智能和维持能量平衡，有利于保持儿童合理的体重增长，避免儿童瘦弱、超重和肥胖。

8.注意饮食卫生，餐具严格消毒　选择清洁、不变质的食物原料，不吃隔夜饭菜和不洁变质的食物，选用半成品或者熟食时应彻底加热后方可食用。养护人注意个人卫生，幼儿的餐具应彻底清洗和加热消毒。培养幼儿养成饭前便后洗手的良好卫生习惯，以减少肠道细菌、病毒以及寄生虫感染的机会。

9.定期监测生长发育状况　父母可以在家里或请专业机构对幼儿定期进行身长和体重等生长发育指标的测量，1~3岁幼儿应每2~3个月测量1次，针对测量结果调整改善喂养方式。

（四）婴幼儿母乳喂养膳食关键推荐

1. 6月龄内婴儿母乳喂养膳食关键推荐　①尽早开奶，第一口吃母乳；②纯母乳喂养；③不需要补钙；④每日补充维生素D400IU；⑤顺应喂养；⑥婴儿配方奶不是理想食物；⑦定期测量体重和身长。

2. 7~24月龄婴幼儿平衡膳食关键推荐　①继续母乳喂养，满6月龄开始添加辅食；②从富铁的泥糊状辅食开始；③母乳或奶类充足时不需补钙；④需要补充维生素D；⑤顺应喂养，鼓励逐步自主进食；⑥逐步过渡到多样化膳食；⑦辅食不加或少加盐和调味品；⑧定期测量体重和身长；⑨注意饮食卫生、进食安全。

3.婴幼儿平衡膳食宝塔　我国7~12月龄婴幼儿平衡膳食宝塔见图5-1，13~24月龄婴幼儿平衡膳食宝塔见图5-2。

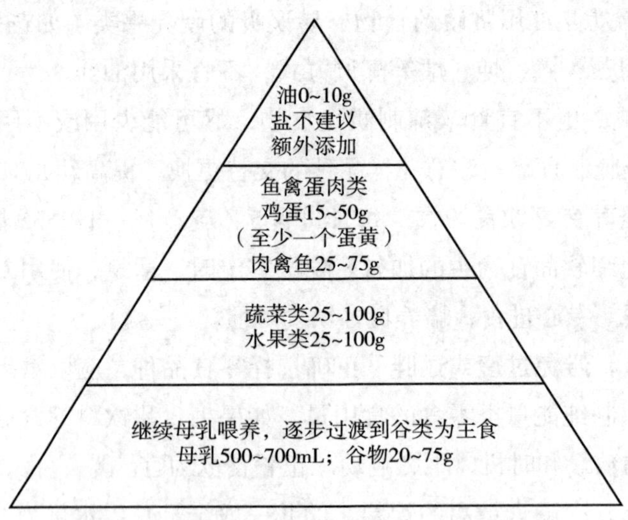

图 5-1 中国 7~12 月龄婴幼儿平衡膳食宝塔

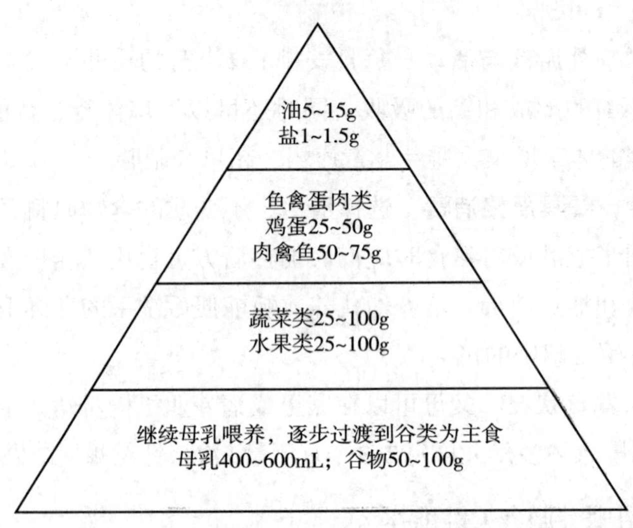

图 5-2 中国 13~24 月龄婴幼儿平衡膳食宝塔

知识链接

母乳喂养的优点

1. 纯母乳喂养能满足婴儿6月龄以内所需要的全部液体、能量和营养素。

2. 母乳易消化、吸收，母乳是最佳的营养支持。

3. 有助于增强婴儿的抗病能力。母乳有利于肠道健康微生态环境建立和肠道功能成熟，降低感染性疾病和过敏发生的风险。

4. 母乳喂养经济、安全又方便。

5.促进母婴感情，母乳喂养促进母子的情感交流，给予婴儿最大的安全感，有利于婴儿心理行为和情感发展。

6.有利于母体产后康复，避免母体产后体重滞留，并降低母体乳腺癌、卵巢癌和2型糖尿病的患病风险。

任务二　妊娠期与哺乳期妇女的膳食搭配与食谱编制

PPT

案例分析

案例　妊娠期妇女李某，26岁，妊娠第8周，食欲缺乏、厌油腻、时有恶心、呕吐，前来进行营养咨询。

问题　1.李某出现此种情况发生的原因是什么？

2.如何给李某做详细的孕期膳食指导？

一、妊娠期妇女膳食搭配与食谱编制

妊娠是个复杂的生理过程，妊娠期妇女的生理状态及代谢发生了较大的适应性改变，以满足妊娠期母体生殖器官和胎儿的生长发育，并为产后泌乳储备营养。妇女从怀孕到分娩整个孕程平均持续38~42周，经过约280天的孕育，将一个肉眼不可见的受精卵发育成一个啼哭的新生儿，对母体的营养供应是一个极大的考验。

（一）妊娠期妇女的生理特点和营养需求

妊娠12周前为妊娠早期，此时胎儿能量需求比较少，母体体重增长缓慢，能量需要与妊娠前差异不大。但此时需要供应较为充足的B族维生素，尤其是叶酸，可预防胎儿神经管畸形的发生。而在这一阶段中，妊娠期妇女食欲下降，消化能力减弱，常见呕吐、食欲不振等妊娠反应，因此在这一阶段饮食中，应保证富含碳水化合物的主食和水果等食物的充足供应。在烹饪方式上，也应尽量选择蒸、煮、炖等以水为传热媒介的方式，避免油炸、烧烤、烟熏等方式，以减轻妊娠反应。

妊娠13~27周为妊娠中期，此时胎儿和母体器官迅速生长，母体食欲恢复，体重增加明显，平均每天增加约50g。应合理增加膳食能量及其他营养素的摄入量，保证充足的瘦肉、鱼、禽、蛋、豆制品和乳制品的供给，以摄取充足的优质蛋白、钙和铁等。

妊娠28周以后至分娩为妊娠晚期，这个时期，胎儿的脑细胞迅速分裂，长链多不饱和脂肪酸的需要量迅速增加，从妊娠28周开始，胎儿的骨骼开始钙化，对钙的需要量增加。同时，此时也是胎儿储存皮下脂肪和肝脏储存铁的主要时期。对于母体而言，尤其胎儿对内脏的压迫，使母体胃容量减少，肠道蠕动减慢，影响了消化吸收能力和肠道排泄效率。此时如果妊娠期妇女营养供应不足，则会导致胎儿生长发育的延缓，增大早产儿、低体重儿出生的风险。因此，此时需要注意合理补充n-3不饱和脂肪酸、蛋白质、钙、铁和各种维生素。

在整个妊娠期，母体总体重增长为10~12kg，其中脂肪约占3kg，蛋白质约占1kg。这些组织的增加都要依靠营养的补充作为物质基础，因此妊娠期宏量营养素的摄入与普通妇女相比有较大改变，见表5-1。

表5-1　各妊娠期能量EER、蛋白质RNI及宏量营养素AMDR

妊娠期	能量（kcal）	蛋白质（g）	总碳水化合物（%E）	总脂肪（%E）
早			50~65	20~30
中	+300	+10	50~65	20~30
晚	+450	+25	50~65	20~30

妊娠期机体的代谢变化主要表现在两个方面：一是胎儿及胎盘的发育及成熟；二是母体在生理和代谢方面适应怀孕过程，以利于分娩及产后哺乳的需要，主要包括子宫的增大变软、乳房的进一步发育、血容量及组织间液的适应性增加、脂肪组织的增加及血脂水平的生理性升高。血容量增加多于红细胞增加，故在妊娠末期容易出现生理性贫血。因此一些微量元素及维生素的补充也十分必要，可参见表5-2和表5-3。

表5-2　各妊娠期部分矿质元素的RNI或AI

妊娠期	钙RNI（mg）	磷RNI（mg）	钾AI（mg）	钠AI（mg）	镁RNI（mg）	铁RNI（mg）	碘RNI（μg）	锌RNI（mg）	硒RNI（μg）
早	800	720	2000	1500	370	18	230	10.5	65
中	800	720	2000	1500	370	25	230	10.5	65
晚	800	720	2000	1500	370	29	230	10.5	65

表5-3　各妊娠期主要维生素的RNI或AI

妊娠期	维生素A RNI（μgRAE）	维生素D RNI（μg）	维生素E AI（mg α-TE）	维生素B_1 RNI（mg）	维生素B_2 RNI（mg）	维生素B_6 RNI（mg）	叶酸RNI（μg DFE）
早	660	10	14	1.2	1.2	2.2	600
中	730	10	14	1.4	1.3	2.2	600
晚	730	10	14	1.5	1.4	2.2	600

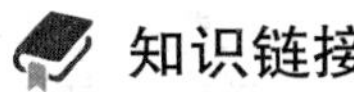

知识链接

妊娠期营养补充得越多越好吗

妇女在妊娠期，身体的各项生理功能都在为胎儿的生长发育作出调整，与营养吸收息息相关的消化系统更是如此。小到细胞膜表面与吸收相关的通道蛋白合成的大量增长，消化液与消化酶分泌的增加，大到胃肠蠕动的减缓，消化时间的延长，都标志着营养物质吸收效率的升高。以铁元素为例，相比于常人，妊娠晚期的妇女对于铁元素的吸收率高出了近40%，这也是为什么在肉类食用频率较高的欧美国家并不推广妊娠期妇女服用铁制剂补充铁元素的原因。更有研究表明，过量补充铁元素造成的氧化应激被认为可能造成细胞、组织和器官伤害，与衰老、癌症和心血管疾病的发生具有密切的潜在联系。一般认为，妊娠期妇女的氧化应激在妊娠中期达到顶峰，期间可能由自由基引起妊娠期高血压、胰岛素抗性及妊娠糖尿病。

随着我国居民生活水平的提高，不少妊娠期妇女在妊娠期饮食毫无节制，且运动量急剧下降，使得营养过剩，不仅会导致母体肥胖，妊娠期糖尿病、妊娠期高血压等疾病，也会导致分娩巨大儿及难产事故的发生。对于已经超重的妊娠期妇女，仍应当控制总能量的摄入，按照体重的增长合理地调整膳食能量，限制脂肪，保证优质蛋白的摄入。

（二）妊娠期的合理膳食

1. 妊娠早期　是胚胎各组织器官分化形成的关键时期，也是母体发生适应性生理变化的时期。因此在这一时期内，母体营养状况的好坏对于胎儿的正常生长发育至关重要。尽管在这一时期胎儿生长缓慢，母体体重增加并不明显，所需的能量与妊娠前基本相同，然而，大部分人都会出现不同程度的妊娠反应，如呕吐、厌食、挑食、口味变化等，影响了对营养素的摄取。这时应鼓励妊娠期妇女尽量在呕吐不严重时坚持进食，选择营养丰富、容易消化的食物，尤其是富含淀粉的谷物、水果以及蔬菜、乳制品等。而烹调方式也应尽量选择蒸、煮、炖等，力求食物清淡爽口，软烂易消化；少放油盐和刺激性调味品；少用煎炸、爆炒、烧烤等烹调方式。在不妨碍身体健康的原则下，尽量照顾个人的饮食习惯和嗜好。

妊娠早期每日膳食应包括的各类食物如表5–4所示。

表5–4　妊娠早期每日膳食构成

食物类别	重量（g）
粮食谷物类	200~300
大豆及其制品	50~100

续表

食物类别	重量（g）
牛奶及其他乳制品	250mL
畜禽肉及水产品	100~150
蛋类	50
蔬菜	400~500
水果	100~200
植物油	20

2. 妊娠中期 是胎儿迅速发育，母体体重迅速增长的时期。在这一时期，胎儿组织器官发育虽未成熟，但已具备一定功能，因此所需的营养物质迅速增加。而母体开始储存蛋白质、脂肪、钙、铁等，因此在这一阶段母体对于能量和各种营养素的需要比妊娠早期有很大的增长。同时，妊娠期妇女妊娠反应逐渐减轻或消失，食欲趋于好转，因此更需要合理安排膳食。妊娠中期的食物种类应当更加多样化。为了保证充足的能量供应，主食的摄入量应当增加，除了大米、面粉等常见的粮食谷物制品外，还可以搭配一些杂粮，如小米、玉米、燕麦等，以丰富膳食纤维的来源，缓解孕期因肠道蠕动减缓、食物在肠道中停留太久导致便秘等情况的发生。该阶段妊娠期妇女还应多摄入瘦肉、鱼类、蛋类等动物性食品，以获得优质的蛋白质和长链不饱和脂肪酸。此外，每日都应补充乳制品和豆制品，最好还可以加上虾皮、绿叶蔬菜等，以获得更充足的钙质，预防妊娠期妇女抽搐、盗汗等缺钙症状的发生。烹调用的油脂应尽量选择植物油，以补充不饱和脂肪酸，同时也可以选择一些富含必需脂肪酸的坚果类食品，如花生、核桃、腰果、葵花籽等。在餐次分配上，除了固定的一日三餐外，还可以在上午和下午各加一餐。

妊娠中期每日膳食构成应包括的各类食物如表5–5所示。

表 5–5 妊娠中期每日膳食构成

食物类别	重量（g）
粮食谷物类	400~500
大豆及其制品	50~100
牛奶及其他乳制品	250mL
畜禽肉及水产品	150~200
蛋类	50~100
蔬菜（以叶菜类为主）	500
水果	200
植物油	25

3. 妊娠晚期 是胎儿生长更加迅速、母体基础代谢和组织增长最高峰的时期，因而在这一时期要保证能量和营养素的供给。但此时由于妊娠期妇女体重快速增长，而活动量减少，且血容量达到峰值，血脂水平较高，造成母体各器官负荷加大，因此能量供应不宜过高。随着整个子宫体积的增大，挤占腹腔空间，妊娠期妇女消化道容积日益减小，此时应当建议妊娠期妇女少食多餐，每日餐次可增加到5次以上。

妊娠晚期每日膳食构成应包括的各类食物如表5–6所示。

表 5–6 妊娠晚期每日膳食构成

食物类别	重量（g）
粮食谷物类	400~500
大豆及其制品	50~100
牛奶及其他乳制品	250mL
畜禽肉及水产品	150~200
蛋类	50~100
蔬菜（以叶菜类为主）	500
水果	200
植物油	25

（三）妊娠期妇女食谱编制示例

例：有怀孕25周家庭主妇赵某，27岁，身高165cm，体重70kg，妊娠前体重55kg，请为其设计一份营养食谱。

1. 工作准备 准备《中国居民膳食营养素参考摄入量》表、计算器、《食物成分表》。

2. 工作程序

（1）确定妊娠期妇女基本状况 妊娠中期，轻体力劳动，妊娠前体重正常。

（2）确定妊娠期妇女每日营养目标 根据妊娠期妇女基本状况，查阅《中国居民膳食营养素参考摄入量（2023）》表，结果如表5–7所示。

表 5–7 妊娠期妇女能量及其他营养素需要量

项目	数值
能量（kcal）	1800+300
蛋白质（g）	55+10
总脂肪（%E）	20~30
钙（mg）	800
铁（mg）	25
维生素A（μg RAE）	730
维生素C（mg）	115

（3）计算营养素需要量

脂肪=能量（kcal）× 脂肪占总能量百分比（20%~30%）÷ 脂肪的产能系数=2100kcal × 25% ÷ 9kcal/g ≈ 58.3g

碳水化合物=［能量（kcal）–蛋白质提供能量（kcal）–脂肪提供能量（kcal）］÷ 碳水化合物的产能系数=（2100kcal–65g × 4kcal/g–2100kcal × 25%）÷ 4kcal/g ≈ 329g

（4）确定餐次比　妊娠期妇女餐次可设置为三餐三点制，早餐、早点占30%，午餐、午点占40%，晚餐、晚点占30%。

（5）确定主副食数量　分别挑选早、中、晚的主食和副食，考虑食物的多样性，口味宜清淡。

（6）设计食谱　根据计算量和食物选择原则，可设计如下食谱（表5–8）。

表 5–8　妊娠期妇女一日食谱设计案例

餐次	食物名称	可食部原料及质量
早餐	赤豆大米粥	赤豆 10g
		大米 25g
	馒头	面粉 50g
	荷包蛋	鸡蛋 60g
	虾皮拌黄瓜	黄瓜 75g
		虾皮 10g
		香油 1g
早点	牛奶	牛奶 200g
	核桃仁	核桃仁 15g
午餐	杂粮饭	大米 100g
		黑米 50g
	番茄土豆炖牛腩	牛腩 50g
		土豆 100g
		番茄 50g
		植物油 7g
	爆炒油麦菜	油麦菜 100g
		植物油 8g
午点	橘子	橘子 100g
	酸牛奶	酸奶 150g

续表

餐次	食物名称	可食部原料及质量
晚餐	小米粥	小米25g
	花卷	面粉100g
	海带肉末汤	猪瘦肉50g
		海带50g
		植物油4g
	蘑菇菜心	蘑菇100g
		油菜100g
		食用油8g
晚点	苹果	苹果100g

（7）食谱营养成分计算及评价　查找《食物成分表》，计算出该食谱所含营养素，与推荐摄入量进行对比评价，结果如表5–9所示。

表5–9　食谱提供营养素评价表

项目	能量（kcal）	蛋白质（g）	脂肪（%E）	钙（mg）	铁（mg）	维生素A（μg RAE）	维生素C（mg）
摄入量	2261	87.1	25.2	855	19.4	542	127
目标量	2100	65	20~30	800	25	730	115
百分比（%）	108	134	范围内	107	78	74	110

（8）食谱的调整　根据能量、各种营养素膳食参考摄入量以及餐次比，查找食谱提供的营养素与预定目标的差距，相差在±10%可认为基本符合要求。因此针对铁元素的不足，可将早餐的馒头换为瘦肉菠菜包，而午点的酸牛奶可再增加50g。针对蛋白质摄入偏高，则可将午餐杂粮饭中的大米减少50g，晚餐海带猪肉汤里的肉末减少25g。而维生素A为脂溶性维生素，一周平均摄入量达到标准即可。

（9）注意妊娠期妇女饮食禁忌　尽管妊娠期妇女膳食应注重食物多样性，但有些食品却可能影响胎儿及母体的健康和安全，应当节制或尽量避免食用。

1）高钠食品　包括火腿、方便面、腌制的蔬菜、咸鱼、盐水鸭、部分酱料等。由于钠元素的过量摄入可能引起水肿、妊娠期高血压及心脏病的发生，因此妊娠期妇女应尽量减少高钠食品。同时，在菜肴烹饪过程中也应注意不可过量使用食盐。

2）刺激性食物　如葱、姜、蒜、辣椒、芥末等。这些辛辣食物中某些成分可随血液循环进入胎儿体内，给胎儿造成刺激，不利于胎儿的正常发育，应尽量少吃。

3）咖啡、茶及可乐等碳酸饮料　由于咖啡因可导致胎儿发育迟缓，妊娠期妇女应尽量避免饮用咖啡、浓茶和可乐。同时，可乐等碳酸饮料具有脱钙作用，可导致妊娠期妇女钙质流失，加剧抽搐等缺钙症状。

二、哺乳期妇女膳食搭配与食谱编制

对于哺乳期妇女来说，从膳食中摄取的营养物质既要为泌乳提供物质基础，又要为维持和恢复母体健康提供物质保障。因此，对于哺乳期妇女来说，合理的膳食尤为重要。

（一）哺乳期妇女的生理特点和营养需求

哺乳期是女性一生中营养需求量最大的时期。在这一时期，子宫开始收缩，阴道创伤开始恢复，血容量逐步下降，妊娠期储存于母体内的大量水分和盐分开始排出体外，乳房在产后即开始泌乳。产后5天内的乳汁称为初乳，其中含有大量脂肪以及免疫物质；产后6~10天为过渡乳；继而为成熟乳。

在产后1个月内，乳汁分泌约为每日500mL，此时哺乳期妇女的膳食能量适当供给即可。但3个月后，每日泌乳量增加至750~850mL，对能量的需求量明显上升。1L乳汁含有能量约700kcal，机体转化乳汁的效率约为80%，即需要约875kcal能量才能合成1L乳汁。尽管妊娠期母体储备的脂肪可以为泌乳提供约1/3的能量，但剩余部分必须从膳食中获取。同时，由于母乳中含有约1.2g/100mL的蛋白质，因此膳食中蛋白质的供给量也应有所增长，且中国营养学会建议其中1/2应为优质蛋白。膳食中脂肪的推荐摄入量与普通成年女性相当，脂肪供能占一日总能量的20%~30%。

而对于其他营养素，钙、铁、锌等矿物质以及维生素的补充也十分必要。对于哺乳期妇女来说，钙的需要量为母体钙平衡的维持量与乳汁分泌所需钙量之和。如果膳食中钙质不足，哺乳期妇女易出现腰酸腿疼、抽搐的症状。由于我国传统膳食中普遍缺钙，导致母乳中含钙量明显低于西方发达国家母乳的乳汁，对婴儿的骨骼发育也造成了较大影响。同时，由于母体分娩时大量失血，应注意铁的补充，避免哺乳期妇女缺铁性贫血。而锌元素则与婴儿的生长发育及免疫功能密切相关，所以哺乳期妇女的锌元素供给量也应适当增加。《中国居民膳食营养素参考摄入量（2023）》中给出了各种营养素的推荐摄入量，参考量如表5-10至表5-12所示。

表5-10　哺乳期能量EER、蛋白质RNI及宏量营养素AMDR

项目	能量（kcal）	蛋白质（g）	总碳水化合物（%E）	总脂肪（%E）
数值	+400	+25	50~65	20~30

表5-11　哺乳期部分矿物质元素的RNI或AI

项目	钙RNI（mg）	磷RNI（mg）	钾AI（mg）	钠AI（mg）	镁RNI（mg）	铁RNI（mg）	碘RNI（μg）	锌RNI（mg）	硒RNI（μg）
数值	800	720	2400	1500	330	24	240	13	78

表 5-12　哺乳期部分维生素的 RNI 或 AI

项目	维生素A RNI（μg RAE）	维生素D RNI（μg）	维生素E AI（mg α-TE）	维生素B_1 RNI（mg）	维生素B_2 RNI（mg）	维生素B_6 RNI（mg）	维生素B_{12} RNI（μg）
数值	1260	10	17	1.5	1.7	1.7	3.2
项目	维生素C RNI（mg）	泛酸 AI（mg）	叶酸 RNI（μg DFE）	烟酸 RNI（mgNE）	胆碱 AI（mg）	生物素 AI（μg）	
数值	150	7.0	550	16	500	50	

（二）哺乳期妇女营养对泌乳的影响

影响哺乳期妇女乳汁分泌的因素固然涉及遗传、内分泌等客观原因，但哺乳期妇女的饮食、营养状况也是影响泌乳的重要因素之一。正常情况下，乳汁分泌量在产后逐渐增多。一个营养状况良好的哺乳期妇女，每日可分泌乳汁800~1000mL。但如果能量摄入很低，母乳量可减少到正常的40%~50%。一般认为，哺乳期妇女营养状况对乳量的影响比乳质更加敏感，哺乳期妇女摄入能量及其他营养素，尤其是宏量营养素较低尚未影响乳质时，可先影响乳量。乳汁中的营养成分是通过母体从膳食中摄取或动用母体内储备的营养素，一旦哺乳期妇女营养不良影响到乳汁的质和量，不仅无法满足婴儿生长发育的需要，导致婴儿营养不良，更会导致哺乳期妇女身体状况的进一步恶化。因此，合理安排哺乳期妇女膳食，保证充足的营养供给，对于母亲和婴儿的健康都十分重要。哺乳期妇女微量营养素缺乏和补充对婴儿的影响如表5-13所示。

表 5-13　哺乳期妇女微量营养素缺乏和补充对婴儿微量营养素状况的影响

营养素	母体缺乏对婴儿的影响	母体补充对婴儿的影响
维生素A	低血清视黄醇，视力发育迟缓	大剂量补充后血清视黄醇上升，肝脏开始储备，可用2~3个月
维生素D	维生素D基本依赖于紫外线，影响钙质吸收，佝偻病风险上升	如剂量大于20IU/d，血清中2，5-OH-D含量上升
维生素B	维生素B缺乏症	症状消失
钙	骨矿物质下降，影响骨骼发育	未知
硒	血浆和红细胞中硒含量下降	未知

（三）哺乳期妇女的合理膳食和食谱编制

哺乳期妇女的膳食总体应遵循多样化原则，一日4~6餐为宜，摄入食物的数量因能量消耗增大而增多，以保证营养素的供给。但由碳水化合物供应的能量仍应在60%左右，同时应侧重补充优质蛋白。鸡蛋、禽肉类、水产和豆制品可提供优质的蛋白质，宜每日食用。另外应保证哺乳期妇女每日摄入的蛋白质有1/3以上是来自动物性食品。

由于泌乳每日需消耗近300mg的钙，故而钙是哺乳期妇女最易发生供应不足的营养素。乳制品中含钙量高且易于吸收利用，每日最好食用400g以上。豆腐、豆腐干等各种豆制品不仅是蛋白质的良好来源，也能提供大量的钙质。此外还应注意补充维生素D（可多晒太阳及服用鱼肝油），以促进钙的吸收和利用。

哺乳期妇女还需摄入充足的粗粮、薯类、蔬菜及水果，以保证纤维素的摄取，避免产褥期便秘等问题。补充B族维生素、维生素C等水溶性维生素。

哺乳期妇女每天还应保证1000mL左右的汤汁，以补充水分。鱼汤、猪蹄汤、鸡汤、骨汤等均对泌乳有益。由于汤汁饮用数量较大，调味宜清淡，浮油应撇去，以免随汤汁摄入过多的脂肪和盐分。

哺乳期妇女宜少吃高盐食品（如腌渍食品）及刺激性较大的食品（如某些香辛料，包括葱、姜、蒜、辣椒、花椒等）。哺乳期妇女也应避免吸烟、饮酒、喝含咖啡因饮料等，服用药物时应遵医嘱。

哺乳期妇女一日食谱举例如表5-14所示。

表5-14　哺乳期妇女一日食谱示例

餐次	食物名称	可食部原料及质量
早餐	面包	面粉50g
	荷包蛋	鸡蛋60g
	甜豆浆	豆浆250mL
		白糖10g
早点	苹果	苹果100g
午餐	米饭	大米200g
	胡萝卜炒鱼片	黑鱼100g
		胡萝卜100g
		植物油15g
	黄瓜鸡汤	黄瓜100g
		鸡汤250mL
午点	燕麦片	燕麦50g
	牛奶	牛奶250mL
晚餐	花卷	面粉100g
	玉米粥	玉米粉25g
	炒什锦	腐竹25g
		猪瘦肉50g
		胡萝卜50g
		卷心菜25g
		木耳50g
		植物油15g
晚点	橘子	100g
	酸牛奶	150mL

知识链接

哺乳期能否控制体重

很多女性认为，哺乳会导致肥胖，这是一种误解。国内外并无证据证实哺乳与肥胖有关。相反，由于母体在新生儿诞生之前已经储备了一定量的脂肪，哺乳可以有效消耗能量，有利于分娩前储备的脂肪的分解。

按照我国DRIs推荐，哺乳期每日应增加的优质蛋白供应为25g，这个数量并不大，相当于增加1枚鸡蛋和100g瘦肉。在蛋白质、维生素、矿物质供应充足的情况下，脂肪的不足份额，可以通过母体脂肪消耗来加以补充。因此，对于体重增长过多的哺乳期妇女，膳食脂肪摄入不必过多，可以适当控制烹调油用量，多用蒸、煮、炖等烹调方式，去掉汤中浮油，即可达到控制体重的目的。

任务三　老年人膳食搭配

PPT

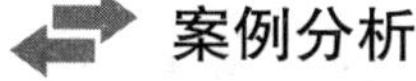

案例分析

案例　老年人，男，75岁，牙齿松动，近一个月便秘、腹胀、面色苍白、疲乏无力，近3天情况加重。其平素身体健康，医院就诊未发现任何器质性病变，现前来做营养咨询。

问题　1.这位老年人存在什么营养问题？

2.如何对这位老年人进行膳食指导？

按世界卫生组织定义，60岁至74岁为年轻老年人，75岁至90岁为正式老年人。据2002年统计，我国60岁以上的老年人已经占总人口的10%以上，我国已全面进入老龄化社会。随着年龄的增长，身体各器官和系统开始出现退行性变化，尤其是消化系统和代谢功能的变化，直接影响人体的营养状况。如何加强老年保健，延缓衰老，防治各种慢性病，达到延年益寿的目的已经成为社会关注的焦点之一。在我国，老年人营养过剩和营养不良的状况同时存在，如何均衡老年人的膳食十分重要。

一、老年期生理特点

一般从45岁以后，人体各个部位的组织、器官就会发生不同程度的功能减退，导致人体对外界环境的适应能力下降，这些变化主要表现在以下方面。

（一）消化功能减弱

随着年龄的增长，牙齿松动脱落，消化液分泌减少，消化酶活性下降，不利于食物的消化、吸收。老年人活动减少，胃肠蠕动减慢，常感到饱胀不适，发生便秘。

（二）代谢功能降低

1. 老年人甲状腺激素生成减少，使蛋白质合成减少，基础代谢率降低。

2. 生长激素减少，使蛋白质合成减少、脂肪增多、肌肉萎缩。

3. 甲状旁腺功能老化，直接影响钙、磷吸收，易出现骨质疏松，甚至发生骨折。

4. 胰岛B细胞释放胰岛素延迟，糖代谢能力下降；胰岛素受体减少，机体对胰岛素的敏感性下降，使老年人葡萄糖耐量降低，血糖明显升高；胰高糖素分泌增加，2型糖尿病患病率增加。

5. 抗利尿激素分泌减少，影响血中含氮废物的排出和电解质平衡。

（三）感觉器官功能减退

老年人视力下降，嗅觉、味觉及听觉功能减退，使食物摄取量减少。口味也因此加重，容易摄入过多调味太重的食物。发生营养不良、贫血和慢性疾病的概率增加。

二、老年人营养需要

1. 能量　老年人随着年龄增加，基础代谢功能降低、活动减少，对能量的消耗也随之降低，所以能量供给要相应减少，建议60岁以上老年人比青壮年供给能量减少20%左右，70岁以上减少30%左右。

2. 蛋白质　老年人由于分解代谢大于合成代谢，易出现负氮平衡，若蛋白质摄入量不足，会影响器官蛋白质合成代谢与更新，影响器官功能。老年人的消化功能减弱，肾脏排泄功能减退，蛋白质摄入过多则会增加肝脏、肾脏负担，对老年人健康不利。建议多摄入优质蛋白质，其比例可达到50%左右，并均衡分布到一日三餐中。谷类、大豆及其制品可作为老年人蛋白质的主要来源，再适量搭配鱼、肉。老年人蛋白质的摄入量可按1.0~1.5g/（kg·d）计算，或参考中国居民膳食营养素参考摄入量表。轻体力活动的老年人膳食能量需要量（EER）、蛋白质（RNI）参考摄入量如表5-15所示。

表5-15　老年人膳食能量需要量、蛋白质参考摄入量

年龄（岁）	能量（EER）（kcal/d）		蛋白质（RNI）（g/d）	
	男	女	男	女
65~79	2050	1700	65	55
80以上	1900	1500	65	55

3.脂类　老年人每日脂肪的供给量可随年龄增加而减少，应以植物性脂肪为主，减少高动物性脂肪和胆固醇食物的摄入量，脂肪供能比占全日总能量的20%~30%，其中饱和脂肪酸、单不饱和脂肪酸、多不饱和脂肪酸占总能量的比例分别为<8%、10%和8%~10%。

4.碳水化合物　是供应人体能量的主要来源，与成年人相同，碳水化合物占老年人膳食总能量的50%~65%，可适量选择多糖、单糖类食物，减少蔗糖摄入。水果和蜂蜜中所含的单糖既容易消化吸收，又不易在体内转化成脂肪，是老年人理想的糖原。如能配合富含纤维素的食物，可使胃肠蠕动增加，促进消化并预防慢性病的发生。

5.矿物质　为避免矿物质缺乏，应保证蔬菜、水果和薯类的摄入。老年人矿物质的用途与每日参考摄入量如表5–16所示。

表5–16　老年人矿物质的用途与参考摄入量（RNI或AI）

矿物质	主要用途	RNI或AI
钙（mg）	预防骨质疏松	800
铁（mg）	预防缺铁性贫血	12
硒（μg）	抗氧化、抗衰老、抗肿瘤	60

6.维生素　老年人由于体内代谢和免疫功能降低，需要充足的各种维生素以促进代谢、延缓衰老及增强抵抗力。老年人维生素的用途与每日参考摄入量如表5–17所示。

表5–17　老年人维生素的用途与参考摄入量（RNI或AI）

维生素	主要用途	RNI或AI
维生素A（μgRAE）	维持夜间视力，抗癌，抗氧化	700
维生素D（μg）	促进钙、磷吸收，预防骨质疏松症	15
维生素E（mgα–TE）	抗氧化、抗衰老，延长细胞寿命	14
维生素K（μg）	促进血液凝固，参与骨骼代谢	80
维生素B_1（mg）	参与物质代谢和能量代谢，调节神经生理活动	男1.4；女1.2
维生素B_{12}（μg）	参与造血，保持免疫系统功能	2.4
叶酸（DFEμg）	参与骨髓红细胞的生成	400
维生素C（mg）	维护血管弹性，防止血管硬化，降低胆固醇，增强免疫力，促进骨胶原形成	100

7.水　老年人对水分的需要比成年人更敏感，对脱水的反应比较迟钝，若不能及时补充水分就会很快发生脱水。老年人要少量多次、主动饮水，首选温热的白开水，每日1500~1700mL为宜。

三、老年人膳食指导

老年人膳食指导主要针对65岁以上的健康老年人，应建立在对老年人群营养状况评价的基础上，包括临床检查以发现与营养有关的健康问题或疾病，膳食调查以便将营养素摄入量与公认的标准相比较，实验室检查以提供体内某些营养素含量的数据。老年人膳食应在一般人群膳食指南的基础上，结合老年人的生活状况、生活环境及营养需要进行科学调整，应控制总能量摄入，饮食饥饱适中，维持理想体重，主要做到以下几点。

（一）食物种类多样，营养物质充足齐全

老年人每日应至少摄入12种食物，采用多种方法增加食欲和进食量。合理安排一日三餐，每次正餐占日能量的20%~25%，两餐之间可适当加餐，占日能量的5%~10%。食物要粗细搭配、荤素搭配，各类营养物质均衡摄入。每日主食以谷类、薯类及杂豆类为主，200~350g为宜。保证老年人蛋白质供应，每日可摄入300g鲜奶或奶制品、50~100g鱼虾或禽肉类、50g畜肉类、25~50g蛋类、30~50g大豆及坚果类。每日摄入500g蔬菜及200~350g水果，水果可作为加餐。

（二）烹调方式合理，食物易于消化吸收

老年人膳食在烹制过程中要根据食物特点选择适宜的烹调方式，既要考虑食物外观，又要保护食物的营养成分不被破坏。既要色、香、味齐全，又要切碎、煮烂，易于咀嚼、消化、吸收。多采用蒸、煮、炖、烩、焖、烧等烹调方式，少用煎、油炸、腌制和熏烤。食物不宜过黏、过硬及过分油腻。

（三）调整膳食结构，预防营养不良和贫血

应根据老年人消化和吸收能力，合理进行饮食搭配，保证每日能量、蛋白质、铁、维生素的均衡摄入，可增加鱼、禽、瘦肉、深色蔬菜、水果、动物肝脏和血制品的摄入量，或食用畜肉、猪肝、红菇等含铁丰富的食物。饭前、饭后1小时不宜喝浓茶、咖啡，以免影响铁的吸收。必要时遵医嘱服用补充剂。

（四）摄入高钙食物，预防骨质疏松

我国老年人膳食钙的摄入量普遍较低，饮食中钙摄入不足会引起骨质疏松，甚至发生骨折。应适当在饮食中增加高钙食物，牛奶、豆制品、海产品、黑木耳、芝麻等是含钙量较高的理想食物。

（五）多做户外运动，维持健康体重

老年人应根据身体状况，选择适宜的体育运动，将身体质量指数（BMI）维持在20.0~23.9kg/m^2。老年人进行户外活动，可促进维生素D合成，延缓骨质疏松和肌肉衰减，如快走、慢跑、打太极拳，或每日走路6000步以上。每天户外锻炼1~2次，每次1小时左右，以轻微出汗为宜。运动应以安全第一、种类适合、强度适当为原则。

（六）创造舒适环境，提高生活质量

温馨舒适的进餐环境，可增进老年人食欲。应为老年人提供安静、舒适的进餐环境，每餐尽量有家人陪伴，保持老年人身心愉悦，对进餐充满期待和渴望，从而增进食欲。以促进老年人身心健康，减少疾病，延缓衰老，提高生活质量。

四、老年人的合理膳食及食谱编制

（一）巧用豆制品

按DRIs建议的蛋白质RNI，男性65g，女性55g，如果能量主要由粮食谷物类提供，则粮食类满足的蛋白质需求只有20~30g，其余的25~45g蛋白质需从大豆制品或动物性食品中获得。但如果这些蛋白质都从动物性食品中获得，则是极度不合理的做法。无论是哪种动物制品，哪怕是非常瘦的猪肉，其中也含有约20%的动物脂肪以及大量胆固醇，所以充分利用大豆制品是老年人的最佳选择之一。大豆类及其制品容易获取，且品种很多，可选择性很大，也比较容易消化。而且大豆中的大豆异黄酮作为一种植物激素，对人体有利，尤其是女性，可改善更年期综合征带来的困扰。其中的皂苷则是一种很好的抗氧化剂，可以延缓衰老。大豆苷和大豆素可以明显增加冠状动脉和脑血流量，降低心肌耗氧量和冠状动脉血管阻力，改善心肌营养。因此大豆制品搭配鱼、肉、蛋类，可满足老年人对蛋白质的需求以及达到均衡膳食的目的。

（二）脂类的选择

按DRIs建议的脂肪供能比20%~30%计算，全日脂肪摄入量约在60g以内。由于我国居民习惯于用植物油作为烹调用油，因此必需脂肪酸可以从这些油料中获得。我们日常生活中常见的菜籽油、大豆油、花生油、葵花籽油等富含多不饱和脂肪酸，而橄榄油、山茶籽油则富含单不饱和脂肪酸，这些不饱和脂肪酸对于人体有益，也各有长处，多种油脂可以混合使用。但饱和脂肪酸的摄入不应超过总能量的10%。饱和脂肪酸在动植物油脂中都普遍存在，其中动物脂肪中含量更高，且动物油脂中还含有大量胆固醇。因此老年人食用动物制品需有节制。而对于老年人来讲，每日食物中摄取的胆固醇一般不高于300mg，常见的蛋黄、鱿鱼、畜肉等都应当合理、有限度地食用，以降低心血管疾病的风险。

（三）科学补钙

由于乳制品中所含的钙质最易被人体吸收，因此乳制品应作为老年人补钙的最佳选择。但由于我国不少老年人属于乳糖不耐受体质，因此可以尽量选择酸奶、乳糖酶处理过的牛奶等作为每日钙质的最佳来源，一天可饮用牛奶约500mL。但是牛奶饮用并非越多越

好，若一天饮用700mL以上，反而会因蛋白质摄入过多导致经尿液排出的钙质大大增加，体内钙质流失。除此之外，大豆制品、深色绿叶蔬菜、海带、虾皮、芝麻酱中也含有大量的钙质，可以作为日常的补充。必要时也可以服用钙质补充剂。在补充钙质的同时，还应保持户外活动，多晒太阳，以促进体内维生素D的合成，提高钙的吸收率。

（四）选择适当的烹饪方式

老年人的日常膳食应尽量选择蒸、煮、焖、炖等以水为传热媒介的加工方式，而尽量少食用煎炸、烧烤等食物。由于老年人对失水和脱水的反应会比普通成年人迟钝，加之水的代谢有助于物质代谢以及废弃物的排泄，因此建议老年人不应在口渴时才饮水，而应该定时主动饮水。为此在老年人的膳食中可多采用汤、羹、粥等形式的菜肴，不仅补充水分，而且对于胃肠功能和吞咽、咀嚼功能都有不同程度退化的老年人来讲，这些菜肴形式也更容易接受。而腌制、酱制类食物由于含有大量的钠，多食易引起血压升高，也不宜经常食用。此外，老年人不宜大量饮用浓茶、咖啡等饮料，戒烟少酒也是健康生活方式的重要内容。

（五）老年人的一日食谱编制示例

例：孙先生，62岁，是一名退休教师。身高176cm，体重72kg，无严重慢性疾病。请为其设计一份合理的一日食谱。

1. 工作准备 准备《中国居民膳食营养素参考摄入量》表、计算器、《食物成分表》。

2. 确定基本状况 60岁以上，男性，轻体力劳动，体重正常。

3. 查阅《中国居民膳食营养素参考摄入量（2023）》表 确定每天的营养需要，如表5–18所示。

表5–18 老年人每日所需营养素

项目	数值
能量（kcal）	2100
蛋白质（g）	65
脂肪（%E）	20~30
钙（mg）	800
铁（mg）	12
维生素A（μg RAE）	730
维生素C（mg）	100

4. 计算主要营养素的需求量

脂肪（g）=能量（kcal）× 脂肪占能量百分比（20%~30%）÷ 脂肪的产能系数=2100kcal × 25% ÷ 9kcal/g ≈ 58.3g

碳水化合物=［能量（kcal）-蛋白质提供能量（kcal）-脂肪提供能量（kcal）］÷碳水化合物的产能系数=（2100kcal-65g×4kcal/g-2100kcal×25%）÷4kcal/g≈328.8g

5.确定餐次比 老年人可采取一日三餐制，其中早餐、晚餐占总能量的30%，午餐占总能量的40%。

6.确定主食和副食 分别挑选早、中、晚餐的主食和副食，遵循粗细搭配、食物多样、口味清淡的原则。

7.设计食谱 根据老年人生理特点，结合计算分析结果，进行食谱编制。示例如表5-19所示。

表5-19 老年人一日食谱设计示例

餐次	食物名称	可食部原料及质量
早餐	豆沙包	小麦粉60g
		赤小豆30g
		绵白糖10g
	红薯粥	红薯75g
		红枣干5g
		粳米25g
	卤香干	豆腐干50g
	凉拌海木耳	大蒜10g
		海木耳100g
		陈醋5g
		酱油2g
	烹调用油	大豆油6g
午餐	绿豆饭	大米90g
		绿豆10g
	鲜玉米	玉米100g
	虾米炒豆芽韭菜	绿豆芽100g
		虾米5g
		韭菜35g
	洋葱炒肉	猪肉25g
		洋葱100g
	胡萝卜炖羊肉	羊肉25g
		山药50g
		胡萝卜70g
	烹调用油	花生油10g
	葡萄	葡萄200g

续表

餐次	食物名称	可食部原料及质量
晚餐	馒头	面粉50g
	枸杞粥	粳米30g
		枸杞子10g
	凉拌菠菜	菠菜100g
		芝麻5g
	西芹百合腰果	腰果10g
		西芹75g
		百合25g
	烹调用油	菜籽油10g
	桃子	桃子100g

8. 食谱营养成分计算及评价 查找《食物成分表》中各种食物的营养成分含量进行计算，得出营养素摄入量，与推荐摄入量进行比较和评价，结果如表5–20和表5–21所示。

表5–20 食谱提供的营养素表

项目	能量（kcal）	蛋白质（g）	脂肪（%E）	碳水化合物（g）	钙（mg）	铁（mg）	维生素A（μg RAE）	维生素C（mg）
摄入量	2152.3	73.5	21.4	341.9	600.3	31.6	1392.7	160.2
目标量	2100	65	20~30	328.8	800	12	730	100
百分比（%）	102	113	范围内	104	75	263.3	190.8	160.2

表5–21 三餐餐次能量比和宏量营养素供能比

餐次	能量（kcal）	蛋白质（g）	脂肪（g）	碳水化合物（g）
早餐	672.3	26.0	9.4	111.1
午餐	880.2	30.4	23.2	137.5
晚餐	599.9	17.2	17.6	93.3
合计	2152.4	73.5	50.3	341.9
餐次	**能量（%）**	**蛋白质（%）**	**脂肪（%）**	**碳水化合物（%）**
早餐	31.2	35.3	18.8	32.5
午餐	40.9	41.3	46.2	40.2
晚餐	27.9	23.4	35.0	27.3
供能比	100	13.9	21.4	64.7

根据能量、各种营养素膳食参考摄入量以及餐次比，查找食谱提供的营养素与预定目标的差别，相差在±10%左右可认为基本符合要求。由表5–20可知，能量、脂肪、碳水化合物与目标量基本符合，蛋白质稍超标准；铁、维生素A、维生素C超出目标值较多，而

钙的摄入量只有目标值的75%。因此可增加含钙丰富食物的供给。而维生素A、维生素C、铁等营养素的供应，只要在一周内保持平衡即可，不一定每天都十分精确地与供给量标准完全一致。

由表5-21可知，在三餐餐次能量比和宏量营养素供能比方面，基本上符合老年人的比例要求。

任务四　成年人糖尿病膳食指导

PPT

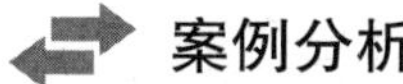

案例分析

案例　王女士，57岁，农民，身高158cm，体重68kg。患糖尿病10年，平素口服二甲双胍控制血糖在7~9mmol/L，发病以来体重未见明显改变。目前偶尔出现手指麻木，遂入院治疗。

问题　1.该如何为王女士制定糖尿病治疗膳食食谱来改善目前症状？

2.该从哪些方面对王女士进行营养指导？

糖尿病是遗传因素和环境因素长期共同作用所导致的慢性、全身性及代谢性疾病。近年来随着我国居民生活方式和膳食结构的改变，糖尿病患病率逐年上升，严重危害居民健康，是我国当前面临的重要公共卫生问题。《中国居民营养与慢性病状况报告（2020年）》显示，我国18岁及以上居民糖尿病患病率为11.9%，糖尿病前期检出率为35.2%，其中2型糖尿病是主要类型，50岁以上成年人患病率更高。糖尿病发生具有趋低龄化、长病程、并发症多、健康危害严重和医疗支出费用高等特点。长期慢性的高血糖，可导致眼、神经、肾脏和心血管等组织和器官的损害而出现一系列的并发症，严重危害人体健康。

糖尿病的危险因素多与不合理膳食相关，包括长期高糖、高脂肪、高能量膳食等。纠正不良生活方式，践行合理膳食和积极运动，一直是预防和控制糖尿病发生、发展的有效手段。

一、糖尿病定义及特点

糖尿病是由遗传因素、内分泌功能紊乱等各种致病因子作用，导致胰岛功能减退、胰岛素抵抗等而引发的糖、蛋白质、脂肪、水和电解质等一系列代谢紊乱综合征。临床上以高血糖为主要特点。糖尿病的典型症状是三多一少，也就是多饮、多食、多尿和体重减少。糖尿病诊断标准如表5-22、表5-23所示。

表 5-22　糖代谢状态分类

糖代谢状态	静脉血浆葡萄糖（mmol/L）	
	空腹	OGTT 2h
正常血糖	<6.1	<7.8
空腹血糖受损	≥6.1，<7.0	<7.8
糖耐量减低	<7.0	≥7.8，<11.1
糖尿病	≥7.0	≥11.1

注：空腹血糖受损和糖耐量减低统称为糖调节受损，也称糖尿病前期；空腹血糖正常参考范围下限通常为3.9mmol/L。

表 5-23　糖尿病诊断标准

诊断标准	静脉血浆葡萄糖或HbA1c水平
典型糖尿病症状	
加上随机血糖	≥11.1mmol/L
或加上空腹血糖	≥7.0mmol/L
或加上OGTT 2h血糖	≥11.1mmol/L
或加上HbA1c	≥6.5%
无糖尿病典型症状者，须改日复查确认	

注：OGTT为口服葡萄糖耐量试验；HbA1c为糖化血红蛋白。典型糖尿病症状包括烦渴多饮、多尿、多食、不明原因体重下降；随机血糖指不考虑上次用餐时间，一天中任意时间的血糖，不能用来诊断空腹血糖受损或糖耐量减低；空腹状态指至少8小时没有进食能量。

二、糖尿病膳食指导原则和建议

根据营养科学理论、中医理论和目前膳食相关慢性病科学研究文献证据，在专家组共同讨论、建立共识的基础上，对糖尿病患者的日常食养提出8条原则和建议。包括：食物多样，养成和建立合理膳食习惯。能量适宜，控制超重肥胖和预防消瘦。主食定量，优选全谷物和低血糖生成指数食物。积极运动，改善体质和胰岛素敏感性。清淡饮食，限制饮酒，预防和延缓并发症。食养有道，合理选择应用食药物质。规律进餐，合理加餐，促进餐后血糖稳定。自我管理，定期营养咨询，提高血糖控制能力。

（一）食物多样，养成和建立合理膳食习惯

膳食管理和治疗是糖尿病患者血糖控制的核心，应遵循平衡膳食的原则，做到食物多样、主食定量、蔬果奶豆丰富、少油、少盐、少糖，在控制血糖的同时，保证每日能量适宜和营养素摄入充足。

食物多样是实现合理膳食均衡营养的基础。种类多样的膳食应由五大类食物组成：第

一类为谷薯类，包括谷类（含全谷物）、薯类与杂豆；第二类为蔬菜和水果；第三类为动物性食物，包括畜、禽、鱼、蛋、奶；第四类为大豆类和坚果；第五类为烹调油和盐。糖尿病患者同样应该保持食物多样，膳食丰富多彩，保证营养素摄入全面和充足，少油少盐限糖限酒。

合理膳食是指在平衡膳食基础上，以控制血糖为目标调整优化食物种类和重量满足自身健康需要。主食要定量，碳水化合物主要来源以全谷物、各种豆类、蔬菜等为好，水果要限量；餐餐都应有蔬菜，每天应达500g，其中深色蔬菜占一半以上；天天有奶类和大豆，常吃鱼、禽，适量蛋和畜肉，这些是蛋白质的良好来源；减少肥肉摄入，少吃烟熏、烘烤、腌制等加工肉类制品，控制盐、糖和油的使用量。

（二）能量适宜，控制超重肥胖和预防消瘦

体重是反映一段时间内膳食状况和人体健康状况评价的客观指标，也是影响糖尿病发生发展的重要指标。

膳食能量是体重管理也是血糖控制的核心。能量的需要量与年龄、性别、体重和身体活动量等有关，具体可查询中国居民膳食营养素参考摄入量表；也可根据体重估算，例如一个60kg轻体力活动的成年女性，其每天能量需要量为1500~1800kcal。推荐糖尿病患者膳食能量的宏量营养素占总能量比分别为：蛋白质15%~20%、碳水化合物45%~60%、脂肪20%~35%。膳食能量来自谷物、油脂、肉类、蛋类、奶类、坚果、水果、蔬菜等食物。

肥胖患者减重后可以改善胰岛素抵抗、改善血糖控制。超重和肥胖的2型糖尿病患者减重3%~5%，即能产生有临床意义的健康获益。建议超重肥胖患者按照每个月减少1~2kg的速度，3~6个月减少体重5%~10%。糖尿病患者由于机体的胰岛素绝对或相对缺乏，不能充分发挥促进糖原、蛋白质和脂肪合成、抑制其分解的作用，血糖控制不佳的同时也容易出现体内脂肪和蛋白质分解过多，体重下降，甚至出现消瘦。合并消瘦或营养不良的患者，应在营养指导人员的指导下，通过增加膳食能量、蛋白质的供给，结合抗阻运动，增加体重，达到和维持理想体重。

（三）主食定量，优选全谷物和低血糖生成指数食物

主食多富含碳水化合物，是影响餐后血糖水平的核心因素，糖尿病患者应该学习选择主食类食物和计量。血糖生成指数（GI）是衡量食物对血糖影响的相对指标，选择低GI食物有利于餐后血糖控制，在选择主食或谷物类食物时，可参考我国常见食物的血糖生成指数表（表5-24）。

低GI的食物在胃肠内停留时间长，吸收率低，葡萄糖释放缓慢，葡萄糖进入血液后的峰值低、下降速度也慢，简单说就是引起的餐后血糖波动比较小，有助于血糖控制。

表 5-24　各类食物 GI 分类表

食物分类		食品名称	GI 分类
谷类及制品	整谷粒	小麦、大麦、黑麦、荞麦、黑米、莜麦、燕麦、青稞、玉米	低
	谷麸	稻麸、燕麦麸、青稞麸	低
	米饭	糙米饭	中
		大米饭、糯米饭、速食米饭	高
	粥	玉米粒粥、燕麦片粥	低
		小米粥	中
		即食大米粥	高
	馒头	白面馒头	高
	面（粉）条	强化蛋白面条，加鸡蛋面条，硬质小麦面条，通心面、意大利面、乌冬面	低
		全麦面、黄豆挂面、荞麦面条、玉米面粗粉	中
	饼	玉米饼、薄煎饼	低
		卷饼、比萨饼（含乳酪）	中
		烙饼、米饼	高
方便食品	面包	黑麦粒面包、大麦粒面包、小麦粒面包	低
		全麦面包、大麦面包、燕麦面包、高纤面包	中
		白面包	高
	饼干	燕麦粗粉饼干、牛奶香脆饼干	低
		小麦饼干、油酥脆饼干	中
		苏打饼干、华夫饼干、膨化薄脆饼干	高
薯类、淀粉及制品		山药、雪魔芋、芋头（蒸）、山芋、土豆粉条、藕粉、苕粉、豌豆粉丝	低
		土豆（煮、蒸、烤）、土豆片（油炸）	中
		土豆泥、红薯（煮）	高
豆类及制品		黄豆、黑豆、青豆、绿豆、蚕豆、鹰嘴豆、芸豆	低
		豆腐、豆腐干	低
蔬菜		芦笋、菜花、西兰花、芹菜、黄瓜、茄子、莴笋、生菜、青椒、西红柿、菠菜	低
		甜菜	中
		南瓜	高
水果及制品		苹果、梨、桃、李子、樱桃、葡萄、猕猴桃、柑橘、芒果、芭蕉、香蕉、草莓	低
		菠萝、哈密瓜、水果罐头（如桃、杏）、葡萄干	中
		西瓜	高
乳及乳制品		牛奶、奶粉、酸奶、酸乳酪	低
坚果、种子		花生、腰果	低
糖果类		巧克力、乳糖	低
		葡萄糖、麦芽糖、白糖、蜂蜜、胶质软糖	高

所有食物注意食不过量。低GI食物如进食过多也会加重餐后血糖负担；高GI食物并非完全限制食用，适当少食并通过合理搭配也能帮助维持血糖稳态。

主食定量，不宜过多，多选全谷物和低GI食物；其中全谷物和杂豆类等低GI食物，应占主食的1/3以上。建议糖尿病患者碳水化合物提供的能量占总能量比例为45%~60%，略低于一般健康人；以成年人（1800~2000kcal）为例，相当于一天碳水化合物的总量为200~300g。但是当初诊或血糖控制不佳时，建议咨询医师或营养指导人员给予个性化指导，调整膳食中碳水化合物量，以降低血糖水平或降糖药物的使用。

血糖水平是碳水化合物、运动量、膳食结构、空腹时间等综合反映，碳水化合物供能比过低，并不能得到更好的长久健康效益。应经常监测血糖来确定机体对膳食，特别是主食类食物的反应，并及时规划调整。对零食中的谷类食物、水果、坚果等，也应该查看营养成分表中碳水化合物的含量并计入全天摄入量。调整进餐顺序对控制血糖有利，养成先吃菜后吃主食的习惯。

（四）积极运动，改善体质和胰岛素敏感性

运动可以消耗能量，抗阻运动有助于增加肌肉量，运动还可以增加骨骼肌细胞膜上葡萄糖转运蛋白（GLUT-4）的数量，增加骨骼肌细胞对葡萄糖的摄取，改善骨骼肌细胞的胰岛素敏感性，平稳血糖。目前有充足的证据表明，身体活动不足可导致体重过度增加，多进行身体活动不仅有利于维持健康体重，调节心情愉悦，还能降低肥胖、2型糖尿病、心血管疾病和某些癌症等疾病发生风险和全因死亡风险。

糖尿病患者可在餐后运动，每周至少5天，每次30~45分钟，中等强度运动要占50%以上，循序渐进，持之以恒。中等强度运动包括快走、骑车、乒乓球、羽毛球、慢跑、游泳等。如无禁忌，最好一周2次抗阻运动，如哑铃、俯卧撑、器械类运动等，提高肌肉力量和耐力。将日常活动和运动融入生活计划中。运动前后要加强血糖监测，避免低血糖。

（五）清淡饮食，限制饮酒，预防和延缓并发症

预防和延缓相关并发症的发生，重点是强化生活方式的改变。首先要控制油、盐、糖，不饮酒，控制血糖、血脂、血压在理想水平。

所有人都应该清淡饮食，控制油、盐、糖用量，包括糖尿病前期和所有糖尿病患者。烹调油或肥肉摄入过多，会导致膳食总能量过高，从而引起超重及肥胖，对血糖、血脂、血压等代谢指标的控制均不利。研究证据表明，食盐摄入过多可增加高血压、脑卒中等疾病的发生风险。饮酒会扰乱糖尿病患者的正常膳食和用药，导致血糖波动，如可能会使患者发生低血糖的风险增加，尤其是在服用胰岛素或胰岛素促泌剂时。此外，患者在饮酒时往往伴随大量食物摄入，导致总能量摄入过多，从而引起血糖升高。过量乙醇摄入还可损害人体胰腺，引起肝损伤，也是痛风、癌症和心血管疾病等发生的重要危险因素。

培养清淡口味，每日烹调油使用量宜控制在25g以内，少吃动物脂肪，适当控制富含胆固醇的食物，预防血脂异常。食盐用量每日不宜超过5g。同时，注意限制酱油、鸡精、味精、咸菜、咸肉、酱菜等含盐量较高的调味品和食物的使用。足量饮用白水，也可适量饮用淡茶或咖啡，不喝含糖饮料。

（六）食养有道，合理选择应用食药物质

中医食养是以中医理论为基本指导，以性味较为平和的食物以及食药物质，通过“扶正”与“纠偏”，使人体达到“阴平阳秘”的健康状态。坚持辨证施膳的原则，因人、因时、因地制宜。

中医学自古以来就有“药食同源”的理论。按照中医辨证论治原则，阴虚热盛证采用具有养阴清热作用的食药物质，如桑叶、决明子、莲子等；气阴两虚证采用具有益气养阴作用的食药物质，如桑椹、枸杞子、葛根等；阴阳两虚证可选用山药、茯苓、肉桂等。应把日常膳食和传统中医养生食谱相结合（表5–25）。

表5–25　糖尿病不同证型食药物质推荐

中医证型	食药物质	备注
阴虚热盛证	桑叶、决明子、莲子、百合、玉竹、金银花、菊花、铁皮石斛†	①在限定使用范围和剂量内作为食药物质 ②食用方法请咨询医师、营养指导人员等专业人员 ③试点物质以†标记，非试点地区限执业医师使用
气阴两虚证	黄芪†、桑椹、枸杞子、葛根、山药、茯苓、鸡内金、麦芽、薏苡仁	
阴阳两虚证	山茱萸†、肉苁蓉†、山药、茯苓、肉桂、紫苏籽、干姜、黑胡椒、花椒	

（七）规律进餐，合理加餐，促进餐后血糖稳定

进餐规律，定时定量，是维持血糖平稳的基础。规律进餐指一日三餐及加餐的时间相对固定，定时定量进餐，可避免过度饥饿引起的饱食中枢反应迟钝而导致的进食过量。不暴饮暴食，不随意进食零食、饮料，不过多聚餐，减少餐次。不论在家或在外就餐，根据个人的生理条件和身体活动量，应该饮食有节、科学配置，进行标准化、定量的营养配餐，合理计划餐次和能量分配来安排全天膳食，吃饭宜细嚼慢咽，形成良好饮食习惯。

（八）自我管理，定期营养咨询，提高血糖控制能力

有效管理和控制血糖平稳，很大程度上取决于患者的自我管理能力。糖尿病管理需要采取综合性措施，结合患者的病程、病情和行为改变特点等，兼具个性化和多样性。糖尿病患者需要切实重视、学习糖尿病知识和自我管理技能，包括膳食调理、规律运动、监测血糖、遵医嘱用药、胰岛素注射技术以及低血糖预防和处理等。

糖尿病患者应将营养配餐、合理烹饪、运动管理和血糖监测作为基本技能。了解食物中碳水化合物含量和GI值，学习食物交换份的使用，把自我行为管理融入日常生活中。

营养咨询应包括膳食评估和膳食调整、营养状况评估和营养诊断，以及营养处方、运动处方的制定等。在医师和营养指导人员的帮助下，适时调整膳食、运动和行为，以及用药量等方案，保持健康的生活方式，并控制血糖，预防并发症发生。

三、糖尿病食谱参考示例

按照成年人糖尿病食养指南的基本原则，根据各地食物资源和人群膳食特点，推荐不同地区、不同季节的糖尿病患者适用的全天膳食食谱。

以下食谱由有经验的临床营养指导人员设计，并经过营养成分计算和评估。食谱适合轻体力活动的成年人糖尿病患者，一天食谱的能量在1600~2000kcal，使用者可结合自身活动量及其他因素合理调整能量。食谱设计保持食物多样，尽量选择低GI食物、食药物质和中医食养方。整体食谱符合能量适宜、搭配合理、主食定量、蔬菜肉类适量等原则。当体重过重或过轻，可以按照25~30kcal/（kg·d）适当增减食材用量。另外，以下食谱的食物重量均为其可食部的生重。

不同烹调方法对血糖的影响也不同，淀粉含量高的谷薯类，避免过度烹调，否则容易升高其血糖生成指数；避免沾粉或勾芡的烹调方式；避免使用在制作过程中易加淀粉的碎肉半成品，如香肠、丸子等；为减少脂肪的摄入，在食用禽类时去皮；烹调油的品种应多样，保障脂肪酸之间的平衡。全天限量烹调油25g、盐5g。

（一）适宜东北地区的食谱示例

东北地区物产丰富，主食以精米面为主，辅以多种粗粮及豆类；油脂多用大豆油，坚果类较为丰富；大多数地区蛋白质的来源以畜、禽肉为主。但东北地区总体饮食口味偏咸、多油、能量高。由于冬季寒冷，冬春季节时令果蔬较少，多来自外省市。本系列食谱遵循糖尿病患者食养原则，合理搭配东北地区各季特色食材。为改善糖尿病患者膳食习惯，根据地区的食物种类特点，将食谱主食蔬菜水果等的搭配多样化，增加水产的比例，更符合地方的膳食特点。东北地区四季食谱示例如表5-26所示。

表5-26　东北地区四季食谱示例

春季食谱1	
早餐	锅贴（玉米面20g，面粉40g） 煮鸡蛋（鸡蛋50g） 无糖豆浆（300mL） 萝卜蘸酱（白萝卜50g）

续表

春季食谱1	
中餐	杂粮饭（大米50g，藜麦10g，玉米糁10g） 芹菜炒肉（芹菜50g，猪肉20g） 鸡片炒油菜（鸡胸肉20g，油菜50g） 红菜汤（圆白菜50g，西红柿50g，土豆20g，牛肉30g）
加餐	苹果（100g）
晚餐	二米饭（大米50g，小米50g） 藿香鱼（藿香*3g，白鲢30g） 杏鲍菇蒜苗炒肉（杏鲍菇15g，蒜苗50g，牛肉20g） 油豆角炖肉（油豆角50g，牛肉20g）
油、盐	全天总用量：植物油25g，盐4g
春季食谱2	
早餐	发糕（面粉30g，玉米面45g） 茶鸡蛋（鸡蛋50g） 牛奶（250mL） 凉拌菠菜（菠菜50g）
中餐	杂粮饭（大米40g，赤小豆*25g，小米25g） 香菇炒菜心（油菜心50g，香菇50g） 西红柿牛腩汤（西红柿100g，牛腩20g） 苦菊西兰花沙拉（苦菊50g，无糖酸奶25g，西兰花25g）
加餐	蓝莓（100g）
晚餐	荞麦面条（75g） 蘑菇炒肉（香菇50g，油菜50g，牛肉25g） 小葱拌豆腐（豆腐50g，小葱20g） 韭菜炒鸡蛋（韭菜50g，鸡蛋50g）
油、盐	全天总用量：植物油25g，盐5g
春季食谱3	
早餐	鸡蛋饼（葱30g，鸡蛋80g，玉米面75g） 无糖豆浆（300mL） 素炒小白菜（小白菜100g）
中餐	杂粮饭（大米60g，黑芝麻*2g，黑米40g） 砂锅小排骨（香菇50g，猪排骨40g） 虾仁炒黄瓜（黄瓜20g，虾仁40g） 清炖百合牛肉汤（百合*20g，牛肉20g）
加餐	桑椹*（200g）
晚餐	山药鸡蛋面（山药*50g，鸡蛋50g，面条80g） 甘草炖肉（甘草*3g，羊肉30g） 姜汁菠菜（菠菜50g，生姜*5g） 鲫鱼汤（鲫鱼40g，黄豆芽40g）
油、盐	全天总用量：植物油25g，盐4g

注：1.本食谱可提供能量1600~2000kcal。蛋白质63~96g，碳水化合物231~264g及脂肪53~61g；宏量营养素占总能量比为：蛋白质15%~20%，碳水化合物45%~60%，脂肪20%~35%。
2.*为食谱中用到的食药物质，如赤小豆、山药、百合等。

续表

夏季食谱1	
早餐	蒸南瓜（南瓜150g） 纯牛奶（250mL） 皮蛋豆腐（皮蛋50g，豆腐50g）
中餐	党参黄芪鸡汤面（党参*10g，黄芪*15g，鸡肉50g，荞麦面条80g） 豌豆胡萝卜（豌豆50g，胡萝卜20g） 蘑菇青菜炒肉（平菇15g，青菜50g，猪肉20g）
加餐	樱桃（100g）
晚餐	煮玉米（玉米200g） 小白菜汤（小白菜50g，猪瘦肉20g） 蒜蓉蒲公英（蒲公英*15g） 土豆炖肉（土豆40g，牛肉30g）
油、盐	全天总用量：植物油25g，盐4g
夏季食谱2	
早餐	韭菜虾仁饺子（韭菜20g，虾仁50g，面粉70g） 豆浆（300mL） 白灼菜花（菜花50g）
中餐	杂粮饭（大米30g，绿豆20g，苦荞麦20g） 西红柿炒鸡蛋（西红柿50g，鸡蛋50g） 炒三丝（绿豆芽30g，豆腐干20g，蒜苗20g） 核桃莲子牛腩煲（核桃25g，莲子*10g，牛肉20g）
加餐	杏（200g）
晚餐	窝头（玉米面70g） 葱爆肉（葱30g，牛瘦肉20g） 黄瓜鸡蛋汤（黄瓜100g，鸡蛋50g） 西兰花炒鸡胸肉（西兰花50g，鸡胸肉20g）
油、盐	全天总用量：植物油25g，盐4g
夏季食谱3	
早餐	煮玉米（玉米150g） 无糖酸奶（100g） 煮鸡蛋（鸡蛋50g） 凉拌芹菜花生米（西芹40g，花生20g）
中餐	山药鸡蛋面（山药*100g，鸡蛋50g，面条70g） 裙带菜豆腐汤（裙带菜20g，豆腐30g） 虾仁炒西葫芦（虾仁40g，西葫芦50g） 青椒豆干（青椒50g，豆腐干40g）
加餐	桃（200g）
晚餐	小米粥（小米80g） 白扁豆炒肉（白扁豆*50g，牛肉20g） 葛根排骨汤（葛根*15g，猪排骨20g） 红烧带鱼（带鱼30g）
油、盐	全天总用量：植物油25g，盐4g

注：1.本食谱可提供能量1600~2000kcal。蛋白质79~101g，碳水化合物206~260g及脂肪62~67g；宏量营养素占总能量比为：蛋白质15%~20%，碳水化合物45%~60%，脂肪20%~35%。
2.*为食谱中用到的食药物质，如山药、姜、蒲公英等。党参、黄芪，非试点地区限执业医师使用。

续表

秋季食谱1	
早餐	蒸芋头（芋头200g） 豆腐脑（300g） 西兰花木耳（西兰花80g，木耳25g）
中餐	杂粮饭（玉米粒70g，大米50g） 尖椒炒肉（尖椒50g，牛肉50g） 老黄瓜羊肉汤（黄瓜50g，羊肉40g） 蘸酱菜（白萝卜10g，小葱10g，生菜20g，黄瓜10g）
加餐	苹果（200g）
晚餐	南瓜饭（南瓜70g，大米50g） 青椒土豆片（青椒50g，猪肉30g，土豆70g） 西红柿鸡蛋汤（鸡蛋60g，西红柿50g） 煮毛豆（毛豆80g）
油、盐	全天总用量：植物油25g，盐4g

秋季食谱2	
早餐	无糖黑芝麻糊（60g） 卤蛋（50g） 水煮鸡胸肉（65g）
中餐	杂粮饭（高粱米30g，大米30g，小米10g） 冬瓜羊肉汤（冬瓜50g，羊肉25g） 小鸡炖蘑菇（榛蘑15g，鸡肉20g） 牛肉炒木耳（牛瘦肉20g，木耳50g）
加餐	猕猴桃（200g）
晚餐	玉米面馒头（玉米面30g，面粉40g） 豆腐牡蛎汤（豆腐50g，牡蛎*40g） 茄子炖土豆（茄子100g，土豆30g） 素炒甘蓝丝（紫甘蓝100g）
油、盐	全天总用量：植物油25g，盐4g

秋季食谱3	
早餐	烙饼（面粉85g） 煮鸡蛋（鸡蛋50g） 核桃仁（核桃15g） 无糖酸奶（100g）
中餐	杂粮饭（玉米粒30g，大米60g，芸豆30g） 排骨大丰收（豆角50g，土豆50g，猪排骨20g，生姜*5g） 猪肉白菜炖粉条（猪肉20g，粉条10g，白菜50g） 苦瓜清心汤（苦瓜100g，牛肉20g）
加餐	鲜枣（100g）
晚餐	大碴粥（玉米碴70g，白芸豆30g） 小炒肉（蒜苗50g，牛肉40g） 红烧黄花鱼（黄花鱼70g，生姜*5g） 口蘑豆腐汤（口蘑20g，豆腐60g）
油、盐	全天总用量：植物油25g，盐4g

注：1.本食谱可提供能量1600~2000kcal。蛋白质71~86g，碳水化合物200~284g及脂肪63~79g；宏量营养素占总能量比为：蛋白质15%~20%，碳水化合物45%~60%，脂肪20%~35%。
2.*为食谱中用到的食药物质，如生姜、牡蛎。

续表

冬季食谱1	
早餐	玉米面馒头（玉米面40g，面粉40g） 榛子（10g） 煮鸡蛋（鸡蛋50g） 芹菜拌花生米（芹菜50g，花生20g）
中餐	杂粮饭（黑豆10g，大米50g，黄豆10g） 水煮大虾（对虾40g） 萝卜牛肚煲（胡萝卜50g，牛肚20g，生姜*5g） 洋葱西红柿炒鸡蛋（洋葱30g，西红柿30g，鸡蛋50g）
加餐	苹果（200g）
晚餐	玉米窝窝（玉米面40g） 韭菜炒豆干（韭菜50g，豆腐干50g） 西红柿炒菜花（西红柿50g，菜花50g） 酸菜炖豆腐（酸菜50g，豆腐50g）
油、盐	全天总用量：植物油25g，盐4g
冬季食谱2	
早餐	杂粮饭（大米50g，黑豆20g，薏苡仁*20g） 煮鹅蛋（鹅蛋70g） 芹菜拌腐竹（西芹50g，腐竹20g）
中餐	全麦馒头（全麦面粉80g） 西芹百合炒虾仁（虾仁60g，西芹50g，百合*10g） 白菜炒胡萝卜（白菜50g，胡萝卜30g） 菌汤（杏鲍菇10g，金针菇10g，鸡肉60g）
加餐	橙子（200g）
晚餐	蒸玉米（玉米200g） 蒸土豆（土豆100g） 醋熘白菜木耳（白菜100g，木耳25g） 西红柿萝卜汤（白萝卜50g，西红柿50g，猪肉30g） 菜花炒肉（菜花100g，牛肉50g）
油、盐	全天总用量：植物油25g，盐4g
冬季食谱3	
早餐	早餐饼（面粉50g） 鸡蛋羹（鸡蛋50g） 甜杏仁*（10g） 纯牛奶（250mL）
中餐	大枣米饭（大枣*10g，大米60g，小米30g） 木须肉（胡萝卜30g，黄瓜50g，鸡蛋50g，猪肉25g，木耳25g） 酸菜粉（酸菜75g，粉条10g，牛肉30g） 冻豆腐汤（冻豆腐70g，海带50g）
加餐	冻梨（200g）
晚餐	杂粮饭（小米10g，大米70g，燕麦10g） 芹菜炒豆干（芹菜50g，豆腐干50g） 白菜丸子汤（白菜20g，猪肉馅30g） 大葱炒木耳（大葱40g，木耳50g）
油、盐	全天总用量：植物油25g，盐4g

注：1.本食谱可提供能量1600~2000kcal。蛋白质69~89g，碳水化合物208~258g及脂肪64~79g；宏量营养素占总能量比为：蛋白质15%~20%，碳水化合物45%~60%，脂肪20%~35%。
2.*为食谱中用到的食药物质，如大枣、姜、百合等。

（二）适宜华南地区的食谱示例

华南地区的饮食特色主要是粤菜文化，其中最有特点的首先是“食不可无汤”。华南地区地处亚热带，气候相对炎热，易出汗，身体消耗大，故喜欢喝汤。汤料常采用食药物质，长时间煲煮，当地称其为“老火汤”“老火靓汤”或“广府汤”。其次，华南地区盛产稻米，主要以米为食，包括以米制品做成的主食，例如肠粉、河粉，以及萝卜糕、米糕等各类精致糕点。本系列食谱遵循糖尿病患者食养原则，合理搭配华南地区各季特色食材。华南地区四季食谱示例如表5-27所示。

表5-27　华南地区四季食谱示例

春季食谱1	
早餐	韭菜鸡蛋炒面（韭菜50g，鸡蛋55g，面条50g） 纯牛奶（250mL） 松子（10g）
中餐	米饭（大米100g） 彩椒胡萝卜粒炒瘦肉（柿子椒40g，胡萝卜80g，猪瘦肉30g） 盐水菜心（菜心100g） 海带豆腐汤（海带60g，豆腐80g）
加餐	樱桃（150g）
晚餐	杂粮饭（大米50g，红米25g） 春笋炒鸡（鸡肉30g，春笋50g） 清炒圆白菜（圆白菜100g）
油、盐	全天总用量：植物油25g，盐5g
春季食谱2	
早餐	三丝炒苕粉（油菜30g，鸡肉50g，柿子椒10g，鸡蛋20g，苕粉60g） 纯牛奶（250mL） 榛子（10g）
中餐	米饭（大米100g） 清蒸鲈鱼（鲈鱼100g） 韭菜炒牛肉（韭菜50g，牛肉80g） 西红柿豆腐排骨汤（西红柿50g，豆腐50g，猪排骨15g）
加餐	苹果（150g）
晚餐	杂粮饭（大米60g，玉米碴40g） 香菇木耳蒸肉饼（香菇10g，木耳10g，猪瘦肉30g） 洋葱炒蛋（洋葱25g，鸡蛋40g） 黑豆黄杞子汤（黄芪*10g，黑豆10g，枸杞子*10g，生姜*3g）
油、盐	全天总用量：植物油25g，盐5g
春季食谱3	
早餐	绿豆芽青椒丝香菇炒面（绿豆芽30g，猪瘦肉70g，青椒10g，香菇10g，面条100g） 纯牛奶（300mL） 甜杏仁*（5g）
中餐	米饭（大米100g） 黄瓜炒肉片（黄瓜100g，猪瘦肉60g） 豆腐鱼头汤（豆腐60g，鳙鱼头60g）

续表

<table>
<tr><td>加餐</td><td>橘子（250g）</td></tr>
<tr><td>晚餐</td><td>杂粮饭（大米50g，燕麦40g）
南瓜豆豉蒸排骨（猪排骨60g，南瓜80g）
韭菜炒鸡蛋（韭菜50g，鸡蛋40g）
山药猪胰汤（猪胰50g，山药*20g）</td></tr>
<tr><td>油、盐</td><td>全天总用量：植物油22g，盐5g</td></tr>
<tr><td colspan="2">注：1.本食谱可提供能量1600~2000kcal。蛋白质70~102g，碳水化合物213~240g及脂肪55~72g；宏量营养素占总能量比为：蛋白质15%~20%，碳水化合物45%~60%，脂肪20%~35%。
2.*为食谱中用到的食药物质，如山药、枸杞子、生姜等。黄芪，非试点地区限执业医师使用。</td></tr>
<tr><td colspan="2">夏季食谱1</td></tr>
<tr><td>早餐</td><td>牛肉炒粿条（牛肉50g，湿米粉条100g，芥蓝50g）
纯牛奶（250mL）
葵花子（10g）</td></tr>
<tr><td>中餐</td><td>米饭（大米100g）
盐水菜心（菜心100g）
香煎带鱼（带鱼100g）
西红柿冬瓜豆腐鸡蛋汤（西红柿100g，冬瓜80g，鸡蛋45g，豆腐60g）</td></tr>
<tr><td>加餐</td><td>火龙果（200g）</td></tr>
<tr><td>晚餐</td><td>杂粮饭（大米80g，玉米粒150g）
苦瓜炒木耳（苦瓜100g，木耳75g）
腐乳空心菜（空心菜40g）
石斛西洋参瘦肉汤（猪瘦肉50g，铁皮石斛*5g，西洋参*2g，大枣*8g）</td></tr>
<tr><td>油、盐</td><td>全天总用量：植物油25g，盐5g</td></tr>
<tr><td colspan="2">夏季食谱2</td></tr>
<tr><td>早餐</td><td>牛奶煮麦片（纯牛奶250mL，燕麦片45g）
洋葱菜肉包（面粉50g，猪肉30g，洋葱3g，白菜20g，虾米2g）
煮鹌鹑蛋（鹌鹑蛋15g）</td></tr>
<tr><td>中餐</td><td>米饭（大米100g）
豇豆炒鸡胸肉（长豆角70g，鸡胸肉50g）
水煮芥菜（芥菜40g）
冬瓜焖筒骨汤（冬瓜60g，猪筒骨80g）</td></tr>
<tr><td>加餐</td><td>橙子（200g）</td></tr>
<tr><td>晚餐</td><td>杂粮饭（大米70g，黑米30g）
黄瓜炒肉片（黄瓜50g，猪瘦肉40g）
豉汁鳜鱼（鳜鱼40g）
蒜蓉炒生菜（生菜60g）
灵芝山药猪骨汤（猪骨150g，灵芝*10g，山药*30g，生姜*3g）</td></tr>
<tr><td>油、盐</td><td>全天总用量：植物油25g，盐5g</td></tr>
<tr><td colspan="2">夏季食谱3</td></tr>
<tr><td>早餐</td><td>干炒牛肉河粉（牛肉75g，河粉90g，空心菜50g）
纯牛奶（300mL）
南瓜子（15g）</td></tr>
<tr><td>中餐</td><td>米饭（大米100g）
水煮苋菜（苋菜100g）
佛手瓜炒蛋（鸡蛋60g，佛手瓜100g）
豆腐黄骨鱼汤（金针菇50g，黄骨鱼75g，豆腐90g）</td></tr>
</table>

续表

加餐	杨桃（100g）
晚餐	二米饭（大米70g，小米30g） 茄子炒肉末（茄子100g，猪瘦肉50g） 白斩鸡（鸡肉50g） 芡实煮老鸭（芡实*10g，鸭肉25g）
油、盐	全天总用量：植物油25g，盐5g
注：1.本食谱可提供能量1600~2000kcal。蛋白质71~102g，碳水化合物215~240g及脂肪62~72g；宏量营养素占总能量比为：蛋白质15%~20%，碳水化合物45%~60%，脂肪20%~35%。 2.*为食谱中用到的食药物质，如大枣、山药、生姜等。铁皮石斛、灵芝、西洋参，非试点地区限执业医师使用。	
秋季食谱1	
早餐	鸡蛋苕粉（鸡蛋55g，苕粉80g，生菜50g） 纯牛奶（250mL） 花生（5g）
中餐	米饭（大米100g） 莲藕胡萝卜排骨汤（莲藕50g，胡萝卜30g，猪排骨20g） 香煎马鲛鱼（马鲛鱼60g） 水煮白菜（白菜100g）
加餐	梨（200g）
晚餐	杂粮饭（大米55g，燕麦粒15g） 白斩清远鸡（鸡肉30g） 四季豆炒牛肉（四季豆40g，牛肉30g） 玉米须芡实赤小豆煲猪胰汤（玉米须5g，芡实*7g，赤小豆*5g，猪胰50g，茯苓*7g，生姜*3g）
油、盐	全天总用量：植物油25g，盐5g
秋季食谱2	
早餐	玉米菜肉饺（面粉90g，白菜30g，山药*15g，玉米粒20g，虾米3g，猪肉40g） 纯牛奶（300mL）
中餐	米饭（大米100g） 金针菇炒黄豆芽（金针菇30g，黄豆芽60g） 深井烧鹅（鹅肉100g） 丝瓜鸡蛋汤（丝瓜40g，鸡蛋55g）
加餐	桃（200g）
晚餐	米饭（大米100g） 煮玉米（玉米100g） 西芹百合花生炒鸡肉（西芹30g，百合*15g，花生8g，鸡肉40g） 蒸鱼（鲩鱼80g） 竹荪山药煲冬菇鸡（竹荪10g，山药*30g，冬菇15g，胡萝卜30g，鸡肉50g，生姜*3g）
油、盐	全天总用量：植物油25g，盐5g
秋季食谱3	
早餐	菜肉包子（面粉70g，白菜30g，玉米粒20g，猪瘦肉30g） 玉米面花卷（玉米面25g） 纯牛奶（250mL）
中餐	牛蛙焖米饭（牛蛙30g，大米100g） 菜花炒鸡蛋（菜花30g，鸡蛋60g） 盐水生菜（生菜150g） 土豆鸡汤（土豆90g，鸡肉50g）
加餐	石榴（150g）

续表

秋季食谱3	
晚餐	杂粮饭（大米70g，黑米30g） 南瓜豆豉蒸排骨（猪排骨45g，南瓜100g） 扁豆炒肉末（扁豆120g，猪瘦肉35g）
油、盐	全天总用量：植物油25g，盐5g
注：1. 本食谱可提供能量1600~2000kcal。蛋白质62~96g，碳水化合物212~269g及脂肪56~65g；宏量营养素占总能量比为：蛋白质15%~20%，碳水化合物45%~60%，脂肪20%~35%。 2.* 为食谱中用到的食药物质，如山药、芡实、赤小豆等。	
冬季食谱1	
早餐	切片面包夹煎蛋（切片面包40g，鸡蛋55g） 燕麦粥（燕麦25g） 纯牛奶（250mL） 核桃仁（12g）
中餐	米饭（大米90g） 土豆鸡肉（土豆60g，鸡肉60g） 大骨汤煮芥菜（芥菜100g） 萝卜羊排汤（白萝卜100g，羊排60g）
加餐	猕猴桃（200g）
晚餐	杂粮饭（大米55g，玉米糁35g） 炒圆白菜（圆白菜100g） 冬笋焖牛肉（冬笋100g，牛肉30g）
油、盐	全天总用量：植物油25g，盐5g
冬季食谱2	
早餐	紫米面发糕（紫米面50g） 菜包子（面粉30g，白菜40g） 纯牛奶（250mL） 开心果（12g）
中餐	米饭（大米90g） 草菇圆白菜炒鸡杂（草菇30g，圆白菜100g，鸡肝8g，鸡胗8g，鸡肠8g，鸡心8g） 鱼头豆腐汤（白萝卜100g，豆腐100g，鳙鱼头80g）
加餐	柚子（200g）
晚餐	二米饭（大米55g，小米25g） 蒜蓉菜花炒瘦肉末（菜花40g，猪瘦肉20g） 萝卜牛腩（白萝卜100g，牛腩30g） 鸽肉山药玉竹汤（鸽肉50g，山药*30g，玉竹*12g，生姜*3g）
油、盐	全天总用量：植物油25g，盐5g
冬季食谱3	
早餐	鲜虾苕粉（苕粉100g，海虾50g） 纯牛奶（250mL） 煮鸡蛋（鸡蛋50g） 腰果（20g）
中餐	糙米饭（糙米100g） 冬笋炒牛肉（冬笋60g，牛肉100g） 炒奶白菜（奶白菜100g） 西洋菜豆腐汤（西洋菜100g，豆腐60g）

续表

冬季食谱3	
加餐	苹果（200g）
晚餐	煲仔饭（大米60g，羊肉45g，菜心100g） 西兰花炒肉片（西兰花100g，猪瘦肉50g）
油、盐	全天总用量：植物油23g，盐5g

注：1.本食谱可提供能量1600~2000kcal。蛋白质72~92g，碳水化合物211~262g及脂肪61~74g；宏量营养素占总能量比为：蛋白质15%~20%，碳水化合物45%~60%，脂肪20%~35%。
2.*为食谱中用到的食药物质，如山药、玉竹、姜等。

（三）成年人糖尿病食养方举例

1.归参炖母鸡

主要材料：当归12g，党参20g，母鸡1只，生姜、葱、料酒、食盐适量。

制作方法：将母鸡去掉内脏，洗净。再将洗净的当归和党参放入鸡腹内，置砂锅中，再加入葱、姜、料酒等，加适量清水，大火煮沸后，改小火煨炖，至鸡肉烂熟骨肉分离即成。佐餐分次食用。

2.猪胰汤

主要材料：猪胰1条，薏苡仁30g，黄芪30g，山药120克。黄芪，非试点地区限执业医师使用。

制作方法：将黄芪、山药煎取浓汁，与猪胰、薏苡仁共煮汤分次食用。

3.黑豆黄杞子汤

主要材料：黄芪10g，黑豆10g，枸杞子10g，生姜3g，盐适量。黄芪，非试点地区限执业医师使用。

制作方法：黑豆泡发与其他食材一起，加清水，小火煮至熟透。佐餐食用。

4.灵芝山药猪骨汤

主要材料：猪骨150g，灵芝10g，山药30g，生姜3g，盐适量。灵芝，非试点地区限执业医师使用。

制作方法：灵芝和去皮的山药切小块，猪骨洗净焯水后捞起备用。所有材料一起放入锅中，加入清水，大火烧开后转小火煲1小时。佐餐食用。

5.玉米须芡实赤小豆煲猪胰汤

主要材料：玉米须5g，芡实7g，赤小豆5g，猪胰50g，茯苓7g，生姜3g，盐适量。

制作方法：芡实、赤小豆清水浸泡半小时。将猪胰白色的筋膜和肥油部分彻底清理，清洗、切段，加生姜，冷水下锅，沥水捞出冲洗干净。将所有食材加入清水中，大火烧开后转小火煲1~2小时。佐餐食用。

目标检测

一、选择题

1. 血脂偏高的老年人，应有所限制的食物是

A. 主食　　B. 蔬菜

C. 牛奶　　D. 猪肉及内脏

2. 老年人代谢组织的总量逐年下降，基础代谢下降

A. 10%~15%　　B. 15%~20%

C. 20%~25%　　D. 25%~30%

3. 老年人生理代谢的特点是消化系统功能减退，代谢功能减退、免疫功能下降及

A. 体成分改变　　B. 氧化损伤加重

C. 体成分改变及氧化损伤加重　　D. 肌肉萎缩

4. 老年人能量摄入量与消耗量以能保持平衡并可维持理想体重为宜，50~60岁老年人每日摄入量为（　）MJ（kcal）

A. 7.53~9.20（1800~2200）　　B. 7.10~8.80（1700~2100）

C. 8.00~13.00（1900~3100）　　D. 小于7.10（1700）

5. 老年人蛋白质提供的热量占总热量（　），且应注意优质蛋白质的摄入

A. 10%~12%　　B. 12%~14%

C. 14%~15%　　D. 15%~16%

6. 老年人多不饱和脂肪酸、单不饱和脂肪酸提供的能量占总能量的（　）比较合适

A. 8%~10%，10%　　B. 10%，10%

C. 8%，8%　　D. 12%，10%

二、思考题

1. 针对妊娠性呕吐提出的营养和膳食措施有哪些？

2. 缺铁性贫血是可以预防和纠正的，需要妊娠期妇女调整和改善不合理的膳食结构，想一想，针对缺铁性贫血提出的营养和膳食措施有哪些？

3. 如何判定哺乳期妇女能量摄入是否适宜？

4. 徐某，教师，身高167cm，体重70kg，自觉全身无力，到医院检查，空腹血糖高于正常值，前来咨询。请通过食物交换份法结合膳食指南的原则为其制定一日带量食谱。（每千克体重按25kcal提供热量）

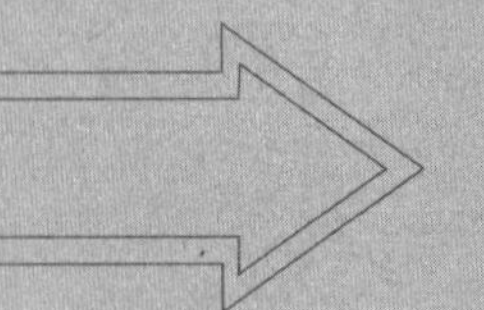

模块三　食物烹饪

项目六　烹饪工艺对营养素的影响

PPT

学习目标

知识要求

1. 掌握烹饪熟制的原理及其对营养素的影响。
2. 熟悉科学的营养烹饪方式。
3. 了解烹饪的加热方式、设备与火候的控制。

技能要求

1. 学会运用不同烹饪工艺对食材进行加工。
2. 能分析不同烹饪技法对营养素造成的影响。
3. 能根据不同食材的特点选择合适的烹饪方式。

素质要求

1. 培养科学健康的饮食烹饪意识。
2. 培养分析问题、解决问题的思维能力。

任务一　烹饪熟制与火候

案例分析

案例　清炖牛肉，是以小火烧煮的。烹制前先把牛肉切成方形块，用沸水焯一下，清除血沫和杂质，这时牛肉的纤维是收缩阶段，要移中火，加入辅料，烧煮片刻，再移小火上，通过小火烧煮，使牛肉收缩的纤维逐渐伸展。当牛肉快熟时，再放入调料炖煮至熟。这样做出来的清炖牛肉，色香味形俱佳。

问题　1. 如何掌握炒菜火候？

2. 有哪些烹饪方法适合用于牛肉的烹饪？

一、烹饪原料制熟处理的基本原理

食物原料的制熟过程就是使其由不可食用的状态转变成可以食用的状态，是烹饪技术三大要素之一，先秦叫煎熬，魏晋以后称火候。现在科学称食物热处理技术。但是并不是所有的制熟过程都要加热，许多种瓜果蔬菜都可生吃，有时连味也不调，从田间直接到餐桌；再如现在流行的生鱼片和部分地区喜食的炝虾、醉泥螺等，也没有经过加热。这些非热熟制过程，具有类似于果实成熟中“熟”的含义。成菜过程是不烹（不经加热）只调（调味）或不烹不调。本项目都是涉及加热的食物制熟过程。

二、烹饪原料制熟处理的目的和意义

（一）确保摄入食品的安全卫生

从食品卫生学的角度看，造成食品污染因饮食活动而危害人体健康的因素，有误食有毒动植物、食品被致病细菌等微生物、寄生虫和有毒化学品及放射线所污染等几方面，再有就是食物原料本身所含有的不利于人体健康的生物毒素。对于这些除了加工过程仔细剔除、悉心防护以外，加热是一种重要的食品安全卫生措施，尤其是对于致病微生物、寄生虫和生物中毒素的杀灭和消除，加热几乎是唯一有效的措施。如表6–1所示为肉类的成熟标准。

表 6–1　美国食品委员会所订肉食成熟标准

肉的种类	成熟程度	颜色变化的说明	内部温度
牛肉	半熟	中心为玫瑰红色，向外逐渐呈桃红色，渐变为暗灰色，外皮棕褐色，肉汁鲜红	60℃
	中熟	肉浅粉红色，外皮及边缘为棕褐色，肉汁为浅桃红色	70℃
	全熟	中心为浅灰褐色，外皮色暗	80℃
羔羊肉	中熟	浅粉红色，肉汁浅粉红色	70℃
	全熟	中心为浅褐灰色，质地硬实而不松散，汁清	80~82℃
小牛肉	全熟	质地硬实，不松散，汁清，浅粉红色	74℃
猪肋条、腰肉	全熟	中心为浅灰白色	77℃
猪肩胛肉及鲜火腿	全熟	中心为浅灰白色	85℃

（二）有利于食物中营养素的保护和人体对营养物质的消化吸收

人类所需的七大类营养素（水、无机盐、糖类、蛋白质、脂类、维生素和膳食纤维），在制熟过程极易流失的是维生素和无机盐，特别是易溶于水和受热易失效的种类，因此从理论上讲，只要安全卫生可以保证，制熟的实际温度越低越好。但是糖类（主要是淀粉，呈胶束结构）和蛋白质在生物组织中的存在状态，如果不经加热制熟，有时是很难消化吸收的。

（三）加热可以极大增强菜肴的风味效果

中餐菜肴的风味指标，通常指色、香、味、形、质五个方面，它们分别由人的视觉、嗅觉、味觉和触觉所感知，但从古到今国人都特别强调“味”字，实际上指的就是滋味，是嗅觉和味觉的综合感受。

加热对于口味也有很重要的影响，有人说：烹饪的作用在于“有味使之出，无味使之入”。这句话有些道理，不过中餐菜肴的口味几乎都不是单一的，因此除了“出”与“入”之外，“和”是至关重要的，“五味调和”在中国菜制作中尤为重要，而加热是实现“五味调和”的重要手段。

（四）加热是强化饮食美感的重要手段之一

获得美好食品，是任何一个人的生存欲望之一，也是最常见的审美活动，虽然西方古典美学认为饮食只是人的生理本能，只能产生快感而不是美感，从而否认饮食美学的存在。但是在传统的中国文化中，自古存在饮食审美的思想观念，而且这种观念也反映在烹调技术和菜点成品方面。

饮食美感源于饮食艺术，中餐菜肴在形和色方面的追求便足以说明饮食艺术的存在，其间有时把加热也当作追求饮食艺术的一种手段。例如绿色蔬菜经过焯水，更加翠绿可爱；虾子去壳留尾，烹炒后尾壳变红，成菜后红白相映。中餐厨师很善于应用烹饪原料在加热之后的形状、形态和颜色的变化，增加菜肴的艺术感染力，诱人食欲。

三、烹调加热设备

人类对火的利用，从最原始的篝火到引进住室内的火塘，进而发展到能够排放燃烧后的废气的烟突灶。当矿石燃料煤被人们利用之后，便意识到燃料与助燃的空气之间的合理关系。中国人是最早知道要使固体燃料充分燃烧必须鼓风的道理的，木风箱在古代是世界上处于领先地位的发明。以至在当代的餐饮行业和家庭厨房中，从古代就有的烟突灶、烤炉到现代化的电磁感应灶、微波炉一应俱全，同时存在。

（一）明火亮灶

明火亮灶是中餐厨师的绝技。以柴草、木炭、煤炭等固体燃料和以天然气、燃气、煤气、液化石油气等气体燃料为能源的烹饪炉灶，有各种各样不同的构造和形式，而且在日常口语中，炉和灶是有区别的，通常把固定的烧火供热装置称为灶，而把可以移动的类似装置称为炉。但是在饮食行业中，这种区分也不是很严格，例如烤炉、烘炉、熏炉等，虽称为炉，却也不能移动。所以我们对于它们之间的区别，不必过于较真，就按习惯命名即可。

既然因燃料的种类不同而有不同的构造和形式的炉灶，那么它们的工作过程也是不相同的，但燃料的燃烧原理却都是相同的，所有这些固体燃料，其中能够释放能量的可燃元素主要是C、H、N、P和S五种（以C为最重要），它们完全燃烧生成的氧化产物分别为CO_2、H_2O、NO_2、P_2O_5和SO_2，但实际燃烧时，由于得不到充足的O_2供应，燃烧反应往往是不完全的，对碳元素而言，不仅会生成CO，甚至还会生成炭黑。因此在炉灶设计中，燃料和助燃的氧气（空气）充分而又均匀地接触，并且有足够的空气量就成为设计时主要技术指标，有时还要采取鼓风等辅助措施。

需要补充说明，在缺乏天然气的地区，也有用煤油或轻柴油作燃料的燃油供热设备，以辽宁和广东的产品最多，有专门烧油的设备，也有油气两用的设备，目前设计最好、火焰可以调节的燃油设备，最高燃烧温度可达1400℃。由于燃油供热设备的烟气较重，不如燃气设备干净轻便，所以使用不太广泛。

以上所述的烹饪供热设备，都以产生火焰的形式进行工作，餐饮业称之为“明火亮灶”。中餐厨房最习惯于这些“明火亮灶”，他们有多种多样调控火焰大小、温度高低、供热多少的经验措施，有些经验丰富的老厨师，他们自己甚至有垒灶设计施工的本领，特别是使用固体燃料的炉灶，往往都是厨师自己动手建造的。可惜由于城市大气环境的控制，在大中型城市中，这些流传千年的经验，已经完全用不上了。

我们在这里介绍的各种炉灶，因它们工作而产生的热量并不能100%地有效利用，热学上把燃烧设备能够有效利用的热量和燃料在燃烧过程中释放的总热量之比称为热效率。《城市煤气设计规范规定》（表6–2）中对若干常用生活用燃气器具中燃料设备热效率的设计进行了规定。

表6–2 常用生活用燃气燃烧设备的热效率

设备名称	民用燃气灶	热水器	沸水器	燃气大锅灶	食堂炒菜灶	水管蒸饭锅	火管蒸饭锅
热效率	55~56	80~90	75~80	45~55	30~50	60~70	65~75

从表6–2所列的数据来看，用于烹调的灶具其热效率是很低的，况且这些还只是设计规定，并不等于实际操作中的热效率，足见在“明火亮灶”式的烹调过程中，热量散失严重，这不仅浪费了燃料，而且还造成厨房劳动条件的恶化，所以炊灶具的改良是餐饮行业工具改革的一个重要方面。表6–2是针对燃气设备而言的，对于固体燃料的炉灶，其热效率就更低了。

（二）电热设备——无火烹调

电热设备属于家用电器的一部分，20世纪初，首先在美国问世，面包炉、电灶等相继被发明并且进入厨房，20世纪50年代得到了空前的发展，现在美国厨房的加热设备已基本实现了电气化，其他发达国家也已经非常普及。

我国的厨房电热设备在1949—1960年处于萌芽期，其间曾因电力供应紧张被限制使用。直到20世纪80年代，这种情况才有所改变。据统计，在1985年我国电饭锅的年产量达到511万台，电热蒸煮器具达85万台，电灶为14.53万台。从此以后，电热设备在厨房设备中的比重越来越大，但是就使用范围而言，家庭厨房的普及程度大于餐饮企业，特别是中国厨师擅长使用的炒勺，与这些电热设备不易配套，所以进行适合中国烹饪工艺特点的新的电热设备的研制具有很大的现实意义。

目前市场上常见的厨房电热设备有保温式电饭锅、电烤箱、电灶、微波炉、电磁感应灶（电磁炉）、电炸锅等。对于这些设备，除微波炉的传热原理比较特别之外，其他设备几乎都是以传导的方式导热，所以电热设备在中国餐饮行业中的应用依然处于次要的地位，就是在环境保护要求很严的大城市，餐饮企业厨房中的电热设备也只是应用于蒸、烤、炸、煮等少数几种技法，而中国烹调的国粹技法——以浅层油脂为传热介质的炒法，还是以“明火亮灶”为主，这种状况以后或许会改变。

（三）太阳能灶和锅炉

太阳能是最理想的无污染的能源，是值得开发的廉价能源，只不过因为太阳光到达地面的强度受气候和季节的影响，因此很难做到稳定供热。但是能源匮乏的地区，用太阳能代替部分固体或气体燃料，仍具有积极意义。

大型的宾馆饭店几乎都有自己的锅炉，但是利用过热蒸汽作为热源只能用于蒸、煮、炖、焖等以水或蒸汽为传热介质的烹调技法，故而不能完全代替其他高温炉灶。

（四）远红外辐射和微波加热

远红外辐射和微波都是电磁波，它们作为能量的一种形式，被食物原料直接吸收使得食物制熟。

远红外和微波加热技术都是利用电磁波直接照射的辐射传热方式，其中远红外加热技术还伴随着热空气对流传热，而微波加热技术则是单纯的辐射。另外两者的产热机制也不完全相同，远红外加热中的热量由射线本身所携带，而微波加热则是因分子吸收微波与其他分子摩擦而产生的热量。不过两者的热效率都很高，故而加热过程非常迅速。远红外线加热元件的加热温度一般为300~400℃，微波加热则视实际需要而调节。

四、传热学基本原理

从供热设备的炉灶中产生的热能，要转变成食物制熟的能量，其间还存在热量的传递问题，传热学便是研究热量传递规律的一门学问。传热学涉及热量传递的方法和承担传热任务的介质方面的知识。

（一）经典的热量传递方式

只要有温度差存在的地方，就会有热量自发地从高温物体或区域传向低温物体或区域，在热工学中，高温部分叫热源，低温部分叫冷却器。在烹调过程中，作为热源的炉灶把自身产生的热能通过不同的传热方式传递到炊具和其中的食物原料上，这样的炊具也可以视为冷却器，而传热方式共有传导、对流和辐射三种。

1. 热传导 所谓传导，是指导热物体各部分没有相对位移，或不同物体直接接触时，因组成该物体的各物质的分子、原子和自由电子等微观粒子的额外运动而发生的热量传递现象。因此，热传导的先决条件是导热体的存在，这一点与其他能量状态的传导在原理上是相同的，例如电能的传递需要有导电体（即电流的导体），振动能量的传递也需要有导体（载波体）。这样导体的性质与热传导的效率有很大的关系，物质结构紧密的金属是一切能量形态的优良导体，远方开来的火车，其震动的响声最先在铁轨上觉察到；电流在银丝和铜丝上流动所受的阻力最小，同样，不同材质的炊具，在厚度相同时，其导热效率有显著的差别。这就是我们根据不同烹调方法选择不同材质炊具的理论依据，例如快速成菜的炒法，就必须使用导热性能优良的金属炊具，而保持一定温度长时间加热的炖焖，就可以选用陶瓷质的砂锅，因其传热缓慢，汤汁中水分不易因此而蒸发，从而确保原汁原味。

2. 热对流 在流体（包括液体和气体）的运动中，把热量从高温区域移向低温区域的现象叫作对流。但是在烹调过程中，单纯在流体之间进行的热交换即纯对流现象并不是主要的，通常都是温度高的固体把热量传递到与之接触的流体中去，这样就出现了对流和传导同时存在的热交换现象，典型而又简单的对流和传导同时存在的情况如电水壶烧开水，当电流通过电热元件产生热量后，便由电热元件的表面传递到与之接触的水中，使一部分水分子受热温度升高而流向低温区，同时低温区的水分子又立刻补充到高温区继续受热，于是对流现象便产生了。但是也有单纯的对流现象，例如将一壶开水倒入冷水桶中，此时所产生的热传递方式便是典型的对流过程。

3. 热辐射 辐射是自然界存在的最普遍、数量最大的能量传递方式，太阳的能量向地球传递便是通过这种方式，由于在太阳和地球之间存在一段真空的区域，由此可见以辐射的方式进行的能量传递过程，与传导和对流有显著的区别，传导和对流的实现，必须通过冷热物体的直接接触，即依靠某些物质作为媒体来传递热量。热辐射是物质在高温状态（包括燃烧和其他激烈化学反应和核反应）下以光子的形式（电磁波）发射能量的过程。黑体是一种理想化的物体，它能够完全辐射热能，物理学家把能够100%吸收辐射能的物体叫作绝对黑体。箱式太阳能灶就是根据这个原理制造的。

（二）烹饪操作中常用的传热介质

1. 水　是最常用的传热介质，其最大局限性在于它的沸点只有100℃。因此，对于那些需要高温的烹调技法，就不适用了。

2. 水蒸气　水的沸腾温度在101325Pa时为100℃，若压力不变，超过100℃便完全汽化为水蒸气。水蒸气在食物制熟过程中，也常常被用作传热介质。

3. 食用油脂　我国人民常用的食用油脂有豆油、菜籽油、棉籽油、花生油、芝麻油、猪脂、羊脂、牛脂和奶油，属于地方性的食用油有向日葵油、茶籽油、椰子油和红花油，还有米糠油、棕榈油、玉米胚油和橄榄油等。食用油脂和水一样，不仅用作传热介质，而且是一类重要的营养素，是三大产热营养素之一。油脂用作传热介质，其关键要求是发烟点要高，不同油脂的发烟点见表6–3和表6–4。

表6–3　几种食用油脂的发烟点

油脂种类	发烟点（℃）	油脂种类	发烟点（℃）
大豆油	195~230	玉米胚油	222~232
橄榄油	167~175	棉籽油	216~219
菜籽油	186~227	奶油	208
芝麻油	172~184	猪油	190

表6–4　几种食用的粗制油和精制油的发烟点

指标	豆油		菜籽油		椰子油	
	粗制油	精制油	粗制油	精制油	粗制油	精制油
碘价	2.1	0.7	1.9	0.8	0.9	0.3
过氧化物	22	8	31	10	3	2
发烟点（℃）	190	236	179	218	143	190

从表6–4可知，油脂的碘价（不饱和脂肪酸含量的标志）和过氧化物是油脂发烟的主要原因，如果加热时间过长，油脂的分解加剧，这些化合物的含量增加，发烟点大大下降，从而导致油脂的质量下降，甚至不能食用。表6–5所列数据便是有力佐证。

表 6-5 加热时间对豆油发烟点的影响

加热时间	发烟点（℃）
5分钟	240
30分钟	235
60分钟	220
5小时	200
10小时	180
15小时	180
20小时	160

在通常情况下，烹饪操作所需要的温度均在200℃左右，中餐厨师一般凭经验看热油表面物相变化判断油温，即是以油的闪点作为十成热的标志，这当然是不精确的，用粗制芝麻油观察到的十成热温度只有190℃，而以精制大豆油观察到的十成热温度可高达326℃。

4.金属 金属的良好导热性能，使其传热很快，温度很容易升高，因此也有利于美拉德反应和焦糖化反应，使成品产生诱人的色泽。但是因传热太快，温度不易控制，加之传热方式是热传导，故而造成菜肴原料受热不均匀。因此，强烈快速炒拌是不可忽视的。

5.其他固体传热介质 其他固体传热介质，目前仍在使用的是食盐（NaCl）和洁净的粗沙或细石子，它们的导热性都不高，因此升温和降温都比较温和，不仅营养素破坏和流失率小，而且食物原料在这种条件下产生的风味物质也不易丧失。

（三）菜肴制熟操作的传热过程

对于油来说，有一套精密的判断介质油温的经验规则，中餐厨师视其为绝招。从事烹饪研究的科学工作者，采用WMZ-03温度指示仪和哈尔滨厨房设备厂生产的10眼煤气灶，对油量为1000毫升的豆油、菜籽油和猪油进行测定，以观察油温和油面上的物相变化对应关系，以菜籽油为例，结果如表6-6、表6-7、表6-8所示。

表 6-6 菜籽油全火焰加热时，油温与状态的关系

油温（℃）	状态
60~110	无气泡，油面平静
110~120	气泡产生，油面开始由外向里翻动
120~190	大量气泡产生，油面向里翻动
190~230	有青烟产生，油面由外向里翻动，气泡逐渐消失
230~240	有大量青烟产生，无气泡，油面平静

表 6–7　菜籽油中间火眼加热时，油温与状态的关系

油温（℃）	状态
60~100	无气泡，油面平静
100~150	气泡产生并逐渐增加，油面由外向里翻动
150~200	产生大量气泡，油面翻动明显，有青烟产生
200~240	气泡逐渐消失，油面恢复平静，青烟量加大
240~250	有大量青烟

表 6–8　菜籽油外围火眼加热时，油温与状态关系

温度（℃）	状态
60~100	无气泡，油面平静
100~150	气泡产生并逐渐增加，油面由外向里翻动
150~190	气泡量很大，油面翻动明显
190~240	产生青烟，气泡逐渐消失，油面恢复平静
240~270	有浓烟，无气泡，油面平静

通过以上三组数据可知：①低温时的气泡主要是油脂中少量水汽化所致；②炉灶的火眼排列与传热快慢有密切关系，所以设计合理的炉具非常重要；③产生青烟的温度，即是该油脂的闪点。上述数据可以视为纯食品科学的测定结果，虽然很有价值，但并没有和中餐厨师的经验测温法相联系，因此在餐饮业内不便采用。

五、火候和火候的运用

（一）火的本质和火候的定义

在人类文明的发展史上，火是所有原始人类早期认识的共同现象，所以无论中外的古代神话传说，都有关于火的内容，就我们而言，在西方近代科学传入以前，一直认为火是一种物质。就世界范围而言，人们对火的本质认识是法国化学家拉瓦锡（A.L.Lovisier，1743—1794）精确地使用天平测定了氧气在燃烧过程中的化学行为，并于1777年总结了其燃烧理论，即：①燃烧时的过程都要发出热和光；②物体仅能在氧气中燃烧；③可燃性物体在燃烧过程中所得到的重量即等于空气所失去的重量；④燃烧过程中，可燃烧物质转变成酸类，而金属则变成金属氧化物（拉瓦锡称它们为矿灰）。拉瓦锡的燃烧理论否定了火是一种物质（或元素）的假说，火只不过是可燃烧性物质在空气（或氧气）中燃烧发生热和光的现象。火按广度分为大火、中火和小火，按强度分为文火和武火。

《火候须知》说："熟物之法，最重火候。有须武火者，煎炒是也；火弱则物疲矣。有须文火者；火猛则物枯矣。有先用武火，而后用文火者，收汤之物是也；性急则皮焦而里

不熟矣。有愈煮愈嫩者，腰子、鸡蛋之属是也；有略煮而不嫩者，鲜鱼、蚶蛤之类是也。肉起迟，则红色变黑；鱼起迟，则活肉变死肉。屡开锅盖，则多沫而少香；火熄再烧，则油走而味失。道家以丹成九转为仙，儒家以无过不及为中。司厨者能知火候而谨伺之，则几于道矣。鱼临食时，色白如玉、凝而不散者，活肉也；色白如粉，不相胶粘者，死肉也。明明鲜鱼而使之不鲜，可恨已极。”这是中国饮食文化古籍中，对烹调火候所作的最完整的论述。

火候是中国饮食学中的传统概念，可以给它以准确的科学解释，也可以根据物料的热学性质进行定量的计算，所得数据的单位就是物理学上“功”的单位，即“瓦特·小时”或“千瓦·小时”。从近代科学的观点看，火候就是温度曲线，就是在加热过程中，温度随时间的变化关系，就是在加热过程中，受热物质吸收热能的程度。

厨师所理解的火候是无法量化的，但是我们可以给它下一个准确的科学定义，所谓“火候”，是指在一定的时间范围内，在不变或一系列连续变化的温度条件下，食物原料在制熟过程中从热源（能源、炉灶）或传热介质中经不同的能量传递方法所获得的有效热量（能量）的总和。这个总能量既不等于能源所提供的能量，也不等于传热介质传递的能量，仅等于在制熟过程中被食物原料所吸收的那部分能量。

（二）热（能量）的本质

热的本质就是能量，而一切能量形式都有其广度因素（数量大小）和强度因素（强弱高低）。热的广度因素告诉我们，热源发出热能的多少或传热介质传递热能的多少应与所要处理的食物原料的数量相匹配，用大炉灶烧小锅菜或用小炉灶烧大锅菜都是不适宜的。

热的强度因素就是指温度的高低，虽然热源或传热介质的温度变化是连续的，但食物原料在不同烹饪技法中对热量的吸收是不连续的，因此不同能量子所表现的温度变化也是不连续的，即食物原料的制熟过程中的熟化温度是不连续的，例如用50℃的热水煮鸡蛋，时间再长壳内的蛋白质也不会凝固，而用100℃的沸水，几分钟即可以达到目的。因此就食物原料的制熟过程而言，食品成熟的标志是它们的温度而不是热量，只有当某种食物原料所有可食部分的温度达到了特定的制熟温度，才算是熟了。

可是由于绝大多数食物原料都是热的不良导体，所以要使所有可食部分都达到制熟温度，就需要有足够的传热时间，而传热时间的长短是由食物原料的形态和料块的大小来决定的，即以煮熟带壳鸡蛋为例，开始加热不久，蛋白部分即已凝固熟化，如果煮的时间不够，蛋黄就不能完全凝固，就是人们常说的溏心鸡蛋；如果加热时间充分，则蛋黄也会凝固。

作为热的广度因素的热量是热源或经过传热介质传递到食物原料中，并为之吸收的热的总量，是和食物原料的数量成正比关系的；热的强度因素温度表征了使食物制熟时所需要的能量子的数值大小，通常与高温相对应的电磁辐射的能量子数值较大，能使食物成分中某些或全部分子分解；与低温相对应的电磁辐射能量子数值较小，能改变食物成分中某些分子的存在状态（如蛋白质的变性）。食物原料制熟过程中所涉及的变化主要是后者。因此选择适宜的制熟温度取决于电磁辐射的频率和原料中某种物质的分子结构（包括立体结构）。至于加热时间的长短，则视料块的大小和原料的状态（如鸡蛋是否带壳等）而定。实际上中餐厨师的“看火”绝活，在科学上讲就是判断加热温度和掌握加热时间。

（三）火候的运用

在中餐实践中，如何掌握火候，对于不使用任何科学测量仪器的厨师来说，却并不是件容易的事。因为食物原料由生变熟，并达到应有的色、香、味、形、质，需要认识原料的性质、传热介质的特点、运用的烹饪技法、原料在烹调过程中的变化、加热设备的操作技巧等诸多因素，虽说适宜的温度是操作成败的关键，但是热源设备、传热介质乃至食物原料在受热过程中的物相变化，都是厨师判断温度的观察对象。

越来越多的烹调从业者，已经认识到只有用现代的科学技术手段去确定诸多的可变因素，才能使火候更容易控制，从而保证菜点质量的相对稳定，并且在一定的“度”上变化，以体现厨师个人的技术特点和满足不同风味偏嗜的食客的需要。烹饪操作中烤箱和微波炉对加热温度和时间的控制，已经使广大厨师意识到科学技术原理和传统操作经验之间的一致性，可惜现在积累的用现代科学手段测定的技术参数还不多。因此，我们在这里还只能从经验的角度来讨论火候的掌握和运用。①从食物原料的感官性质判断火候；②观察传热介质的表面物相判断火候；③选择合适的烹调方法满足成菜的火候需要；④根据食物原料在加热中的物相变化判断火候。

任务二 常用的烹饪技法及其对营养素的影响

案例分析

案例 焯熟的生菜捞出放在盘子里待用，炒锅放入少许油，下入蒜末炒出香味。然后来调一个料汁，把所有的调料放入碗里，加入适量水搅匀，把调好的料汁倒入锅里，再次煮开至略微黏稠的状态，把熬好的料汁浇在盘子里的生菜上面即可。

问题 1. 为何蔬菜的一般烹饪方式是焯水和炒制？

2. 蔬菜在烹饪过程中哪些营养素可能会损失？

一、烹饪

烹饪是膳食的艺术，是一种复杂而有规律地将食材转化为食物的加工过程。“烹”是煮的意思，“饪”是熟的意思，狭义地说，烹饪是对食物原料进行热加工，将生的食物原料加工成熟食品；广义地说烹饪是指对食物原料进行合理选择调配，加工洁净，加热调味，使之成为色、香、味、形、质、营养俱全，安全无害的，利于吸收，益人健康，强人体质的饭食菜品。让人在食用时感到满足，同时使食物的营养更容易被人体吸收。

二、烹饪技法

烹饪技法，指一些烹饪的常用技巧。中餐烹调技法的精髓就是加热技法，这是由中国人喜欢热食的习惯决定的，因此造成加热技法的丰富多彩。我国常用的烹饪技法包括预熟制技法和制熟技法，如烤、煮、蒸、炸等。在烹调过程中，食物的蛋白质、脂肪、淀粉、矿物质、维生素等均会发生一系列复杂的物理、化学变化。这些变化有些能增进食物的色、香、味，并使之容易消化吸收，提高食物所含营养素在人体内的利用率；有的则可能使一些营养素遭到破坏，降低食物的营养价值。因此，了解营养素在食物烹调中的变化，对科学进食、促进人体健康大有裨益。

三、烹饪技法对营养素的影响

（一）预熟制技法及其对营养素的影响

预熟处理是指在正式熟处理之前，对食物原料先行加热，制得菜肴半成品的加工过程。预熟处理同样要依靠传热介质的能量传递作用，又因为它是辅助的加工过程，所以对初加工的要求有很大差别，有时直接使用食料的原始形态，有时也要求经过精细的刀工处理，所有这一切，都以菜肴的质量要求为前提。

为了使得菜肴有各种不同的特殊风味，或者为了除去食物原料中的不良成分和影响，或者为了缩短正式制熟时间，厨师常对食物原料进行预熟处理。由于预熟处理时通常不调味，所以加热技法都比较简单。

1.水预熟技法及其对营养素的影响 水预熟又称焯水，是以水为传热介质，使食物原料的异味成分溶于汤水或汽化逸去的预熟方法，餐饮行业中称为焯水或走水锅。所谓“焯”，就是指将固体物料在热水中加热后，再使之离开水的加热方法，汤水弃之不用，这是它和吊汤操作的显著区别，因吊汤的目的就是要汤。

蔬菜中富含矿物质和维生素，是食物中很重要的一大类。焯水的烹调处理方法有利于清除农药、化学物质、杀死细菌，但会导致水溶性维生素，包括维生素C和B族维生素被破坏。这些营养素不耐热、易溶于水或对碱性烹饪液体敏感，常常会在烹饪过程中流失。营养素的流失跟水预熟技法的时间有关。有研究显示，在煮沸过程中，菠菜水煮5分钟、15分钟、30分钟后，分别会流失9.94%、29.94%、60%的维生素C，因此，在焯水的过程中需要控制好时间，减少营养物质的流失。

2.油预熟技法及其对营养素的影响　油预熟又称走油，是利用热油传热的作用使食物原料脱去水分，或诱发美拉德反应、焦糖化反应使原料上色、增香、变脆的方法。在实际操作中，通常都用140℃以上的高温油浴进行，只有对干果之类原料进行预熟处理时才使用低温油浴。

原料过油是烹饪中常见的操作，这种方式在很大程度上也会影响食物原料中的营养素。经过高温过油操作，原料中的维生素会遭到破坏，还会影响食物本身的色泽，而且直接过油会使食物本身的蛋白质过度变性，影响食物本身的口感。为了更好地解决这一问题，可以采用上浆、挂糊、勾芡等方式，将原料进行一定程度的处理。例如，用鸡蛋、淀粉等对原料进行上浆挂糊后再炸制，这样会使原料便于成熟上色，这些材料会在原料的表面形成一层保护膜，防止原料直接受热造成营养素的流失，更好地保留原料中的营养物质，同时还能减少维C的氧化破坏。

（二）制熟技法及其对营养素的影响

在烹饪制熟操作中，所用的传热介质主要是水、水蒸气、油和热空气。目前仍在流行的以水为传热介质的制熟处理技法有煮、烧、炖、煨、汆、灼、涮、焖、扒、熬、烫、焯、煲、烩等；以水蒸气为传热介质的制熟技法有蒸、火通等；以油为传热介质的制熟技法有炒、炸、爆、烹、熘、煎、贴、塌等；以粗砂、卵石、盐粒之类固体传热介质的制熟技法有焐、盐焗等；以热空气为介质的熟制技法有辐照。

1.烤制技法及其对营养素的影响　烧烤是指将食物置于木炭或电加热装置中烤制的过程。一般来说，烧烤是在火上将食物（多为肉类、海鲜、蔬菜）烤熟，烹调至可食用的状态。在肉类等食物被烧烤过程中，发生“美拉德反应”。随着香味的散发，维生素遭到破坏，蛋白质发生变性，氨基酸也同样遭到破坏，严重影响三者的摄入。且由于肉直接在高温下进行烧烤，被分解的脂肪滴在炭火上，食物脂肪焦化产生的热聚合反应与肉里蛋白质结合，就会产生一种叫苯并芘的高度致癌物质，附着于食物表面。而长期大量食用被苯并芘污染的烧烤食品，致癌物质会在体内蓄积，有诱发胃癌、肠癌的危险。蔬菜经过烧烤后大量的维生素被破坏，会降低营养物质的吸收利用。除了烧烤过程中可能产生一定的有害物质之外，烧烤的过程中会加入孜然、椒盐、辣椒等热性食材，辛辣刺激，不利于肠胃消化，甚至可能会损伤消化道，对健康不利。

2.煮制技法及其对营养素的影响 煮法是将食物及其他原料放置在锅中，加入适量的汤汁或清水、调料，用武火煮沸后，再用文火煮熟。适用于体小、质软类的原料。所制食品口味清鲜、美味，是一种健康的饮食方式。由于水的沸点的限制，其最高加热温度是100℃，因此火候控制的主要因素只有加热时间，结构致密、料块大的原料要长时间加热才能熟透；而结构粗松、料块小的原料只需要短时间即可加热，甚至可以降低热水的温度，通常的水焐和水浸就是这种低温水煮（在不沸腾的水中加热）。预熟处理中的焯水就是一种煮法。

水煮时，蛋白质和糖类有部分水解，有利人体的消化吸收。由于脂肪不溶于水，因此可从组织中溶出而浮于汤中或被部分乳化。水煮技法亦会使水溶性维生素溶于汤汁中，通常维生素B_1、维生素C溶出较多，也有部分受热分解。一般青菜与水同煮20分钟，则有30%的维生素C被破坏，另外有30%溶于汤内。水溶性维生素的分解主要与时间和温度相关，时间越长、温度越高，水溶性维生素的损失越大。水煮对脂溶性维生素影响不大，汤汁中的脂肪还可以帮助脂溶性维生素的吸收。因此，煮及类似的氽、烫、浸等的汤汁应尽量利用。

3.炖制技法及其对营养素的影响 作为烹饪术语的“炖”，是指把食物原料加入汤水及调味品，先用旺火烧沸，然后转成中小火，长时间烧煮的烹调方法。属火功菜技法。其中分为隔水炖和不隔水炖。

（1）不隔水炖法 是将原料在开水内烫去血污和腥膻气味，再放入陶制的器皿内，加葱、姜、酒等调味品和水（加水量一般可比原料的稍多一些，如一斤原料可加一斤半到二斤水），加盖，直接放在火上烹制。烹制时，先用旺火煮沸，撇去泡沫，再移微火上炖至酥烂。炖煮的时间，可根据原料的性质而定，一般为2~3小时。

（2）隔水炖法 是将原料在沸水内烫去腥污后，放入瓷制、陶制的钵内，加葱、姜、酒等调味品与汤汁，用纸封口，将钵放入水锅内（锅内的水需低于钵口，以滚沸水不浸入为度），盖紧锅盖，不使漏气。以旺火烧，使锅内的水不断滚沸，大约三小时即可炖好。这种炖法可使原料的鲜香味不易散失，制成的菜肴香鲜味足，汤汁清澄。也有的把装好的原料的密封钵放在沸滚的蒸笼上蒸炖，其效果与不隔水炖基本相同，但因蒸炖的温度较高，必须掌握好蒸的时间。蒸的时间不足，会使原料不熟和少香鲜味道；蒸的时间过长，也会使原料过于熟烂和散失香鲜滋味。

炖是一种健康的烹调方式。首先，它的加热温度低，通常不超过100℃，讲究在将沸或微沸的状态下加热，不会产生任何有害物质，不增加食物的脂肪含量，并有利于蛋白质结构松散，可溶性营养素如氨基酸、核苷酸、胶原蛋白等溶入汤中，使汤汁美味，便于幼儿、体弱者和患者利用其中的养分，也有增进食欲的作用。其次，炖煮的另一个好处，就是可以很好地保持其中的不饱和脂肪酸，特别是n-3脂肪酸。测定发现，在炖煮温度下，鱼类的脂肪酸比例没有明显改变；而炒、煎、炸等高温加热会极大地促进不饱和脂肪酸的降解和氧化。

此外，炖煮的主要问题是维生素被部分破坏，主要是耐热性较差的维生素B_1。这就需要从其他食物中加以补充。在经常吃粗粮、豆类的情况下，肉类炖汤损失部分维生素B_1，不会引起膳食中的缺乏问题。

4.蒸制技法及其对营养素的影响　蒸是烹饪方法的一种，指把经过调味后的食品原料放在器皿中，再置入蒸笼利用蒸汽使其成熟的过程。根据食品原料的不同，可分为猛火蒸、中火蒸和慢火蒸三种。

蒸即是以水蒸气为传热介质的加热方法。从历史文献和文物考古发掘的结果看，蒸是中国古代的一项重大的技术发明，特别是农耕文明发展以后，以粮食为主要原料的食物，其主要制熟方法就是煮和蒸。

蒸法的衍变情况并不复杂，除了蒸笼的发明以外，值得一提的是云南菜汽锅鸡所用的汽锅，尽管从传热介质的角度讲仍是以水蒸气的对流加热为主，陶质锅体的热传导为辅，但当水蒸气在热交换过程中冷凝成水，滴入环形锅中，其有兼具水煮（炖）的特点，所以使鸡有汤醇味浓的特色。还要指出，以紫砂陶制成的汽锅也是具有中国特色的炊具。

蒸法有常压、高压之分，不要以为利用高压蒸汽制熟食物，只是近代高压锅炉和当代市场上常售的高压锅发明以后才有的，在中国商代已经就有了用密封蒸煮的方法产生高压蒸汽的青铜器。

蒸食可以保持食物本身更多的营养。蒸食物以水蒸气为介质，温度相对来说比较低，通过水蒸气蒸熟的食物，对原有分子结构破坏较少，食物的蛋白质、纤维素等营养成分能够更大程度地保留。相比炒、煎、烤、炸，蒸食物放的食用油较少，能量相对较低，可以帮助人们控制能量摄入，预防肥胖，有利于心血管健康。其次相比其他烹调方式，蒸食物放的盐以及其他调味料较少，口味比较清淡，有助于预防敏感人群因钠盐摄入过多引起的高血压。此外，蒸食物的时候温度低，食物中的油脂不容易被过多氧化，有利于心血管健康。蒸食多为制作婴儿辅食时常选用的方法，也是妊娠期比较安全的饮食选择。

5.炸制技法及其对营养素的影响　油炸是食品熟制和干制的一种加工方法，即将食品置于较高温度的油脂中，使其加热快速熟化的过程。油炸可以杀灭食品中的微生物，延长食品的货架期，同时可以改善食品风味，提高食品营养价值，赋予食品特有的金黄色泽。经过油炸加工的坚果炒货制品具有香酥脆嫩和色泽美观的特点。

炸的正确定义是深层热油制熟方法，预熟处理中的走油就是炸法。由于此法需要大量的热油，因此在植物油量产之前，炸法是不普遍使用的方法。

炸法使用的温度域甚宽，特别是经过高温油炸的食品，可以保存较长时间，并且有增香作用，所以它在食品工程中的使用比烹饪中的应用还要广泛。

高温油炸必然带来油脂自身的分解，产生多种具有不良气味和对人体有害的小分子量化合物。高温还会造成原料碎屑的炭化，形成苯并芘类致癌物质，沉于锅底，造成对炸油本身的污染，所以炸油重复使用，在食品卫生方面是不利的。

食品油炸后会损失其中营养，高温使蛋白质炸焦变质而降低营养价值，脂肪中的不饱和脂肪酸发生分解、进而失水、相互聚合，产生具有强烈刺激性的胶状聚合物，难以被人体消化、吸收。高温还会破坏食物中的维生素，如维生素A、胡萝卜素和维生素E；维生素B_1几乎可以全军覆没，维生素B_2也损失过半；维生素C、维生素A、维生素K、胡萝卜素、番茄红素，还有鱼里面的n–3脂肪酸，在油炸之后都会大打折扣。妨碍人体对它们的吸收和利用。

油炸食品确实能够给人们带来味蕾上的愉悦，但是，对于我们的身体来说，有着一定的危害。首先，油炸食品中的一些物质在进入人体以后，会影响到人体的代谢以及转化，对人体的健康产生不利的影响。反复高温炸出来的食物，更是会产生一些对身体有害的有毒物质。其次，油炸类的食物本身的油脂含量是非常多的。如果经常吃这类食物，身体的代谢能力会下降，这些油脂长期在身体中堆积，容易导致肥胖、胆固醇增高、甚至对肝脏造成损伤，还容易增加糖尿病、高血脂、高血压等疾病出现的概率。

6.煎制技法及其对营养素的影响 煎制是以少量油加入锅内，放入经加工处理成泥、粒状原料制成的饼，或挂糊的片形等半成品原料，用小火两面煎熟的工艺过程。一般日常所说的煎，是指用锅子把少量的油加热，再把食物放进去，使其熟透，实际传热方法主要是金属锅底的热传导作用。由于加热后，油的温度比用水煮的温度为高，因此煎食物往往需时较短，表面会稍成金黄色乃至微糊。煎出来的食物味道也会比水煮的甘香可口。饺子、烟肉、鸡蛋、广东年糕都是常见以煎来烹调的食品，煎法极易使菜肴得到两面金黄的色泽效果。

煎制的特点是时间短、用油少但温度较高。最低的油温约为200℃，最高可达到300℃左右。短时间能防止B族维生素流失，且烹调油有助于人体吸收脂溶性维生素和将食物转化为人体所需的营养物质。但是最大的缺点就是会使大量的维生素C流失，且煎制动物性原料时易形成胶类化合物，再在盐的作用下生成致癌的*N*–亚硝基化合物，故在家庭烹饪过程中使用煎制的方式对菜品进行制作，建议煎制的时间不宜过长。

7.炒制技法及其对营养素的影响 炒是将切配后的丁、丝、片、条、粒等小型原料，用中油量或少油量，以旺火快速烹调的方法。炒法是中国烹饪的特征技法，是地道的国粹，它的出现和铁锅的广泛使用有直接关系。炒的传热方式与“煎”极为相似，所不同的是炒法的料块都是小型的，因此煎法的火候控制是靠原料的全块翻动，而炒法则是没有方向性的翻拌。最早的炒，并没有加油作传热介质，就是直接对颗粒性的物料在铁锅中翻拌加热，如炒豆子、炒花生、炒栗子等，几乎都不用油作传热介质，常见的用盐粒、沙粒或卵石等不污染原料的固体物质作传热介质。

根据工艺特点和成菜风味，炒的烹调方法又可分为许多种，主要的有生炒、熟炒、软炒、煸炒、焦炒等。

（1）生炒　又称火边炒，以不挂糊的原料为主。先将主料放入沸油锅中，炒至五、六成熟，再放入配料，配料易熟的可迟放，不易熟的与主料一起放入，然后加入调味，迅速颠翻几下，断生即好。这种炒法，汤汁很少，清爽脆嫩。如果原料的块形较大，可在烹制时兑入少量汤汁，翻炒几下，使原料炒透，即行出锅。放汤汁时，需在原料本身水分炒干后再放，才能入味。

（2）熟炒　一般先将大块的原料加工成半熟或全熟（煮、烧、蒸或炸熟等），然后改刀成片、块等，放入沸油锅内略炒，再依次加入辅料、调味品和少许汤汁，翻炒几下即成。熟炒的原料大都不挂糊，起锅时一般用湿团粉勾成薄芡，也有用豆瓣酱、甜面酱等调料烹制而不再勾芡的。熟炒菜的特点是略带卤汁、酥脆入味。

（3）软炒　又称滑炒。先将主料出骨，经调味品拌脆，再用蛋清团粉上浆，放入五、六成热的温油锅中，边炒边使油温增加，炒到油约九成热时出锅，再炒配料，待配料快熟时，投入主料同炒几下，加些卤汁，勾薄芡起锅。软炒菜肴非常嫩滑，但应注意在主料下锅后，必须使主料散开，以防止主料挂糊粘连成块。

（4）煸炒　又称干煸。干炒是将不挂糊的小型原料，经调味品拌腌后，放入八成热的油锅中迅速翻炒，炒到外面焦黄时，再加配料及调味品（大多包括带有辣味的豆瓣酱、花椒粉、胡椒粉等）同炒几下，待全部卤汁被主料吸收后，即可出锅。干炒菜肴的一般特点是干香、酥脆、略带麻辣。

（5）焦炒　将加工的小型原料腌渍过后，根据菜肴的不同要求，或直接炸或拍粉炸或挂糊炸再经用清汁或芡汁调味而成菜的技法。工艺流程：选料→切配→喂味→拍粉或挂糊→炸制→炒制调味→装盘。焦炒分挂糊和不挂糊，但都必须炸焦炸透，调料既可用清汁也可用芡汁，应让原料充分吸收，保持菜肴味浓韧脆、焦香。口味咸鲜采用卧汁方法，不用糖、醋而焦熘，代表菜为焦炒海鳗丝。炒制时间过长，温度过高，加之机械搅拌作用，蔬菜的表皮会有所损坏，与氧气接触的面积也逐渐增大，维生素C会因易溶于水而流进菜汁或因其还原性而被氧化造成大量的损失。但是油炒有利于类胡萝卜素等脂溶性物质的溶出。由于炒一般都是旺火速成，在很大程度上保持了原料的营养成分。一般来说，“旺火速炒”是较好的烹调方法。

8.辐照技法及其对营养素的影响　辐照技法是指单纯以辐射方式传热的制熟方法，专指远红外辐射和微波加热两种情况。目前设计的远红外烤箱，无论是密封的还是开放的，都不同程度地存在对流换热的过程，而且食物制熟过程中所需的热能，依然和经典的加热方式一样，是由热源——红外线发生器所提供的，所以它还不能与微波炉加热过程相比。

微波加热的制熟过程中，微波发生器产生的电磁辐射线照射在食物原料上，立刻穿透进入原料内部，被原料中的水分子或其他分子所吸收，并引起这些分子在振动和旋动能级上的跃迁，从而和其他分子摩擦生热，使食物原料制熟。

许多人担心食品经过辐照后，营养素会有损失。虽然说食品经辐照处理后，其中的大量营养素和微量营养素都会受到一定的影响，但是，总的来说，只要在规定的使用剂量下，辐照就不会使食品营养质量有显著的下降。相比其他杀菌保鲜方式而言，对营养的破坏较少。辐照对食品营养质量的影响，主要是因为它引起了食品内部各成分的变化而造成的，表现在以下几个方面。

（1）对食品中水的影响　水分子对辐照很敏感，而食品中的水溶性维生素以及生物细胞中各种具有生物化学活性的物质，均是以水溶性的状态存在的。这些物质在经过射线照射后，生化活性会降低，在代谢过程中的损伤会扩大，从而细胞的正常生理功能就会被破坏。

（2）对蛋白质的影响　蛋白质分子在受到辐照时，内部的结构会遭到破坏，从而物理性质会发生改变。在低剂量下辐照，主要发生特异蛋白质的抗原性变化。而高剂量辐照则可能引起蛋白质伸直、凝聚、伸展甚至使分子断裂并使氨基酸分裂出来。蛋白质中有一些含硫氨基酸对辐照比较敏感，在辐照作用下会裂解形成苯、苯酚和含硫化合物，从而产生难闻的气味，如鸡蛋蛋白，它是一种对辐照非常敏感的蛋白质，如果对鸡蛋进行辐照，就会使其蛋白变得稀薄，并变成水溶液的状态，这对鸡蛋的质量有很大的影响。再如，在对小麦进行低剂量辐照时，未发现蛋白质有明显的变化；但是一旦剂量增加，小麦内部就会发生蛋白质解聚，只不过，这种变化会给小麦质量带来有利的影响。

（3）对碳水化合物的影响　一般来说，在辐照射线的作用下，碳水化合物是相当稳定的，只有在大剂量照射下才会发生分解等现象。

（4）对脂类的影响　在有氧条件下，且较高的辐照剂量时，脂类一般会出现过氧化作用，很容易发生酸败和产生异味。

（5）对微量营养成分的影响　维生素是食品中重要的微量营养成分。在辐照过程中，食品的维生素会受到破坏，而且不同的维生素对辐照的敏感性不同。在水溶性维生素中，对辐照的敏感性最强的是维生素C，但是在冷冻状态下对食品进行辐照可以保存维生素C。根据水果或蔬菜被辐照的剂量、空气中暴露程度和温度的不同，维生素C的损失也不同，但是用于抑制发芽和灭菌的低剂量辐照也会使维生素C损失1%~20%。除了维生素C，其他水溶性维生素对辐照也很敏感，但根据各类条件不同，损失的比例也不同。而在辐照过程中，B族维生素的损失比加热食品时的损失小。脂溶性维生素对辐照也十分敏感，尤其是维生素E和维生素K，其中维生素K最敏感。

（6）对酶的影响　酶是一种蛋白质，所以辐照对它的影响与蛋白质相似。但是，酶对辐照的敏感性也会由于其他物质的存在而减弱，同时也会受到外界条件的影响。例如，温度升高时，酶对辐照的敏感性会增强；辐照干燥胰蛋白酶时，在有氧状态下胰蛋白酶极易被钝化，可能会形成过氧化物。由此看来，在食品体系中的酶很容易受到保护，所以辐照钝化酶时就需要相当大的剂量。

9.焐制技法及其对营养素的影响　焐是一种烹调方法，是以石头、泥土为导热媒介，将经腌制的物料或半成品加热至熟而成菜的烹调方法。古已有之，江浙一带称此法为焐，就是把食物原料掩埋在这些固体的粒状的传热介质中，使食物成熟。广东名菜“东江盐焗鸡”，所谓盐焗，就是把食物原料用纸包扎后，埋入炒热的盐粒之中，使之成熟的方法。

焐虽然不会造成营养大量流失，但在焐制时，通常都会加入较高的盐分，高血压、糖尿病、心血管疾病患者不宜吃得过多，以免导致病情加重。

（三）科学的营养烹饪要点

在食物烹饪时，除了应注重色香味外，还需要注意食物的营养价值。即使是好的食物，经过不合理的烹调方式，也会导致营养流失，甚至是产生化学致癌物。如何科学烹饪食物，成为保护食物营养的关键。因此，学会科学的烹调方式对饮食健康来说非常重要。科学烹调的原则是指加工中应尽量降低危害因子水平，尽量发挥食物的营养价值，然后兼顾食品的感官。

1.烹调方式的改进　许多营养物质都是水溶性的，因此先洗后切可以减少部分维生素C的流失。煮制的食物连同汤一起食用，不仅能摄入汤中的营养成分，还能够帮助食物更好地消化。蒸制最大限度地保留了原始食材中的营养物质，从总体上来说是最健康的烹调方式。炒制时建议急火快炒，短时间加热的方法可以减少营养素的损失。在油炸过程中要严格控制油温，减少油炸时间，最好采取间接的煎炸方法，使食物不直接与热油接触，这也是一种减少食材原有营养物质被破坏的有效措施。油炸食品所用油的使用次数不宜太多，应当及时更换新油，食物炸制完成后也不宜久放，最好是现炸现吃，这样能有效预防杂环胺等有毒物质的形成。

2.合理控制烹饪时间和温度　烹制时间与温度也是影响食材中营养成分流失的关键性因素。一般情况下，烹制时间越长，食材中营养成分流失越多；烹制温度越高，对食材中的营养破坏越严重。高温烹饪会导致食物营养成分流失，降低食物的营养价值，直至耗尽。例如，蔬菜中蕴含的维生素C遇热后稳定性较差，长时间高温烹饪会破坏食物中的维生素，还会导致食物中蛋白质结块、脂肪氧化分解。在煎炸烹饪中，食物长期置放于高温油中，会导致食物外部焦化，这样不仅破坏了食物口感，还会导致食物产生不健康成分，影响食用安全。因此，需要合理控制烹饪时间和温度。

3.使用新型烹调方式　除了改变食物加工烹调方法和合理控制烹饪时间和温度外，采用新型的烹调工艺也能减少处理过程中的营养损失，比如微波烹调、电磁炉烹调以及真空低温烹调等。

微波烹调在加工过程中热量能直达食品内部，没有传统烹调过程中产生的油烟，不会额外增加过多的油脂，同时操作简单、耗时短，可以减少由高温所引起的致癌物质的产生，能很好地维持食物中原有的维生素及色素类物质。

电磁炉高效节能无明火，油烟产生少。用电磁炉对蔬菜进行烹调后维生素C的保存率高于用煤气灶烹调的蔬菜。

真空低温烹饪是将食物用抽真空的办法包装，或保鲜膜密实包装，然后放入搅拌型恒温水浴锅中，以65℃左右的低温烹饪食物，不同的食物所用的温度和时间有所不同。经过真空低温烹调后的蔬菜色泽鲜艳，抗氧化活性物质和酚类物质等损失很少，海鲜可继续保持鲜嫩的口感，高含量的蛋白质、不饱和脂肪酸和维生素。

四、合理烹饪的常用方法

1.合理清洗 原料在烹饪之前大多需要先清洗，但清洗时如果方法不当就会使营养素流失。例如淘米时不要用流水冲洗或淘洗，更不要用力搓洗，应尽量减少淘洗次数，一般不超过三次。但对轻度发霉的米则应增加淘洗次数，因为有些霉菌污染了粮食后，在适宜的条件下即可生长繁殖产生毒素。在这种情况下应把去除霉菌毒素放在第一位，而把减少维生素的损失摆在第二位。蔬菜在清洗时要注意先洗后切，而不要先切后洗。为了洗净附着在蔬菜表面的农药和寄生虫卵，可将蔬菜用自来水冲洗，同时仔细用手轻轻地搓。不要用洗衣粉洗蔬菜、水果，因洗衣粉的主要成分是烷基苯磺酸钠（ABs），动物实验证明ABs对肌体有多种损害，所以不能不考虑洗衣粉在蔬菜和水果上残留会对人体产生的危害。

2.科学切配 包括原料的合理切割和食物的科学搭配。蔬菜切好后要尽量快炒，减少胡萝卜素特别是维生素C的氧化破坏。切时应使用锋利的铁制菜刀，不仅能使食品切口整齐好看，同时还可以减少食品细胞被破坏，并保证食品的美味不受损失。有些食品如能带皮食用的要连皮食用，可以整个食用的应尽量整个食用，如萝卜、胡萝卜、藕及薯类等可洗净后带皮食用。

在食物搭配的方面应注意三个问题：①注意含碱成分较多的原料和含酸成分较多的原料合理搭配，以维持人体内酸碱平衡。②避免食物中所含各种成分之间不利的化学反应，以免影响矿物质的吸收，特别应注意的是各种物质间的沉淀反应。例如，在制作菠菜豆腐时，菠菜中的草酸能与豆腐中的钙生成草酸钙沉淀，妨碍人体对钙的吸收。当然，可以采取将菠菜焯水的方法，去除菠菜中的草酸，这样钙就可以较充分地被利用了。③可利用各种有利的化学反应，生成可溶性盐以促进人体对矿物质的吸收。例如乳酸与钙配合能促进对钙的吸收，因此酸奶中的钙由于乳酸的存在而有较高的吸收利用率。又如植物中的铁可与肉中的半胱氨酸反应，有利于铁的吸收，所以将肉与含铁植物搭配后，可增进铁的吸收利用。

3. 沸水烫料 即烹调方法中的“焯水”，对涩味很强的蔬菜（菠菜、野菜等）可采取焯水的方法。但注意不要长时间用温水焯，要用沸腾的开水短时间焯，这样维生素C损失少。在对绿叶菜进行焯水时，如加入维生素、少量食盐，可利于保护叶绿素，使菜叶色泽鲜艳，防止褐变，操作时一般等水沸后焯1分钟即可。另外，带皮焯可以减少营养素的损失，焯完后不必挤去过多的汁液，以免营养素过多地流失。

4. 上浆挂糊 所谓上浆是指在烹制前，用淀粉、蛋液等搅拌成稀糊，将切好的食物坯料拌和，使之粘上一层浆料，加热时原料表面形成浆膜，使营养不受损失的一种烹调辅助手段。而挂糊则是将整料或切制成各种形状的动植物坯料，用淀粉等辅料裹抹，经加热后使原料表面形成厚壳的一种烹调辅助手段。就营养而言，上浆挂糊虽不为菜肴添加多少营养素，但却对菜肴中营养素的保护发挥了巨大的作用。

首先，因原料利用浆糊膜接受传热，使自身一些营养素免受高温直接作用而破坏。烹调原料的成分主要是由有机物组成，具有不耐高温的通性，若在高温中直接炸、烤，糖类会炭化，蛋白质会焦化，维生素会分解，不仅失去营养素，还会产生某些有毒物质。上浆挂糊使原料间接受热，可相对降低受热温度而使营养成分受到保护。

其次，上浆挂糊可以防止脂溶性和水溶性营养素的流失。家畜、家禽、水产等动物性原料与植物性原料不同，动物细胞的整体结构好似一个剥掉硬壳的软皮蛋，它的膜是由50%的脂类和40%的嵌入蛋白质组成的脂质双分子层。这层膜不但对水、脂溶性物质有优先的渗透性，而且也极易被脂类溶剂溶解。如果直接烹调，细胞中的脂溶性营养素就会与细胞膜上的脂类一起流失。若上浆挂糊，不仅阻止了细胞质中的脂溶性蛋白、维生素和其他营养素渗出体外流失，而且还能避免原料表面与水、油等介质直接接触，防止细胞膜被有机溶剂溶解。

5. 适当加醋 醋是烹制菜肴的一种重要调料，它在烹调中的应用非常广泛。除用于调味外，还具有去腥、解腻、增香、杀菌、防腐、增进菜肴质感等作用，更重要的是它还能提高菜肴的营养价值。其原因主要有以下四点。①醋本身含有一些氨基酸、糖类、无机盐等营养素。②烹调蔬菜时加些醋能减少某些维生素的损失，主要是水溶性维生素，特别是维生素C。因为维生素C是一种酸性物质，在醋酸的环境中比较稳定，不易损失，所以在烹调维生素C含量高的菜时，通常可以加醋以保护维生素C。③醋可以促进蛋白质的变性和帮助脂肪的分解，有利于人体对蛋白质和脂肪的消化吸收。④醋还能促进钙、磷的吸收。因食物中的钙主要是以磷酸钙和碳酸钙的形式存在，只有在酸性（食醋）中让它溶解，水解出离子，才能被人体吸收利用。

6.勾芡保护 食物在烹调时，由于加热作用，某些原料中水分会析出，同时会流失一些水溶性的营养物质。若在菜品出锅前运用淀粉勾芡的方法，可减少养分的流失。淀粉在勾芡的时候，由于受热迅速吸收汤水膨胀，使汤汁变稠，然后糊化形成淀粉糊。冷却后，芡变得更稠并与菜品黏在一起，它能防止营养成分受损和风味物质的流失。

7.旺火急炒 烹调的过程中最好采用旺火急炒的方法，可以缩短菜肴成熟时间，从而降低营养素的氧化损失。

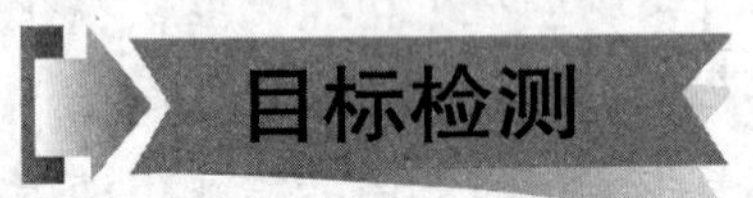

一、选择题

1.液化石油气属于

A.固态热源　B.液态热源

C.气态热源　D.能态热源

2.下列菜肴中，主要是利用热传导进行传热的是

A.叫花鸡　B.清蒸鱼

C.香酥鸡　D.三套鸭

3.制汤时，不宜过早放盐，是依据烹制过程中蛋白质的

A.凝固作用　B.水解作用

C.分散作用　D.氧化作用

4.烹调过程中，属于化学变化的是

A.糊化　B.分散

C.熔化　D.凝固

5.烹饪原料在烹制加工过程中发生物理变化的是

A.熔化　B.糊化

C.水解　D.变性

6.淀粉的糊化属于

A.分散作用　B.水解作用

C.凝固作用　D.氧化作用

7.烹制质老形大的原料需用的火候是

A.旺火短时间加热　B.旺火长时间加热

C.小火长时间加热　D.小火短时间加热

8. 利用酯化作用原理进行烹饪操作的是

A. 制作“炖骨头汤”时不过早地放入食盐

B. 制作“滑炒虾仁”时对虾仁进行上浆

C. 制作“梅菜扣肉”时加入白糖

D. 制作“红烧鲫鱼”时烹入料酒、食醋

9. 行业中将烹饪原料的疏密度俗称为

A. 软硬度　　B. 纯净度

C. 新鲜度　　D. 老嫩度

10. 菜品质感要求脆嫩的菜肴，烹制的适宜火候是

A. 旺火短时间加热　　B. 小火短时间加热

C. 小火长时间加热　　D. 中火长时间加热

11. 适宜冷水锅焯水的原料是

A. 鱿鱼卷　　B. 鸽肉

C. 芹菜　　D. 冬笋

12. 适宜热水锅焯水的原料是

A. 牛肉　　B. 羊肉

C. 鸡翅　　D. 猪肚

13. 适宜沸水锅焯料的是

A. 山药、鸭肫　　B. 菠菜、羊肉

C. 芹菜、鸡翅　　D. 土豆、大肠

14. 适用中火沸水缓汽蒸的原料或半成品是

A. 干贝、黄蛋糕　　B. 整鱼、虾肉卷

C. 肘子、白蛋糕　　D. 鱼糕、芙蓉底

15. 使用走油方法进行初步热处理的菜肴是

A. 西湖醋鱼　　B. 醋熘鳜鱼

C. 糟熘鱼片　　D. 三丝鱼卷

16. 初步热处理时，采用走油方法的菜肴是

A. 京葱扒鸭　　B. 椒盐里脊

C. 脆皮鱼条　　D. 香酥鸭

17. 油锅走红时，为较好地达到原料上色的目的，油锅的适宜温度为

A. 150~180℃　　B. 160~190℃

C. 180~210℃　　D. 200~220℃

18.适合沸水锅焯料的是

A.春笋　　B.牛肉

C.鸭肫　　D.萝卜

19.适宜用旺火沸水猛汽蒸进行初步热处理的是

A.虾肉卷　　B.鱼糕

C.干贝　　D.芙蓉底

20.初步热处理时，采用过油走红的菜肴是

A.红烧全鸡　　B.九转大肠

C.梅菜扣肉　　D.香酥鸭

二、思考题

1.每一种食物原料，都有自己的熟化温度，这是为什么？

2.从热学原理上讲，明火亮灶和无火烹饪有没有区别？为什么？

3.试用传热学的基本原理解释各种类灶具的工作原理。

4.中餐厨师为什么不习惯使用“以度计温”？

5.火候的传统定义和科学定义有什么区别？

6.使用现代温标测量烹调过程中温度数值，可否废弃“火候”的概念？为什么？

7.如果有人说，烹饪过程中食物原料进行了一系列的化学变化，你觉得这句话正确吗？为什么？

8.从加热的角度看，预热处理和成菜熟处理有什么异同？

9.预热处理在菜肴制作工艺程序中是否可以取消？为什么？

10.列出各种制熟方法，分别各自列举名菜实例3~5种，并略加说明。

项目七　典型菜肴的烹饪

PPT

学习目标

知识要求

1. 掌握菜肴组配的一般规律与技巧。
2. 熟悉菜肴质量的评价方法。
3. 了解影响菜肴评价结果的常见因素。

技能要求

1. 能对常见的典型菜肴进行组配。
2. 能对烹饪成品进行评价。

素质要求

1. 培养吃苦耐劳的劳动精神。
2. 培养勇于创新、精益求精的职业素养。

任务一　菜肴的组配

案例分析

案例　咖喱牛肉中的土豆与牛肉，一直是完美的搭配，用咖喱调味，汤汁浓郁，香味独特，加入适量的红辣椒和青椒块，色香味俱全。

问题　1. 还有什么经典菜肴搭配？

2. 在菜肴搭配时我们要考虑哪些因素？

组配，即组合、搭配之意，所谓组配工艺，有两层含义，一是烹饪原料之间的搭配，即将经过选择、加工后的各种烹饪原料，按照一定的规格质量标准，通过一定的方式方法，组配成可供直接进行烹调的完整菜料的工艺过程，传统饮食业称为“配菜”。二是菜肴之间的组合，即将烹调后的菜肴精心组织和搭配，成为一定规格质量的整套菜肴的工艺过程。菜肴组配工艺是基础，套菜组配工艺是提高。

一、菜肴原料的构成及组配形式

单一菜肴原料组配工艺，简称“配菜”，它是把加工成形的各种原料加以适当的配合，使其可烹制出一道完整的菜肴的工艺过程，原料组配工艺是整个烹调工艺的重要环节之一，它是菜肴具有一定品质形态的设计过程。一般来说，一份完整的菜肴由三个部分组成，即主料、配料和调料。

（一）原料菜肴的组配

原料菜肴的组配即菜肴中没有配料，只有一种主料，再经调味即可，这种形式对原料的要求特别高，必须是比较新鲜、质地细嫩、口感较佳的原料，如清炒虾仁、清蒸鲥鱼、蚝油牛肉、葱油海蜇等。

（二）多种主料菜肴的组配

菜肴中主料品种的数量在两种或两种以上，数量上大致相等，无任何主辅之别。在配菜时应分别放置在配菜盘中，方便菜肴的烹调加工。此类菜肴的名称一般均离不开数，如汤爆双脆、三色鱼圆、植物四宝等。

（三）主、辅料菜肴的组配

主、辅料菜肴的组配指菜肴中有主料和辅料，并按一定的比例构成。其中主料为动物性原料，辅料为植物性原料的组配形式较多，也有主料为植物性原料，辅料为动物性原料的组配形式，如“肉末豆腐”“大煮干丝”等。辅料可以只有一种，如“宫保鸡丁”“青椒肉丝”；也可以多种，如“五彩虾仁”“绣球鸡”等。单一冷菜的组配形式与热菜相同，而冷菜之间的搭配组合，进而形成各种拼盘及花式冷盘，则属于套菜组配范畴。

二、菜肴组配工艺的作用

组配工艺是整个烹饪工艺流程的一个组成部分，在它之前承接多种前道工序，而在它之后又有后续工序跟接。但是，从发挥的作用看，菜肴制作由初始选料及至最后成菜，组配工艺又处于整个工艺流程的中心环节，通过菜肴组配工艺的实施，可以确定菜肴的价格、营养成分、烹调方法、口味、造型、色泽等。

（1）可以确定菜肴所用的原料，进而确定菜肴的成本和售价。

（2）奠定菜肴的质量基础。

（3）奠定菜肴的风味基础。

（4）组配工艺是菜肴品种多样化的基本手段。

（5）确定菜肴的营养价值。

菜肴的规格质量规定后，各种原料的营养成分也就固定了。通过组配，将多种原料有机地结合在一起，各种原料所含的营养成分不可能完全相同，它们之间可相互补充，从而更满足人体对营养素的需求，提高了菜肴原料的消化吸收率，提高了营养价值。菜肴的营养价值已经成为人们衡量菜肴价值的科学化标准，菜肴的最终作用是增进人的身心健康。因而在组配过程中，如何提高菜料构成的营养供给水平，都需精心的组织和搭配，从而达到平衡膳食、合理营养的食用目的。

三、菜肴色、香、味、形组配的一般规律

（一）原料色彩的组配规律

几种重要的色彩在菜肴中给人的感觉如表7–1所示。

表7–1 不同色彩在菜肴中给人的感觉

颜色	感觉	菜例
白色	给人以洁净、软嫩、清淡之感。当白色炒菜油芡交融、油光发亮时，则给人一种肥浓的味感	清汤鱼圆、芙蓉银鱼、糟溜三白、高丽银鱼等
红色	给人以热烈、激动、美好、肥嫩之感，同时味觉上表现出酸甜、香鲜的快感	红梅菜胆、翠珠鱼花、北京烤鸭等
黄色	给人以温暖、高贵的感觉，尤以金黄、深黄最为明显，使人联想到酥脆、香鲜的口感	如吉士虾卷、香炸猪排、咖喱鸡丝等
绿色	一般以蔬菜居多，清新、自然，给人以脆嫩、清淡的感觉。若配以淡黄色，显得格外清爽、明目	鸡油菜心、金钩芹菜、蒜蓉蒲菜等
褐色	给人以浓郁、芬芳、庄重的感觉，同时显得味感强烈和浓厚	炒软兜、红卤香菇、干烧鳊鱼等
黑色	在菜肴中应用较少，给人以味浓、干香、耐人寻味的感觉，若加工不当会有糊苦味的感觉	酥海带、蝴蝶海参、素海参等
紫色	属于忧郁色，但运用得好，能给人以淡雅、脱俗之感	紫菜蛋汤、紫菜卷等

烹饪的色彩美是注重本色美，上述7种色彩是常用的几种色彩，要善于运用，妥善处理，尽量少用或不用人工合成色素，对菜肴的色彩组配，首先要确定菜肴的色调，即菜肴的主要色彩，又称为“主调”或“基调”。在菜肴中通常以主料的色彩为基调，以辅料的色彩为辅色，起衬托、点缀、烘托的作用。主辅料之间的配色，应根据色彩间的变化关系来确定。

（二）菜肴香味的组配规律

香味是通过人们的嗅觉器官感知物质的感觉。研究菜肴的香味，主要考虑当食物加热和调味以后才表现出来的嗅觉风味。各种水果、蔬菜及新鲜的动、植物原料都具有独特的香味，组配菜肴时需要熟悉各种烹饪原料所具有的香味，又要知道其成熟后的香味，注意保存或突出它们的香味特点，并进行适当的搭配，才能在配菜时很好地掌握，使之更符合人们的需要。如洋葱、大葱、大蒜、韭菜、芹菜、香菜等都具有丰富的芳香类物质，若适当地与动物性原料相配，就能使烹制出的菜肴更为醇香。

（三）菜肴口味的组配规律

口味是通过口腔感觉器官——舌头上的味蕾鉴别的，是评价中国菜肴的主要标准，是菜肴的灵魂所在，一菜一格，百菜百味。原料经烹制后具有各种不同的味道，其中有些是人们喜欢的，需保留发挥；有些是人们不喜欢的，需采用各种方法去除或改变其味道。这就需要把它们进行适当的组配，以适应人们对味的要求。

（四）菜肴原料形状的组配规律

菜肴原料形状的组配是指将各种加工好的原料按照一定的形状要求进行组配，组成一盘特定形状的菜肴。菜肴原料形状的组配，不仅关系到菜肴的外观，而且直接影响到烹调和菜肴的质量，是配菜的一个重要环节。菜肴好的形态能给人以舒适的感觉，增加食欲；臃肿杂乱则使人产生不快，影响食欲。

（五）菜肴原料质地的组配规律

组配菜肴的原料品种较多，同一品种的原料又由于生长的环境和时间不同，性质有所差异，它们的质地也就有软、硬、脆、嫩、老、韧之别，在配菜时应根据它们的性质进行合理的搭配，符合烹调和食用的要求。

（六）菜肴与器皿的组配规律

餐具种类繁多，从质地材料看有金（或镀金）、银（或镀银）、铜、不锈钢、瓷、陶、玻璃、木质、竹、漆器、镜子之别；从形状上看，有圆、椭圆、方形、多边形、象形、带盖等多种形状；从性质来看有盘、碟、腰盘、碗、品锅、明炉、火锅等品种。

为了使菜肴装在餐具中显得饱满，又不显臃肿，通常以器皿定量，这是最基本的，也是最常用的确定单个菜肴原料总量的定量方法，即用不同容量、不同规格的盛器，可以预先核定出菜料总量标准。在此基础上，再进行分量计定，即根据不同的菜肴，规定总量中不同原料的数量、构成比例等。如居主导地位的主要原料在总量上要多于居次要地位的辅助原料，无主次之分的原料组成，数量大致相等即可。

任务二 菜肴质量的评价方法

案例分析

案例 鱼的做法有很多种，最常见的就是清蒸与红烧，而清蒸属于清香，清淡，原汁原味。红烧则属于酱香，酱汁浓稠，肉美汁香。

问题 1.你喜欢食用红烧鱼还是清蒸鱼？

2.烹饪好的菜肴，你会从哪些方面对其进行评价？

一、菜肴感官检测的环境条件

菜肴感官检测方法不可避免地要受到人的主观因素的影响，为了使这种影响降至最低程度，提供一个良好的检测环境便变得非常重要。

1.检测场所的位置要选择得当，要尽可能避免外界因素（如声响、人员往来和日常生活）的干扰，同时检测人员应进出方便。

2.理想的检测场所最好是检测人员一人一室，以便进行独立评价，避免他人（包括其他检测人员和服务人员）的干扰，同时又要有利于菜肴样品的摆放和传递。但如若干名检测人员共处一室、共围一桌，在这种情况下，检测人员的独立判断，服务人员严守纪律，就是评价公平、公正、公开与否的关键因素，如果能采用大屏幕公开展示评分结果，接受场外监督的方法，则会更客观一些。

3.菜肴的味觉和嗅觉评价是质量好坏的核心指标，因此消除检测场所外来的气味干扰就显得尤为重要，通风良好是基础条件，如果可能，装有空气过滤设备的调节装置最为理想。

4.白光和自然光照明，避免其他反射或透射颜色或色光的干扰。

5.保证检测人员有舒适的工作环境，避免疲劳、过度兴奋或烦躁等不良情绪的发生。

二、检测人员的选择

（一）检测人员（评委）的一般条件

1.良好的职业道德，是确保检测活动做到公平、公正、公开的先决条件。

2.年龄不宜太大，也不宜太小，既要具有一定专业经验积累，又要有足够的精力和敏锐的感觉生理功能，因此年龄在35~55岁最为适宜。

3.人们对色、香、味、形、质的感知具有一定的性别差异，因此检测人员最好男女各半。

4.检测人员的数目以5~10人为宜。

（二）检测人员应具备的专业条件

1.对菜肴的色、香、味、形、质等风味要素有较强的识别能力。

2.具有较丰富的烹饪专业知识。

3.具有对菜肴进行检测的工作经验。

4.工作态度认真负责，能秉公办事。

5.具有良好的心理素质，能够自觉排除外界的干扰。

6.身体健康，具备从事食品行业各项工作规定的健康素质。

（三）风味检测中，检测人员最容易出现的自身干扰因素

1.神经系统因连续工作而产生疲劳，特别是味觉和嗅觉的疲劳而失去敏感能力，因而对某些气味或味道产生短暂的适应现象而失去判断能力。所以一次检测的时间不宜过长，菜肴数量不宜过多，进行间歇性的休息，呼吸新鲜空气或漱口。

2.单调的程序会造成大脑对某些机械性变化的适应，从而造成检测人员对某些数字或符号、某些特定的位置、冷菜和热菜的出现顺序等产生偏爱，影响评分的准确性。所以菜肴的编号或出现顺序、放置都应该是随机的，不要造成检测人员产生规律性的错觉。

总而言之，为了使干扰因素降至最低程度，要求检测人员在进餐后的1小时内停止检测；过度饥饿时不要参与检测；严禁吸烟喝酒，也不得喝其他刺激性饮料和进食有气味的食品；生病状态不得参与检测，尤其是伤风感冒；不得使用化妆品；不得进食香辛原料和调料烹制的食品；一道菜评完后要稍作休息并漱口，再参与下一道菜的检测。

三、菜肴感官检测数据的处理方法

目前中国餐饮业对菜肴感官检测数据的处理方法，最常见的是平均法，有时或也有用去偶法的，因此这里主要介绍两种方法。

1.平均法 就是将所有参与评分人员所评的个人记录逐一相加，然后除以评委人数，所得数值就是菜肴的实际评价值。这个方法简单易行，评分者无需较高的文化水平或科学素养，但所得结果却受主观因素的影响较大，在一些正式比赛中最好不用这种方法。

2.去偶法 这就是人们熟知的“去掉一个最高分，去掉一个最低分”，然后将其他检测人员所打的分数逐一相加，再平均的方法。例如某道菜的评委有6人，分别打出如下6个分值：75分、80分、81分、82分、85分、87分。计算时，去掉一个最高分87分，去掉一个最低分75分，则这道菜的最后得分是（80+81+82+85）÷4=82分。这个方法比平均法相对准确，但并不是最好的。

目标检测

一、选择题

1.可以保持烹饪原料原汁原味的初步热处理方法是

A.焯水　　B.过油

C.走红　　D.汽蒸

2.汤料在水中被制成鲜汤，是发生了

A.氧化作用　　B.水解作用

C.凝固作用　　D.分散作用

3.动物性烹饪原料在烹调加热时烹入适量的酒和醋可增加芳香气味，其原因是发生了

A.酯化作用　　B.水解作用

C.分散作用　　D.氧化作用

4.菜肴原料间的色彩搭配是为了最大限度地衬托出菜肴的

A.色形美　　B.本质美

C.造型美　　D.和谐美

5.单一菜品的色彩搭配主要是指

A.宴席菜肴的色彩搭配　　B.冷菜和热菜的色彩搭配

C.菜肴和面点色彩的搭配　　D.单个菜肴原料之间色彩的搭配

6.先主后次的上菜程序是针对

A.热菜的上菜程序　　B.凉菜的上菜程序

C.整个宴席的程序　　D.针对客人的程序

7.先咸后甜的上菜程序是针对

A.点心　　B.热菜

C.宴席　　D.凉菜

8.从进食的效果看甜菜应该在

A.宴席开始时　　B.宴席过程中

C.宴席最后阶段　　D.宴席结束后

9.宴席菜单编制的第一步是考虑

A.因时配菜 B.因人配菜

C.因价配菜 D.因地配菜

10.顾客对宴席的（　）也是宴席组配时应该考虑的一个方面

A.心理需求 B.环境需求

C.卫生需求 D.审美需求

二、思考题

1.什么是菜肴的组配？为什么要进行菜肴组配？

2.如何做出色香味俱全的菜肴？

3.菜肴组配工艺的作用是什么？

4.烹饪原料在烹调过程中所产生的各种变化，是否都可以用物理变化、化学变化和生物变化进行分类？试选三道菜肴加以论证。

5.菜肴质量的好坏，不同的进食者常有不同的认识，这是为什么？

6.为求得对菜肴质量评价的客观与公正，试自行设计若干可靠的评判标准，并加以说明。

7.对菜肴的评分方法有什么积极性的建议？

项目八　预制菜烹饪与保存

PPT

学习目标

知识要求

1. 掌握预制菜生产、运输和贮存的特点与注意事项。
2. 熟悉预制菜加工的标准化与质量控制关键点。
3. 了解预制菜行业新业态。

技能要求

1. 能对预制菜进行合理的营养搭配。
2. 能对影响预制菜营养和质量安全的关键因素进行分析与控制。

素质要求

1. 培养标准化生产、严格质量控制的职业素养。
2. 培养科学完善的食品安全意识。

任务一　预制菜生产工艺与营养搭配

案例分析

案例　预制菜因其方便美味，逐渐成为餐桌上的新宠，作为某食品企业的研发团队，需要开发几款预制菜产品。经过团队调研发现，市面上的预制菜产品存在营养搭配不均匀的问题。

问题　1. 你对预制菜的认识有哪些？

2. 请根据已学习的营养学知识，设计几款营养搭配合理的预制菜产品。

一、预制菜的产业介绍

（一）预制菜的定义

预制菜是指以一种或多种农产品为主要原料，运用标准化流水作业，经预加工（如分切、搅拌、腌制、滚揉、成型、调味等）和（或）预烹调（如炒、炸、烤、煮、蒸等）制成，并进行预包装的成品或半成品菜肴。

（二）预制菜的分类

根据预制菜的定义，可将预制菜分为四大类：即食产品（如即食八宝粥、袋装酱牛肉）、即热产品（如自热火锅、自热饭）、即烹产品（可直接进行烹饪的半成品菜肴）、即配产品（切好洗好的干净菜）。

（三）预制菜行业的发展

我国的预制菜行业开始于20世纪90年代，开始是以净菜加工（即配产品）的形式出现。2000年后，半成品预制菜加工业迅速发展，主要是将肉禽、水产、蔬菜等原料进行加工。2014年，随着电商行业兴起，预制菜行业也开始进入黄金时期。目前，我国拥有预制菜相关企业6.4万家，预制菜的市场规模也从2017年的1000亿元增加到2022年的4196亿元，预计2026年将突破万亿的市场规模。

（四）预制菜行业蓬勃发展的原因

1.政策的推动 2022年至今，广东出台《关于加快推进广东预制菜产业高质量发展十条措施》、四川省发布《支持预制菜产业高质量发展的若干措施》。这些政策文件的出台，为预制菜相关产业的发展提供良好的环境及专业的指导，为预制菜产业的迅速发展奠定基础。预制菜的发展，也有利于乡村振兴战略的实施，提高农民收入水平。

2.人们日益增加的需求 除政策的支持外，人们对预制菜需求的增长也是预制菜产业发展的关键原因。“不会烹饪、烹饪水平不足、没时间烹饪”，这些问题困扰着许多城市家庭。近年来，预制菜的出现完美地解决人们的困扰。预制菜制作简单便捷，买家通过简单的加工后可以品尝到各种各样的美食，大大节约烹饪投入的时间，适合当下快节奏的生活。另外，预制菜较传统的方便食品有着更大的优势。除了可以节省时间外，预制菜的种类丰富，营养更加全面，给予人们多元化的选择，更好地满足人们味蕾上的需求。

3.预制菜给予餐饮行业巨大的利润 在餐饮行业中，人力成本往往会占到总成本的20%~40%，预制菜的出现，使餐饮行业的成本大大降低。以广东早茶为例，现在许多茶楼的点心都有其预制菜产品，如叉烧包、饺子、凤爪等。部分的餐饮企业通过购买预制菜来减少人力成本的支出，有效降低企业成本。大型连锁餐饮企业都建有中央厨房，中央厨房的菜品制作完成后供应给门店，降低制作成本，头部连锁餐饮企业使用预制菜比例高达80%以上。餐饮企业还可以通过研制预制菜，拓宽市场，增加企业利润。

二、预制菜的生产工艺

（一）不同类型的预制菜产品

1. 即配产品的生产工艺　即配产品是指经过清洗、分选、切割等一系列简单的加工，配以或不配以调味品的产品。原料经过处理后，可以配到菜肴中使用。如将肉切成肉丝并上浆调味；鱼切成块状或鱼片腌好；萝卜切成块或丝。这些小包装的速冻或冷藏的食材，开袋配成菜品后可进行烹饪。购买这类型的产品的消费者需要具备一定的烹调能力，但是能够节省选购、处理原料、调味等过程。即配产品的加工工艺较简单，主要包括原材料清理→分级→切分→烫漂→冷却→风干→调味→包装。由于即配产品没有经过高温灭菌，只是经过简单的烫漂，因此只能贮藏1~3天。

2. 即烹产品的生产工艺　即烹产品是指已对主要原料进行一定加工过程，配以或不配以辅料，烹调后可食用的产品。经过一定的加工后，食物属于半成品，虽然还没有完全熟，可通过加热做熟后食用。如速冻薯条、速冻饺子、速冻包子等都可以归类为即烹产品。此外，已将食材和配料搭配好的即烹大菜也属于即烹产品。消费者购买这类产品后，只需要按照烹饪说明下锅操作即可，享受烹饪乐趣的同时也可以节省食材购买、处理、搭配的时间。

3. 即热产品的生产工艺　即热产品是指通过烹调处理使食品处于熟或半熟状态，消费者购买后只需要经过简单的加热即可食用的产品。如自热米饭、自热火锅、料理包等，都属于即热产品。它不需要用到炒锅、电饭锅等加热工具，只需要用到微波炉加热便可食用。甚至有些自热产品不需要使用加热设备，如自热火锅。即热产品的加工工艺是最为复杂的，如自热米饭在糊化蒸煮后还需要进行干燥处理。

4. 即食产品的生产工艺　即食产品是指已熟制且已将微生物杀灭，能直接打开包装食用的产品。如罐头食品、袋装烧鸡、袋装盐焗鸡翅、即食小龙虾等都属于即食产品。即食产品的生产工艺主要与产品的类型相关。

（二）预制菜的加工工艺与设备

1. 原材料清理　许多果蔬的原材料在收获和运输的过程中都会混入泥沙等杂物，在预制菜产品加工之前，都需要对这些杂物进行清理，否则会影响产品的品质、影响消费者的身体健康，也容易导致后续的加工设备的损耗。食材清理机械设备的选用主要与食材的种类相关。如萝卜、土豆等种植在土地里的食材，往往会带有泥土、小石块、铁屑等，可以利用除石机、除铁机、洗果机进行清理。清理过后的原材料可以进行下一步加工。

2.原材料分级 果蔬类产品加工过程中，通常需要对原材料进行分级。分级是指根据果蔬产品的大小、形状、重量、色泽、成熟度、新鲜度以及病虫害、机械伤等商品性状进行等级划分，区分优等劣等不同的级别。在预制菜的生产过程中，主要对果蔬类产品的大小进行分级，有利于后续的去皮和切割。同时，在分级的过程中，也可以筛选并排除不合格的果蔬，保证产品的质量。

分级的方法主要包括人工分选分级和机械分选分级，在分级的过程中应尽量避免损伤果蔬的组织。人工分级主要凭借着经验进行判断，准确度低、生产劳动强度大，且难以判断果蔬产品内部的情况。而使用分级机械设备可以提升分级的准确度，减小劳动强度，还可以根据电磁特性与光电特性判断产品内部品质。适用于预制菜的分级设备主要包括圆筒分级机、辊轴分级机、回转带式分级机、光电分级机等机械设备。

3.原材料去皮 大多数的水果和块根、块茎类蔬菜都有果皮，因此在加工之前都需要把果皮去掉。去皮的方法主要包括人工去皮、机械去皮、化学去皮。人工去皮效率低且劳动强度大，因此大多数的人工去皮被机械取代。机械去皮的应用较为广泛，具有高效率、低成本、劳动强度小、卫生安全等特点。

机械去皮按照不同的方法又可以细分为机械削皮、机械磨削去皮、机械摩擦去皮等，根据加工食材的不同，可以选择不同的去皮方法。去皮机械设备中的削皮刀可根据食材的形状进行调整，可适用于多种形状不一的原材料。除机械去皮外，化学去皮也受到广泛的应用。

化学去皮法主要使用碱溶液进行浸泡，通过一段时间的处理后，果皮被碱溶液腐蚀，果皮腐蚀或脱落后，需要立刻用清水清洗，避免碱液残留在水果中。化学去皮法一般适用于桃、李、橘子等水果，其原理是碱液将果皮中的角质、半纤维素、果胶溶解，从而达到去皮的效果。化学去皮法具有去皮简单且果肉损失少等优点，但由于去皮后需要用大量的清水清洗，因此用水量大，含有碱液的废水也容易给环境造成污染。

4.原材料切分 切分是指通过机械将物料切割成合适的大小和形状（如块状、条状、片状、粒状、糜状）。切分机械设备主要是通过模拟人工切分对食材进行加工。将食材切割成块状、条状可以使用切段机；将食材切割成片状可以使用切片机；将食材切割成粒状可以使用切丁机；将食材加工成肉糜可以先使用切丁机，后使用绞肉机。切段机、切片机、切丁机都可以通过调节刀片的位置调整切割后物料的大小，可满足多种加工需求。

5.烫漂 是预制菜制作中重要的单元操作之一，主要运用在果蔬食材的前处理过程中，通过短暂的热处理，使果蔬在后续的加工中可以更好地保持色泽和风味，防止食品败坏。新鲜的果蔬摘采后，在细胞中存在大量的酶，而这些酶的存在会导致果蔬软化、发生褐变，影响产品品质。大多数的果蔬加工都需要通过短时的热处理来使其自身的酶失活，保护果蔬的口感及营养价值。同时短时的热处理还可以杀灭果蔬表面的微生物，防止食材的腐败变质。

6.冷却干燥　在经过烫漂后，由于食材的温度较高且表面的水分较多，不利于后续加工。水分过多会影响后续的调味，影响预制菜的品质，因此可以用冷风进行降温并去除表面的水分。

7.混合　预制菜的制作过程中，通常需要用到混合的单元操作技术。如制作包子和面条等预制菜时需要将面粉和水进行混合，利用搅拌使面粉和水这两种物料相互融合；肉丝、肉糜的食材调味时也需要用到混合操作，通过搅拌混合可以使固体相的调味料更好地溶解。在混合的过程中，除了可以人工搅拌外，还可以使用混合机械设备。根据物料的不同、黏度的不同，所选择的混合机械设备也不一样。通常，预制菜的混合主要是调味和制作面食。因此，可以选择调和机和容器回转式混合机。

8.挤压成型　挤压成型的工艺主要运用于面包、面条等预制菜的制作，指将产品制作成具有一定形状的生坯，用于后续的加工。面包、汤圆、馅饼、馄饨等预制菜的制作可以使用豆包机、饺子机、馄饨机、馒头机、面团搓圆机等包馅成型机械设备和搓圆成型机械设备。而面条的制作可以利用辊压切割成型机械设备。预制菜除了可以在风味上突破外，也可以从造型上推陈出新，可以通过调整挤压模具制作出不同形状的产品，吸引消费者的眼球。

9.腌制　食品腌制的主要目的是提高食品的风味，同时也有利于抑制微生物的生长，延长食品的货架期。腌制通常会用到盐、糖、酱、料酒、葱、姜、蒜等调味料，使食材的风味更佳。在一定的时间里，腌制的时间越长，食材会更加入味。这主要是因为腌制的时间越长，更多的酱料会扩散进食材里，同时，细胞也会因为盐浓度增加而脱水，使盐浓度进一步提高，导致食材更加入味。因此，在烹饪菜肴之前，经常都会将一些肉进行腌制。腌制的过程可以在混合设备中进行，但如果需要腌制的时间过长，一定要注意在低温的条件下进行，因为低温的条件可以有效地抑制微生物的生长以及抑制酶的活力，防止食品的腐败变质。

10.预烹调　预烹调的方式包括炒、炸、烤、煮、蒸等，也是常用的烹饪方式。

（1）炒　是最基本的烹饪方法，通常是切成片状、条状、块状的食材用旺火炒制。在预制菜的加工中，炒可以使用全自动炒菜机，实现全自动炒菜。

（2）油炸　属于在热油中煎炸食品的操作，可以改善菜肴的风味和口感，同时经过油炸后还可以产生金黄色的色泽，吸引消费者购买。油炸的过程中，食材表面的水分汽化形成干燥层，外部的水分迁移到内部后使温度上升到100℃，使食品熟化。油炸可以使用连续油水混合油炸机、低温油炸设备、淋油式油炸机等。

（3）蒸　是一种常见的烹饪方法，也是一种较为健康的烹饪方法，指把经过调味后的食品原料放在器皿中，再置入蒸笼利用蒸汽使其成熟的过程。米饭、土豆、山药的熟制通常都会运用蒸的方法烹调。

（4）煮　是将食物放在设备中，加入水作为传热介质，将食材煮熟或半熟状态。所制食品口味清鲜，是一种健康的烹饪方式。蒸、煮通常可以使用夹层锅或者连续预煮机。

（5）烘烤　是利用加热元件产生的热辐射或者高温空气，加热使食品熟化的方法。通常，烘烤产品都具有焦黄色外壳，这是因为在烘烤的过程中发生了美拉德反应所导致的。在工业化生产中，可以使用连续隧道式烤箱，通过控制温度和时间可以生产不同的产品。

11.杀菌　预制菜的杀菌方法有很多，首先在蔬菜采摘后，需要经过清理，清理所使用的水都需要经过灭菌或者滤菌处理，减少水带入的污染。同时，也要在食品级的车间生产，减少环境的微生物。根据生产工艺不同，预制菜的杀菌方式也大不相同，部分产品需要在高温的条件下烹饪，这本身就是消毒杀菌的过程；部分不需要加热的预制菜也可以采用非热杀菌技术，如辐照杀菌技术、超声波杀菌技术、高压杀菌技术、强光脉冲杀菌等，无需加热食材亦可杀灭微生物，避免食品中的某些成分因热而被分解。

12.包装　是食品生产的最后环节，同时也是食品生产的重要环节之一。根据不同的产品特性，选择不同的包装方法，减少外部环境与食品的接触，保证食品的品质，延长食品的货架期。包装不仅可以保证食品的质量，还可以通过外包装设计吸引消费者的眼球，增加销售额。食品的种类千变万化，相对应的包装也是各式各样。在预制菜的包装中，除了传统的罐头、盒装、袋装等包装外，还可以使用利乐盒包装。利乐盒是纸铝塑多层复合材料，每一层都有特别的要求。先将食物装进利乐盒中，杀菌后可以常温储存和运输。

三、预制菜的贮存与运输

（一）预制菜的贮存与运输方法

根据预制菜在运输和货架中所需的温度，可以将其划分为常温流通预制菜、冷藏流通预制菜、冷冻流通预制菜3种。在配送的过程中，配送人员需要保证身体健康，保持个人卫生。配送车厢、包装工具需要定期消毒，保持清洁。在配送的过程中，直接入口和非直接入口食品、低温配送和热食配送的产品需分开配送。配送的温度以及配送时间必须符合食品安全的相关要求。

1.常温流通预制菜　通常是指经过在预制菜加工后经过高压蒸汽灭菌或同等程度的灭菌。在经过灭菌后，产品中的微生物全部被杀灭，酶也在高温的条件下灭活，且经过包装后，处于密封状态。此类产品已经达到商业无菌的标准，因此可以在常温下流通，但是不宜在高温环境下进行贮存和运输。常温流通预制菜肴主要包括蔬菜、肉类和水产品菜肴罐头食品，以及常温的菜肴调理包等，可以直接食用，也可简单加热后食用。

2.冷藏流通预制菜　应配备冷藏库，在低温（0~10℃）的条件下进行运输。这是因为冷藏流通预制菜肴一般采用巴氏消毒或同等程度灭菌方法。国际上通用的巴氏消毒法主要有两种：第一种是将产品加热到62~65℃，保持30分钟；第二种方法是将产品加热到75~90℃，保温15~16秒。巴氏消毒能够杀灭食品中的病原微生物，但是仍然保留一些无害或有益、较耐热较强的细菌或芽孢，因此冷藏流通预制菜肴需要在冷藏的条件下（0~10℃）进行储运和销售，通过低温条件抑制微生物的生长繁殖。

3.冷冻流通预制菜　是指先经过预处理和烹饪加工，再利用现代速冻技术在-25℃以下迅速冻结，在冷冻条件（<-18℃）进行储运的预制菜肴，常见的产品包括速冻水饺、速冻汤圆、各种中央厨房生产的冷冻菜肴、料理包和半成品菜等。冷冻流通预制菜采用快速冷冻的方式处理，因此，可以更好地保存菜品的色泽和风味。

（二）冷链物流在预制菜流通中的应用

冷链物流是指冷藏或冷冻食品从生产、贮藏、运输、销售的各个环节中都始终保持在规定的低温环境下，使食品从生产到消费者手中都可以保持质量，减少食品的营养、色泽损耗的系统工程。冷链物流以冷冻工艺学为理论基础、以制冷技术建立起来的，相较于传统的物流，冷链物流提出了更高的要求。随着经济的快速发展，生鲜农产品进餐桌、生鲜跨境电商、冷链宅配等都绕不开冷链物流。

1.冷链物流在预制菜配送中的作用　冷链物流可以减少冷藏流通预制菜和冷冻流通预制菜在流通过程中由于变质而造成的浪费，有效地破除从田间到餐桌、从产地到销地的空间壁垒，对预制菜的质量和安全起到关键的保障作用。因此冷链物流是预制菜发展的重要基础和支撑。冷链物流除了需要保持低温运输外，还需要建立高效的供应链体系。高效的供应链体系能够精准地掌握市场需求，保证原材料准时送达，保证产品品质，是预制菜成败的关键。

2.冷链物流运输的技术要点　冷链物流是预制菜发展的重要基础和支撑，不同的预制菜产品在不同的加工阶段有着不同的运输要求，如海鲜类在出水后就要保持在低温的条件下，加工成预制菜后需要在-18℃以下冻藏，对冷链物流的要求较高。

《关于加快推进广东预制菜产业高质量发展十条措施》中强调，预制菜的发展着重从建平台、保质量、通物流、促金融等四大方面部署。其中，通物流不仅仅要打通“第一公里”和兼顾好“最后一公里”，同时也要加强冷链物流网络信息化建设，保障冷链物流服务，实现预制菜专供农产品的源头检测和追溯。

（三）预制菜行业高质量发展的要求

1.加大预制菜研发力度　预制菜从“田间到餐桌”，既需要有丰富烹饪经验的厨师，也需要有理论基础扎实的科研人员。预制菜的研发热点主要包括以下几方面。一是构建预制菜营养科学、风味科学、品质形成机制与调控等食品科学理论，为预制菜的高质量发展提供理论基础。二是需要加强预制菜原料半成品加工与贮存技术的研究，设计有利于预制菜贮藏运输等装备，保证预制菜从生产到消费者手中的品质。三是提升预制菜的风味，解决预制菜复热后风味变差的共性问题。预制菜购买后往往需要重新加热，而在加热的过程中，一些新鲜香料的香气和风味经过复热加工后会有所损失，导致成品的感官品质下降。四是创新功能性预制菜的研究。功能性预制菜一般是指将食材与药食同源材料搭配，针对老人、儿童、妊娠期妇女、有基础性疾病等特殊人群，加工成半成品或成品预制菜，是养生药膳与预制菜结合的新膳食形态。

2.构建预制菜质量安全监管规范体系 预制菜市场的扩张，推动着行业的快速增长。未来，预制菜市场将继续呈现高速发展态势。在预制菜高速发展的同时，也需要加强监管规范体系，解决预制菜质量安全问题。一是要以高标准引领高品质预制菜发展。要完善预制菜从田头到餐桌系列标准，如预制菜中央厨房建设、预制菜生产质量控制、预制菜包装通用要求、预制菜冷链物流运输要求、预制菜品质评价检测等标准，推进预制菜产业标准化、规模化发展。二是加强预制菜全链条质量安全监管。强化企业法治意识，加强市场监管，严厉打击“黑作坊”，维护消费者权益，确保预制菜食品安全。三是探索建立预制菜产业链供应链常态化质量安全评估体系，实现预制菜专供农产品源头检测追溯。

3.加强预制菜仓储冷链物流建设 冷链物流是预制菜蓬勃发展的基础，因此，在预制菜发展的同时，也需要加强冷链物流运输。一是要加快完善冷链物流基础设施建设。强化农村、非一二线城市的冷链基础建设，加强冷链物流供给，解决冷链运输发展不平衡的问题。二是推动冷链技术装备创新升级。推进冷链运输工具、冷链运载单元升级，加强车辆技术管理，确保冷链运输车辆、冷藏集装箱等单元化冷链载器具、智能化温控设备符合相关标准。三是完善运输监管体系。健全法规标准体系，提升数字化监管能力，建立冷链运输追溯管理制度，实现冷链物流源头可溯、过程可控、去向可查。

四、预制菜的营养搭配

（一）预制菜营养搭配现状

1.营养搭配不平衡 目前市面上售卖的预制菜多出现肉多菜少的现象，导致预制菜的营养搭配不平衡。预制菜肉多菜少的原因主要有以下几点：一是蔬菜热加工的时间过长，容易变软，失去色泽和口感。二是蔬菜容易腐败变质，无法做到长期保鲜，存放时间过长还会产生亚硝酸盐。三是预制菜经过二次加热后，碳水化合物、蛋白质以及脂肪的含量基本不受影响，但蔬菜中的热敏性维生素容易损失，导致营养失衡。四是预制菜的加工主要以焖煮炖为主，这些烹调方法也不适宜蔬菜的烹调。五是为了迎合消费者的口味以及延长货架期，通常会选择肉类制作预制菜。

2. 油盐含量超标　低脂、低盐的饮食习惯能使身体更加健康。中国营养学会推荐每日油脂的摄入量为25~30g，盐的摄入量为5g，油盐的摄入量过多会增加心脏病、脂肪肝、高血压等多种疾病的发病风险。目前，市面上很多预制菜产品为了追求口味，添加过多的调味料和使用煎炸等多油的加工工艺，长期食用不利于身体健康。

（二）预制菜的营养配餐

1. 营养配餐的概念　营养配餐是指根据所需要的营养物质含量设计出合理的食谱，使人体摄入比例合理的营养素（碳水化合物、蛋白质、脂肪、维生素和矿物质等），从而达到饮食均衡。营养配餐要求膳食结构多样，搭配多种不同的食品。因为除了6个月内婴儿可通过母乳补充生长发育所需的能量及全部营养素外，还不存在任何一种天然食物可以满足人体的所有营养需求。因此，只有饮食营养结构合理，才能保持身体健康。

2. 预制菜营养配餐的依据　根据我国居民膳食特点以及营养需求，中国营养学会发布《中国居民膳食指南（2022）》，“食物多样，合理搭配”是膳食指南的核心原则。除了大众人群膳食指南外，2022年版膳食指南还包含9类特定人群指南。这9类人群分别是：备孕和妊娠期妇女、哺乳期妇女、0~6月龄婴儿、7~24月龄婴幼儿、学龄前儿童、学龄儿童、一般老年人、高龄老年人、素食人群。在预制菜的营养配餐中，可以参考《中国居民膳食指南（2022）》，合理搭配食材及烹饪方法，也可根据特殊人群的营养需求，推出更多款式的预制菜。

任务二　预制菜加工的标准化与质量控制

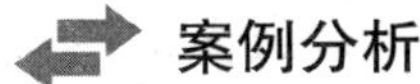

案例　近期有报道称某预制菜生产企业的生产环境和生产规范性存在卫生问题，其产品出现微生物含量超标、添加剂和农药残留超标等多个问题。

问题　1. 如何查找预制菜的产品生产标准要求？

2. 应该从哪些方面规范预制菜的生产以保证其质量？

一、预制菜加工的标准化

我国预制菜行业发展较晚，预制菜产品标准和规范还不完善，导致预制菜的定义、产品分类和食品安全指标模糊不清。另外，我国地大物博，美食菜系众多，地区差异、企业规模差异导致预制菜产品良莠不齐，产品生产标准、食品安全标准和质量控制标准需要进一步完善。2022年6月2日，中国烹饪协会正式发布预制菜团体标准。该标准引用和参考多个国家标准和规范，明确了餐饮消费场景下的预制菜定义、原辅料要求、产品标准要求、生产过程卫生要求、检验规则、标签、包装和贮存要求等，对预制菜加工起到标准化作用。

（一）原辅料要求

预制菜是将一种或多种农产品预加工成成品或半成品菜肴，菜肴的制作需要多种原辅料，这些原辅料必须符合相关标准才能用于生产。

1.鲜（冻）畜禽肉 是指活畜（猪、牛、羊、兔等）、禽（鸡、鸭、鹅等）经过屠宰加工后，经过或不经过冷冻处理的肉和内脏、头、翅、爪等可食用部分。活畜禽在屠宰前需经过动物卫生监督机构检疫。鲜（冻）畜禽肉应当具有产品相应的色泽、无异味、无异物，挥发性盐基氮应当≤15mg/100g，农兽药残留限量需要符合国家标准。

动物性水产品包括海水产品和淡水产品，常见的动物性水产品主要有鱼、虾、蟹和贝类等。动物性水产品要求具有水产品应有色泽、无异味、无异物、具有正常的组织紧密性和弹性。冷冻动物性水产品应该存放在-18℃以下，禁止与有毒、有害、有异味物品同一仓库贮存。挥发性盐基氮、组胺和贝类毒素量化指标见表8-1，农兽药残留限量需要符合国家标准。

表8-1　鲜（冻）动物性水产品量化指标

项目		指标	检验方法
挥发性盐基氮[a]（mg/100g）			
海水鱼虾	≤	30	
海蟹	≤	25	GB 5009.228
淡水鱼虾	≤	20	
冷冻贝类	≤	15	
组胺[a]（mg/100g）			
高组胺鱼类[b]	≤	40	GB/T 5009.208
其他海水鱼类	≤	20	
麻痹性贝类毒素（PSP）（MU/g）贝类	≤	4	GB/T 5009.213
腹泻性贝类毒素（DSP）（MU/g）贝类	≤	0.05	GB/T 5009.212

[a]不适用于活体水产品。

[b]高组胺鱼类：指鲐鱼、鳄鱼、竹荚鱼、鲭鱼、鲣鱼、金枪鱼、秋刀鱼、马鲛鱼、青占鱼、沙丁鱼等青皮红肉海水鱼。

2.蛋与蛋制品 鲜蛋是指由各种家禽生产的，没有经过或仅使用冷藏法、消毒法、气调法等储藏方法处理的带壳蛋。带壳的鲜蛋外表清洁完整，无裂纹和霉斑，在灯光下透视观察时蛋内无黑点及异物，蛋整体呈微红色。去壳后蛋液中无异物，固有的蛋腥味，无异味。蛋白澄清、透明、稀稠分明，蛋黄呈橘黄色至橙色，凸起完整并带有韧性。

蛋制品的种类多样，包括鲜蛋去壳后冷冻制成的冰蛋制品（冰全蛋、冰蛋白、冰蛋黄等）；鲜蛋去壳处理后制成液蛋制品（全蛋液、蛋白液、蛋黄液等）；鲜蛋去壳、脱糖、干燥后制成的干蛋制品（全蛋粉、蛋白液、蛋黄液等）；鲜蛋经盐、碱、糟、卤等不同工艺加工制成的再制蛋（卤蛋、咸蛋、皮蛋等）。蛋制品需具有产品正常的色泽、形状、形态、滋味、气味，无异味、酸败、霉变、生虫等危害安全的异物。微生物限量指标见表8–2。

表8–2　蛋与蛋制品微生物限量指标

项目	采样方案[a]及限量				检验方法
	n	c	m	M	
菌落总数[b]（CFU/g）					
液蛋制品、干蛋制品、冰蛋制品	5	2	5×10^4	10^6	GB 4789.2
再制蛋（不含糟蛋）	5	2	10^4	10^5	
大肠菌群[b]（CFU/g）	5	2	10	10^2	GB 4789.3 平板计数法

[a]样品的采样及处理按GB/T 4789.19执行。

[b]不适用于鲜蛋和非即食的再制蛋制品。

n为同一批次产品应采集的样品件数；

c为最大可允许超出m值的样品数；

m为致病菌指标可接受水平限量值（三级采样方案）或最高安全限量值（二级采样方案）；

M为致病菌指标的最高安全限量值。

3.粮食　包括原粮（未加工的谷物、豆类、薯类等农产品的统称）和原粮经过加工后产生的初成品粮（大米、小麦粉等）。粮食的热损伤粒（因为受热而颜色改变或受到损伤的籽粒）、麦角（麦角菌在小麦、大麦等禾本科植物中形成的菌核）、毒麦（籽粒中含有毒麦碱的禾本科黑麦草属植物）、霉变粒（颗粒表面明显发霉导致无食用价值的颗粒）的限量需要符合GB 2715的要求。粮食原料需要有专门的运输工具和储藏仓库。储藏环境需要保持干燥、清洁、无异味，储藏过程中需要防雨、防潮、防虫、防鼠，不与有毒有害物质或含水分较高的物质混合存放。粮食原料运输工具需符合卫生要求，运输过程中应防水和防止污染。

4.食用菌　用于制作预制菜的食用菌主要包括大型可食用真菌（如蘑菇、香菇、草菇、牛肝菌等）及经预处理、干燥的干制食用菌制品。食用菌需具有产品相应的色泽、状态、滋味和气味，无异物、无霉变、无虫蛀。

5.乳及乳制品　用于制作预制菜的乳及乳制品主要包括生乳、乳粉、奶油等。生乳需要从符合国家相关要求的健康奶畜乳房中挤出的无任何成分改变的常乳。不应将产犊后七天的初乳、应用抗生素期间和休药期间的乳汁、变质乳用作生乳。合格的生乳色泽呈乳白色或微黄色，呈均匀一致液体，具有乳固有的香味，无异味、无凝块、无沉淀、无异物。菌落总数需≤ 2×10^6 CFU/g（mL）。

乳粉是以生牛（羊）乳为原料，添加或不添加其他原料，经过加工后制成的干燥均匀的粉状产品。乳粉色泽呈均匀一致的乳黄色，具有纯正的乳香味。乳粉微生物限量指标见表8–3。

表 8–3　乳粉微生物限量指标

项目	采样方案[a]及限量（非指定按CFU/g表示）				检验方法
	n	*c*	*m*	*M*	
菌落总数[b]	5	2	5×10^4	2×10^5	GB 4789.2
大肠菌群	5	2	10	100	GB 4789.3 平板计数法
金黄色葡萄球菌	5	2	10	100	GB 4789.10 平板计数法
沙门菌	5	0	0/25g	—	GB 4789.4

[a]样品的分析及处理按GB 4789.1和GB 4789.18执行。

[b]不适用于添加活性菌种（好氧和兼性厌氧益生菌）的产品。

奶油是指全脂乳经过离心分离、过滤后得到的产品，奶油主要以乳脂肪为主，按照脂肪含量不同可分为稀奶油（脂肪含量10.0%~80.0%）、黄油（脂肪含量不小于80.0%）、无水黄油（脂肪含量不小于99.8%）。符合标准的奶油呈均匀的乳白色或乳黄色，允许有沉淀，无异味、无异物。使用超高温瞬时灭菌的稀奶油产品需要符合商业无菌要求。

6. 植物油　包括以食用植物油料或植物原油为原料制成的食用植物油和用两种或以上的食用植物油调配制成的食用植物调和油。植物油需具有产品应有的色泽，无焦臭、酸败及其他异味，无正常视力可见的异物。

油脂经过长期保藏，微生物、酶和热的作用会使油脂缓慢水解，产生游离脂肪酸，游离脂肪酸的含量越高，油脂的质量越差。酸价可以作为油脂中游离羧酸基团数量的一个计量标准。脂肪生产过程中水解程度越大，存放时间越长，酸价越高。酸价越小，表示油脂的新鲜度、精炼程度、质量越好。植物油在储藏过程中会与空气中的氧气反应产生过氧化物，植物油中的过氧化值越高，油脂酸败的程度越严重。油反复煎炸的次数越多，活性组分越高。极性组分过高会导致胆固醇高，并有致癌风险。

植物油的提取，主要采用压榨浸出的方法，浸出法取油会使用有机溶剂浸泡油料，得到溶剂和油脂的混合物。混合物加热蒸发后，有机溶剂挥发剩下油脂，但是一些不合格的工艺也会有溶剂残留。为了保证食用安全，在食用植物油标准中，溶剂残留量也是限量指标。游离棉酚主要存在于棉籽油中，是一种多酚类化合物。食用游离棉酚过量的棉籽油会对人体健康造成影响。合格的植物油需要符合多个量化指标，如酸价、过氧化值、极性组分等，具体量化指标见表8–4。

表8–4　植物油量化指标

项目		指标			检验方法
		植物原油	食用植物油（包括调和油）	煎炸过程中的食用植物油	
酸价（KOH）（mg/g）					GB 5009.229
米糠油	≤	25			
棕榈（仁）油、玉米油、橄榄油、棉籽油、椰子油	≤	10	3	3	
其他	≤	4			
过氧化值（g/100g）	≤	0.25	0.25	—	GB 5009.227
极性组分（%）	≤	—	—	27	GB 5009.202
溶剂残留量[a]（mg/kg）	≤	—	20	—	GB 5009.262
游离棉酚（mg/kg）					GB 5009.148
棉籽油	≤	—	200	200	

注：划有“—”者不做检测。

[a]压榨油溶剂残留量不得检出（检出值小于10mg/kg，视为未检出）。

7. 调味料　预制菜中使用的调味料较多，主要可以分为水产调味料、复合调味料和香辛料。水产调味料是以水产品为原料，采用分解、发酵、浓缩等多种工艺制作的调味料。含有氨基酸、多肽、糖等呈味成分。水产调味料要求无异味、无霉斑、无外来异物。水产调味料微生物限量见表8–5。

表8–5　水产调味料微生物限量

项目	采样方案[a]及限量（非指定按CFU/g表示）				检验方法
	n	*c*	*m*	*M*	
菌落总数（CFU/g或CFU/mL）	5	2	10^4	10^5	GB 4789.2
大肠菌群（CFU/g或CFU/mL）	5	2	10	10^2	GB 4789.3平板计数法

[a]样品的分析及处理按GB 4789.1和GB/T 4789.22执行。

复合调味料是指用两种或两种以上的调味料为原料，添加或不添加辅料，经相应工艺加工制成的可呈液态、半固态或固态的产品。复合调味料需具有产品相对应的色泽、滋味和气味，无异味，无霉变，无外来异物。香辛料包括GB/T 12729.1中规定的68种能赋予食物特殊风味的天然植物性产品及其混合物。香辛料应具有该产品相对应的色泽、气味和滋味；筛上残留量≤2.5g/100g，水分含量≤14%，总灰分≤10%，酸不溶性灰分≤5%；无虫蛀、无霉变、无异味、无污染、无杂质。

（二）产品标准要求

1.感官要求 预制菜的感官要求应符合表8–6的规定。

表8–6 预制菜感官要求

项目	要求
外观	具有该产品应有的外观形态，无明显变形、残缺或破损
色泽	具有该产品应有的色泽
组织结构	符合该类产品的组织要求
滋味气味	具有该产品特有的滋味气味
杂质	外观无肉眼可见杂质，咀嚼无可感知的杂质

2.理化指标

（1）即烹预制菜、预制净菜理化指标要求 即烹预制菜、预制净菜理化指标应符合表8–7的规定。

表8–7 即烹预制菜、预制净菜理化指标要求

项目	要求			检验方法
	动物性预制菜		非动物性预制菜	
过氧化值（以脂肪计）（g/100g）	畜禽肉	≤0.25	≤0.25（限于坚果类、含油料包或油汤汁类）	GB 5009.227
	水产干制品	≤0.6		
	火腿、腊肉、咸肉香肠	≤0.5		
	腌制禽制品	≤1.5		
酸价［以脂肪计（KOH）］（mg/g）	—	—	≤0.5（限于坚果类、含油料包或油汤汁类）	GB 5009.229

注：非动物性预制菜的过氧化值仅限于含有坚果类原料、含油料包或油汤汁类的产品。

（2）即食、即热预制菜理化指标要求 即食、即热预制菜理化指标应符合表8–8的规定。

表8–8 即食、即热预制菜理化指标要求

项目	要求			检验方法
	动物性预制菜		非动物性预制菜	
过氧化值（以脂肪计）（g/100g）	火腿、腊肉、咸肉香（腊）肠	≤0.5	≤0.25（限于坚果类、含油料包或油汤汁类）	GB 5009.227
	腌制禽制品	≤1.5		
酸价［以脂肪计（KOH）］（mg/g）	—	—	≤0.5（限于坚果类、含油料包或油汤汁类）	GB 5009.229
亚硝酸钠（mg/kg）	腌腊肉制品（火腿、腊肉、咸肉、香（腊）肠、腌腊禽制品）	≤30		GB 5009.33

注：非动物性预制菜的过氧化值仅限于含有坚果类原料、含油料包或油汤汁类的产品。

3.生物限量 致病微生物及毒素引起的食源性疾病是威胁食品安全的最主要因素。为控制食品中微生物污染，需要对食品生产原料及终产品中致病性微生物/代谢物含量作了明确规定。预制菜产品的致病菌限量需要符合预包装食品中致病菌限量标准，如果预制菜有多个产品类别组成，每个产品类别均应满足致病菌限量要求。致病菌限量标准应符合GB 29921的规定；采用罐头工艺加工的，微生物指标应符合GB 7098要求；即食/即热预制菜产品的微生物限量还应符合表8-9的规定。无论是否规定致病菌限量，食品生产、加工、经营者均应采取控制措施，尽可能降低食品中的致病菌含量水平及导致风险的可能性。

表 8-9　即食 / 即热预制菜产品微生物限量

项目	采样方案[a]及限量（非指定按CFU/g表示）				检验方法
	n	c	m	M	
菌落总数（CFU/g或CFU/mL）	5	1	10^4	10^5	GB 4789.2
大肠菌群（CFU/g或CFU/mL）	5	2	10	10^2	GB 4789.3平板计数法

[a]样品不适用于添加了霉菌成熟干酪的产品以及添加了益生菌或者发酵菌制成的腌腊食品。

4.真菌毒素限量　真菌毒素是指真菌在生长繁殖过程中产生的次生有毒代谢产物，对人类和动物都有害。常见的真菌毒素包括黄曲霉毒素B_1、黄曲霉毒素M_1、脱氧雪腐镰刀菌烯醇等，这些真菌毒素与癌症的发生有着密切的关系。为了保证食品的安全性，预制菜产品中的真菌毒素限量应符合GB 2761的规定，黄曲霉毒素B_1、黄曲霉毒素M_1、脱氧雪腐镰刀菌烯醇、展青霉素、赭曲霉毒素A及玉米赤霉烯酮不得超过限量值。无论是否制定真菌毒素限量，预制菜生产和加工者均应采取控制措施，使食品中真菌毒素的含量达到最低水平。

5.污染物限量　污染物是指食品在从生产（包括农作物种植、动物饲养和兽医用药）、加工、包装、贮存、运输、销售，直至食用等过程中产生的或由环境污染带入的、非有意加入的化学性危害物质，包括铅、汞、砷、锡、镍、铬、亚硝酸盐、硝酸盐等污染物。为了保证食品的安全性，预制菜产品中的污染物限量应符合GB 2762的规定，限量通常以可食用部分计算。无论是否制定污染物限量，预制菜生产和加工者均应采取控制措施，使食品中污染物的含量达到最低水平。

6.农药残留限量　农药残留是指农药使用后一个时期内没有被分解而残留于生物体、收获物、土壤、水体、大气中的微量农药原体、有毒代谢物、降解物和杂质的总称。在作物上施用农药后，一部分农药附着在作物上，一部分散落在土壤、大气和水等环境中，环境中残存的一部分农药又会被植物吸收。残留农药会通过食物链传递给人，对健康造成影响。GB 2763规定了食品中有机磷、有机氯等483种农药7107项最大残留限量，预制菜产品中的农药残留限量应符合GB 2763的规定。

7.食品添加剂　是指为改善食品品质和色、香、味，以及为防腐和加工工艺的需要而加入食品中的化学合成或天然物质。由于食品工业的快速发展，食品添加剂已经成为现代食品工业的重要组成部分，并且已经成为食品工业技术进步和科技创新的重要推动力。在食品添加剂的使用中，除保证其发挥应有的功能和作用外，最重要的是应保证食品的安全卫生。为了规范食品添加剂的使用、保障食品添加剂使用的安全性，预制菜产品中食品添加剂使用标准应符合GB 2760的规定。

二、预制菜的质量控制

（一）预制菜的安全

预制菜的安全是指预制菜产品无毒、无害，符合应当有的营养要求，对人体健康不造成任何急性、亚急性或者慢性危害。这就要求预制菜产品在种植、养殖、加工、包装、储藏、运输、销售、消费等过程中符合国家强制标准和要求，不存在可能损害或威胁人体健康的有毒有害物质以导致消费者病亡或者危及消费者及其后代的隐患。

（二）预制菜的质量

预制菜的质量包括诸如外观（大小、形状颜色、光泽和稠度）、质构和风味在内的外在因素，也包括分组标准（如蛋类）和内在因素（化学、物理、微生物性的）。理想的预制菜质量控制模式是指“从农田到餐桌”的全过程控制，包括产地环境、生产技术、产品标准、产品包装标准和贮藏、运输标准构成的全方位的质量控制。过程质量控制贯穿于食品原料安全、食品生产安全、食品流通安全等众多环节，任何一个环节出错，都会影响食品的最终安全。因此，为确保食品的每一个环节都是安全的，就要保证食品生产的每一个环节都在质量控制的范围之内。

（三）预制菜的质量控制

预制菜产品的质量控制是指通过采取一系列的措施，对预制菜生产的各个环节进行控制，以满足产品质量的要求。在质量控制中，需要建立工作质量、设计质量和产品质量的标准，确保同样的设备、原料和生产工艺能够生产相同质量的产品。预制菜产品的质量控制包含技术和管理两项内容，技术包括使用的统计方法和仪器使用方法；管理包括明确质量控制的责任、与供应商及销售商的关系、对个人的教育与指导。预制菜质量控制的途径主要包括：建立健全预制菜生产链各环节良好操作规范（GMP）、卫生标准操作程序（SSOP）、危害分析关键控制点体系（HACCP）；发挥好预制菜品质检验的职能；加强预制菜全链条质量安全监管。

1. 良好操作规范（GMP） 为保证预制菜的质量，企业需要建立良好操作规范。良好操作规范包括预制菜生产过程中的具体技术要求、可靠的生产工艺、规范的生产行为、企业的厂房设备、卫生设施等。良好操作规范要求工厂在制造、包装及贮运食品等过程的有关人员以及建筑、设施、设备等的设置，卫生制造过程，产品质量等管理均能符合良好生产规范；做好标签管理、生产记录、报告存档，防止食品在不卫生条件或可能引起污染及品质变坏的环境下生产，减少生产事故的发生，确保食品安全卫生和品质稳定。

2. 卫生标准操作程序（SSOP） 卫生标准操作程序是食品生产企业为了使其加工的食品符合卫生要求，制定的指导食品加工过程中如何具体实施清洗、消毒和卫生保持的作业指导文件，以SSOP文件的形式出现。预制菜的生产过程中需要符合SSOP文件的要求，包括与食品接触或与食品接触物表面接触的水（冰）的安全；与食品接触的表面（包括设备、手套、工作服）的卫生；防止交叉污染；手的清洗与消毒、厕所设施的维护与卫生的保持；防止食品被污染物污染；有毒有害化学物质的处理；雇员的健康与卫生控制；虫害的防治，确保预制菜产品的安全。

3. 品质检验 是对产品原料、辅助材料、半成品、成品及副产品的质量进行检验，以确保产品质量合格，是质量控制的重要手段。预制菜品质检验主要包括以下三个职能。

（1）把关职能　根据预制菜制作的技术标准和规范要求，跟踪、检验、把关预制菜生产的全过程，避免不合格的原材料投入生产或不合格的产品出厂，从而保证质量。

（2）预防职能　收集和积累质量检验过程中的数据和资料，从中发现规律性、倾向性的问题和异常现象，为质量控制提供依据，以便及时采取措施，防止同类问题再发生。

（3）报告职能　通过对品质检验获取的原始数据的记录、分析，评价产品的实际品质水平，以报告的形式反馈给管理决策部门和有关管理部门，以便作出正确的判断和采取有效的决策措施。预制菜品质检验的把关、预防和报告职能是不可分割的统一体，只有充分发挥品质检验的三项职能才能有效地保证产品质量。

4. 加强预制菜全链条质量安全监管 广东省人民政府办公厅关于印发的《加快推进广东预制菜产业高质量发展十条措施》中提出要加强预制菜全链条质量安全监管，建立完善守信联合激励和失信联合惩戒制度。强化法治意识，加强市场监管，严厉打击“黑作坊”，维护消费者权益，确保预制菜食品安全。探索建立预制菜产业链供应链常态化质量安全评估体系。以田头（塘头）智慧小站等为有效载体，实现预制菜专供农产品源头检测追溯，为预制菜产品的安全保驾护航。

目标检测

一、选择题

1. 自热火锅属于

A. 即食产品　　B. 即热产品

C. 即烹产品　　D. 即配产品

2. 袋装酱牛肉属于

A. 即食产品　　B. 即热产品

C. 即烹产品　　D. 即配产品

3. 小明喜欢烹饪，但是缺少时间选购食材，最适合小明的预制菜产品是

A. 即食产品　　B. 即热产品

C. 即烹产品　　D. 即配产品

4. 以下属于最难保藏的预制菜原料是

A. 白菜　　B. 猪肉

C. 牛肉　　D. 胡萝卜

5. (　　) 的加工过程最简单

A. 即食产品　　B. 即热产品

C. 即烹产品　　D. 即配产品

6. 原材料中的铁屑可以用（　　）清除

A. 除石机　　B. 除铁机

C. 浮洗机　　D. 洗果机

7. 化学去皮法主要用到的是

A. 水　　B. 盐酸

C. 碱液　　D. 盐水

8. 烫漂的作用不包括

A. 灭酶　　B. 消毒

C. 把菜煮熟　　D. 护色

9. 巴氏消毒能够杀灭食品中的

A. 病原微生物　　B. 所有微生物

C. 芽孢　　D. 耐热菌

10. 巴氏消毒法是将产品加热到62~65℃，保持

A. 5分钟　　B. 10分钟

C. 15分钟　　D. 30分钟

11. 咸蛋属于

A. 冰蛋制品　　B. 液蛋制品

C. 干蛋制品　　D. 再制蛋

12. (　　) 可以作为油脂中游离羧酸基团数量的一个计量标准

A. 挥发性盐基氮　　B. 酸价

C. 游离棉酚　　D. 胆固醇

13. 黄曲霉毒素B_1是常见的

A. 兽药残留　　B. 农药残留

C. 真菌毒素　　D. 食品添加剂

14. 以下不属于植物油检测指标的是

A. 酸价　　B. 挥发性盐基氮

C. 过氧化值　　D. 极性组分

15. 海鲜类在出水后就要保持在低温的条件下，加工成预制菜后需要冻藏的温度是

A. 4℃以下　　B. 0℃以下

C. −18℃以下　　D. −80℃以下

二、思考题

1. 为什么预制菜会存在营养搭配不均匀的问题？

2. 乳粉的产品标准当中的菌落总数限量标准是否适用于酸奶，为什么？

3. 请设计一款预制菜产品，并写出工艺流程及所使用到的机械设备。

实训一　儿童体格测量

一、实训目标

1.掌握儿童体格测量常用的指标与测量方法。

2.能够根据测量结果对儿童体格进行判别。

二、工作准备

开展体格测量工作前，应选择好工作场地，准备测量工具并进行全面检查和校正。

1.场地选择　场地应保持安静，照明良好，远离噪声，以避免气味的干扰，室温以20~22℃为宜，相对湿度在50%~55%。

2.使用器材

（1）标准量床　应选择平坦的地方放置，围板刻度应面向光源（便于读数）。仔细检查两端头板有无松动现象，围板刻度0点与头板的头顶面是否重合，并用钢尺检查围板上的刻度是否准确，一般为10.0m，误差不能大于0.1cm。

（2）软尺　仔细检查软尺有无裂隙、变形等，并用2m长的刻度尺检查其刻度是否准确，相差0.5cm则不能使用。

（3）婴儿体重或成人体重计　常选择电子人体体重计。使用前需检验其准确度，误差要求不超过0.1%，即100kg误差小于0.1kg。

（4）身高坐高计　以机械式身高坐高计为例，测试前应检查身高计是否完好，使用前应校准零点，误差不能大于0.1cm。

（5）皮脂厚度计　不同厂家生产的皮脂厚度计外形有差异，但原理是一样的，使用前要进行校正。

3.记录表　采用纸质记录表或采用电脑录入电子式记录表，以便长期保存。

4.记录笔　应用钢笔或圆珠笔进行填写，不能用铅笔。一般要能长期保存两年以上不褪色。

三、工作程序

1.测量体重　测量新生儿体重需要运用婴儿磅秤或特制的杠杆秤，最大载重量为10kg；对于1个月~7岁儿童的磅秤最大载重50kg，误差不超过50g；适用于7岁以上儿童用的磅秤，最大载重100kg，误差不超过100g。误差测量可用标准尺寸。结果记录以千克为单位，精确到小数点后2位。体重测量前应校正零点（不在零点应调整校正螺丝）、校正灵敏度（用100g砝码）和测量误差。被测量的儿童应脱去外衣、鞋帽，去除内衣质量。也可以由成年人抱着婴儿称量，然后减去成年人和婴儿所穿衣服质量。

2.测量身长（3岁以前）或身高（3岁以后）　测量婴幼儿身长用量床，两边可嵌入钢尺显示刻度。测量时需要两个人，儿童仰卧：助手将儿童扶正，头顶抵靠在量床头板；测量者位于儿童右侧，左手握住儿童双膝伸直双腿，右手移动足板与脚跟接触。以“cm”为记录单位，精确到小数点后1位。注意量床两侧读数相同。钢尺校准误差不超过0.1cm（可用标准钢尺校正）。

身高常用身高坐高计来测量。儿童采取立位姿势，两眼平视，胸廓稍挺起，腹部微收，两臂自然下垂，手指并拢，足跟靠拢，足尖分开约60°。足跟、臀部和两肩胛间三个部位同时靠近身高坐高计立柱。移动滑测板到颅顶点，测量者平视，记录身高。以“cm”为单位，精确到小数点后1位，如某4岁4个月的男童身高为103.5cm。两次测量误差不得超过0.5cm，立柱的刻度误差每1cm不得超过0.1cm（可用标准直钢尺校正）。

3.测量坐高或顶臀长　顶臀长用量床测量。在一人的协助下，固定儿童的头部在中间位置；测量者左手提儿童下肢，膝关节屈曲，大腿垂直；测量者右手将底板紧贴儿童骶骨进行测量读数。以“cm”为单位记录，精确到小数点后1位。刻度误差每1cm不得超过0.1cm，两次测量误差小于0.5cm。

4.测量头围　测量者用软尺从头部右侧眉弓上缘经枕骨粗隆、左侧眉弓上缘回到起点。结果用“cm”表示，记录到小数点后1位。测量时，软尺紧贴头皮，左右对称。

5.测量胸围　测量胸围时，3岁以下婴幼儿应采取仰卧位；3岁以上儿童应采取立位，两手自然平放或下垂。需要两人协助进行，测量者立于儿童的前方或后方，用左手拇指将软尺零点固定在儿童胸前左乳头下缘，右手将软尺从右侧绕过胸后壁，经左侧回到零点。协助者双手将软尺固定在两肩胛下角下缘，以保证测量的准确性。记录儿童平静呼吸时的中间读数，用“cm”为单位，记录到小数点后1位。

6.测量上臂围　测量上臂围时用软尺，被测量者双手臂自然平放或下垂，取左臂肩峰点至尺骨鹰嘴连线的中点绕上臂一周，以“cm”为单位，精确到小数点后1位。

7.测量皮脂厚度　皮下脂肪常用的测量部位有以下几个。

（1）腹壁皮脂厚度　取锁骨中线与脐平线交界点，测量者用左手拇指及示指于测量点左右分开3cm，捏起与躯干长轴平行方向皮下脂肪，右手打开皮脂卡钳口，在距手捏点下1cm处夹住皮下脂肪，读取刻度，读数单位用“mm”，精确到小数点后1位。

（2）背部皮下脂肪　取左侧肩胛下角下稍偏外侧处皮下脂肪，左手拇指与示指捏起时与脊柱呈45°。

（3）上臂皮脂厚度　在左侧上臂肩峰点与尺骨鹰嘴连线中点处，测量皮脂厚度，皮脂的方向与上臂长轴平行。

四、结果记录与分析

将测量得到的儿童体格数据记录至表实训1-1中，并进行体格分析。

表实训 1-1　儿童体格测量分析记录表

姓名　　　　　　　　　　　　性别　　　　　　　　　　　　年龄

测量次数	体重	身高	顶臀长	Kaup 指数	头围	胸围	上臂围	皮脂厚度
1								
2								
平均值								
体格评价结果								

测量者：　　　　　　　　　　　　记录者：　　　　　　　　　　　　日期：

实训二　膳食调查结果分析

一、实训目标

1. 掌握膳食调查结果分析的内容和一般程序。

2. 能够对膳食调查结果进行计算、分析与评价。

二、工作准备

表实训2-1为某大学生的24小时膳食回顾调查结果，请分析这个大学生这一天的能量摄入和营养素摄入量情况并进行评价。

表实训 2-1　某大学生一日摄入食物一览表

单位：g

餐别	菜单	材料及用量	
早餐	牛奶	鲜牛奶	250
	馒头	精白面	100
	煮鸡蛋	鸡蛋	50
中餐	米饭	大米	100
	红烧牛肉	牛肉	50
	素炒菠菜	菠菜	150
	水果	香蕉	75
晚餐	三鲜烩面	干面条	100
		肉片	25
		小黄瓜	100
		番茄	100
	清炒土豆丝	土豆	75

三、工作程序

1. 食物分类，评价膳食结构。

2. 计算能量摄入量。

3. 计算各类营养素摄入量。

4.计算食物供能的百分比。

5.计算三种营养素提供的能量占总能量的比例。

6.调查结果分析与评价。

四、结果记录与评价

1.将食物进行分类汇总，将结果填入表实训2-2中，与膳食宝塔推荐食用量进行比较，评价膳食结构。

表实训 2-2　食物分类及各类食物总摄入量

类别	食物名称	摄入量（g）	膳食宝塔推荐食用量
1.谷薯类			
2.蔬菜类			
3.水果类			
4.畜禽肉类			
5.鱼虾类			
6.蛋类			
7.奶类及奶制品			
8.豆类及豆制品			
9.油脂类			

2.将食物提供的能量和各类营养素的量分别计算出来，填入表实训2-3中，与每日推荐供给量进行比较，评价能量与营养素的摄入是否合适。

表实训 2-3　能量和营养素摄入量分析表

各类营养素	蛋白质	脂肪	碳水化合物	能量	钙	铁	维生素C	……
摄入量								
每日推荐供给量								
摄入量/供给量（×100%）								

3.记录食物供能的百分比、三种营养素提供的能量占总能量的比例，进行膳食调查结果的分析与评价。

实训三　计算法编制幼儿园一日食谱

一、实训目标

1.熟悉学龄前儿童的营养需求特点、膳食原则。

2.能够利用计算法对食谱进行编制。

二、工作准备

1.准备《食物成分表》、计算器、《中国居民膳食营养素参考摄入量》表等。

2.了解幼儿园规模、人数和年龄等。

例如：某幼儿园大班有5岁幼儿共30人，其中男孩16人，女孩14人。请为该班幼儿制定一日食谱。

3.了解幼儿园饮食费用情况。

三、工作程序

1.确定儿童膳食能量、营养素目标。

2.根据餐次分配比例确定一日各餐蛋白质、脂肪、碳水化合物的摄入量目标。学龄前儿童的餐次要求是每天不少于三次正餐和两次加餐，配餐时仍按一日三餐制进行配餐，其中早餐和早点占总能量的30%，午餐和午点占总能量的40%，晚餐和晚点占总能量的30%计算每餐的宏量营养素的供给量。

3.确定各餐食物种类和数量，按餐别分别计算。选择营养丰富的食品，多吃时令蔬菜、水果；注意粗细粮搭配、主副食搭配、荤素搭配、干稀搭配、咸甜搭配等，充分发挥各种食物营养价值上的特点及食物中营养素的互补作用，提高其营养价值。

4.设计出一日食谱。烹调方式宜采用蒸、煮、炖、煨等方式，口味以清淡为好，不宜过咸、油腻和辛辣，少选含盐量高的腌制品和调味品。

5.食谱的评价与调整。

四、结果记录与分析

将制定好的一日食谱填入表实训3–1。

表实训 3–1　某幼儿园大班一日食谱

餐次	食物名称	食物原料及用量
早餐		
加餐		
午餐		
加点		
晚餐		

参考文献

［1］中国营养协会.中国居民膳食指南（2022）［M］.北京：人民卫生出版社，2021.

［2］杨月欣.公共营养师（国家职业资格四级）［M］.2版.北京：中国劳动社会保障出版社，2014.

［3］杨月欣.公共营养师（国家职业资格三级）［M］.2版.中国劳动社会保障出版社，2014.

［4］杨月欣.中国食物成分表（标准版）［M］.北京：北京大学医学出版社，2022.

［5］中国营养学会.中国居民膳食营养素参考摄入量（2023版）［M］.北京：人民卫生出版社，2023.

［6］国家卫生健康委员会，食品安全标准与监测评估司.成人糖尿病食养指南（2023年版）［M］.北京：人民卫生出版社，2023.

［7］浮吟梅.食品营养与健康［M］.北京：中国轻工业出版社，2017.

［8］焦广宇，李增宁，陈伟.临床营养学［M］.北京：人民卫生出版社，2017.

［9］夏海鸥.妇产科护理学［M］.4版.北京：人民卫生出版社，2019.

［10］程小华.烹饪营养与配餐［M］.2版.北京：北京大学出版社，2023.

［11］周旺.烹饪营养学［M］.2版.北京：中国轻工业出版社，2016.

［12］张嘉唯.预制菜产业发展的标准化思考［J］.质量与市场，2022，（1）：16–19.

［13］林瑞榕.食物在烹饪过程中有害物质形成与减控技术研究进展［J］.食品安全质量检测学报，2021，12（22）：8918–8926.

［14］张海臣.食品加工机械与设备［M］.北京：中国轻工业出版社，2023.

［15］王雯蔚.烹饪方法对食物营养成分的影响及保护措施分析［J］.食品安全导刊，2023（15）：145–147.

［16］岳尧.食物在烹饪过程中有害物质的形成与减控［J］.食品安全导刊，2023（10）：108–110.

［17］马梦恬.中国传统烹饪方式对食物营养品质的影响研究［J］.食品工业，2023，44（02）：208–213.

［18］祝英湘.烹饪方法对食物营养成分的影响及保护对策分析［J］.现代食品，2022，28（21）：88–90.

［19］赖纯子.预制菜监管体系创新研究［J］.农村经济与科技，2022，33（23）：253–256.